Rainer Werlberger
C. Speth, G. Rambach
K. Giersig, St. Zumtobel

Hygiene in der Pflege

Rainer Werlberger
C. Speth, G. Rambach
K. Giersig, St. Zumtobel

Hygiene in der Pflege

Theorie + Praxis

Trainerverlag

Imprint

Cover image: Vom Autor bereitgestellt

Publisher:
Der Trainerverlag
is a trademark of
International Book Market Service Ltd., member of OmniScriptum Publishing Group
17 Meldrum Street, Beau Bassin 71504, Mauritius
Printed at: see last page
ISBN: 978-620-0-76950-3

Hygiene in der Pflege

Theorie + Praxis

Rainer Werlberger, Prof^{in} Dr^{in} Cornelia Speth
Dr. Günter Rambach, Dr^{in} Kornelia Giersig
Stefan Zumtobel

Trainerverlag 2021

Hygiene in der Pflege Theorie + Praxis

Rainer Werlberger, A.o. Univ. Prof[in] Dr[in] Cornelia Speth, Dr. Günter Rambach, Dr[in] Kornelia Giersig,, Stefan Zumtobel,

Abbildungen im Buch und online: Wenn keine Literaturangaben angeführt sind, stammen alle Bilder bezogen auf den jeweiligen Themenbereich, von diesen Autoren selbst.
Die Abb. Nr. 106, 113 und 114 stammen von Dr[in] Beatriz Martin, die Abb. Nr. 107-112 von Jan Matzak.
Gestaltung und Satz: Rainer Werlberger, Grinzens
Verlag und Druck: Trainerverlag, www.verlag-trainer.de
ISBN:
2021

 Fallweise erwähnte Medikamente wurden zum Zeitpunkt der Manuskriptverfassung verwendet und sind nur beispielhaft aufgezählt.
Ausgewählte Informationsschwerpunkte (MERKE, INFO, WEB) erleichtern das Bearbeiten dieses Lehrbuches. Auch mit Icons hervorgehobene benutzerfreundliche Hinweise wie „Rückblick" und Reflexionsfragen führen Sie zu einer individuellen Auseinandersetzung mit den jeweiligen Themen. Auf die Möglichkeit Ihrer Wissensüberprüfung im E-learning (dem WBT) wird im Fließtext nicht im Speziellen hingewiesen. An den seitlichen Randbereichen (Marginalien) der Buchseiten gibt es Kurzhinweise zum Text, zusätzlich finden Sie Platz für Ihre Anmerkungen.

MERKE: Hervorhebung von Wesentlichem. Hinweis für Lernende: Diese Textblöcke sind nicht ausschließlich prüfungsrelevant.

INFO: Vertiefende Hintergrundinformation, Synonymbegriffe, Fachhinweise, Literaturauszüge-, online-Adressen

WBT: Schauen Sie im Internet nach: www.kinaestheticstrainer.at. Sie finden zusätzlich zum E-learning Test, Aufgabenstellungen, Merk- und Arbeitsblätter zum Ausdrucken / Herunterladen und weitere Infos. Nicht alle im Moodle hinterlegten Info- / Arbeitsblätter, pdf's, Videos etc. werden hier ausgewiesen.

Benutzerfreundliche Hinweise

Bevor ein neues Thema bearbeitet wird, finden Sie bei mehreren Kapiteln einen:'Rückblick': Hier werden, ergänzend zu der Zusammenfassung auch "aus einem anderen Betrachtungswinkel" Informationen angeboten.

'Reflexionsfragen': Wollen Sie sich mit dem von Ihnen in der Lernprozessbegleitung erworbenen Wissen auseinandersetzen? Soweit das Ihrem momentanen Ausbildungsfortschritt am Lernort auch außerhalb der Schule entspricht? Vielfach werden praktische Handlungsanweisungen mit den gelernten theoretischen Inhalten deckungsgleich sein. Wenn nicht, identifizieren Sie die Unterschiede. Besprechen Sie Ihre Erkenntnisse abseits der von Ihnen betreuten / gepflegten Personen, bzw. bringen Sie Ihre Fragen dann im Unterricht ein.

Online Bereich: WBT - web-based-training / E-learning

Sie haben die Möglichkeit, im Internet auf einer Netzwerkplattform zu arbeiten, die von Helmut Tusch (DGKP-Lehrer) hergestellten Videos zu betrachten, an Hand von Fragestellungen zu trainieren, Wissen zu vertiefen und sich neues anzueignen - alles das u.v.m. ist mit dem WBT realisierbar. Über die Adresse www.kinaestheticstrainer.at kommen Sie nach dem Anklicken der Hygienerubrik (des Hygienelehrbuches: Herausgabe 2012) zur Passwortfreischaltung – ein spezielles PW ist dafür NICHT erforderlich! Link Hinweis: Mit Urteil vom 12. Mai 1998 hat das Landgericht Hamburg entschieden, dass man durch die Anbringung eines Links die Inhalte der verlinkten Seite gegebenenfalls mitzuverantworten hat. Dies kann, so das Landgericht, nur dadurch verhindert werden, dass man sich ausdrücklich von diesem Inhalt distanziert. Die Homepage www.kinaestheticstrainer.at und www.hygienelehrbuch.at enthält Links zu anderen Seiten im Internet. Für alle diese Links gilt: Der Herausgeber hat keinerlei Einfluss auf die Gestaltung und die Inhalte der verlinkten Seiten. Deshalb distanziert sich Rainer Werlberger ausdrücklich von allen Inhalten dieser verlinkten Seiten und macht sich deren Inhalte nicht zu Eigen. Diese Erklärung gilt für alle auf dieser Homepage angezeigten Links und für alle Inhalte der Seiten, zu denen die Links führen.

Vorwort

Wenn Sie die Händehygiene ernst nehmen - im Besonderen auch die "SARS-Covid-19" Situaion betreffend - und die Händedesinfektion / das gründliche Händewaschen häufig praktizieren, vermeiden Sie einen Großteil übertragbarer Krankheiten, reduzieren Sie auch die nosokomialen Infektionen (im Krankenhaus, Altenwohn- und Pflegeheim etc. erworben).
Mit diesem Lehrbuch erhalten Sie theoretisches Rüstzeug, gemeinsam mit praxisnahen Anweisungen. Auf die punktuelle Aufzählung von Pflegeabläufen wird meist verzichtet (dbzgl. lesen Sie bitte in der speziellen Pflege-Literatur nach). In diesem Hygienelehrbuch wird auch einen Überblick über die aktuelle (evidenzbasierte) Literatur gegeben. Interessierte Personen können das nützen um auch in selbstgesteuerter Arbeit Wichtiges zu erfassen.
Seit 1997 sind fünf Hygienelehrbücher des Autors Rainer Werlberger mit unterschiedlichen Mitautoren erschienen, das letzte Buch 2012. Basierend auf diesen Inhalten kam es zu Aktualisierungen und Ergänzungen.
Speth und Rambach bearbeiteten die Kapitel Mikrobiologie, Immunologie und Infektionslehre. Zusätzlich zu notwendigem Theoretischem werden jene Situationen anwendungsorientiert beschrieben, die Sie im Pflegealltag vorfinden können. Das Relevante dazu gibt es auch für die Ärztin / den Arzt und andere in den Gesundheitsberufen Tätige.
Was mit der s.g. „Angewandten Hygiene“ gemeint ist - mit diesem Thema sind Werlberger und Zumtobel befasst - entnehmen Sie bitte dem Inhaltsverzeichnis.
Auch die Abfallwirtschaft ist ein Teilbereich der Hygiene, was Giersig deutlich macht.

INHALTSÜBERSICHT

Kapitel VI Probengewinnung zum mikrobiologischen Erregernachweis 106

Kapitel VII Hygienemaßnahmen bei der Grundpflege 115

Kapitel VIII Hygienemaßnahmen bei Medikamenten: oral, dermal, ... / Sondennahrung 123

Kapitel IX Hygienemaßnahmen bei Gefässkathetern, Infusionen, sterilen Lösungen Punktionen, Blutentnahmen 129

Kapitel X Hygienemaßnahmen bzgl. Harnkatheter / Wunde-OP Prä-OP-Haarentfernung 143

Kapitel XI Hygienemaßnahmen bei der Luftanfeuchtung und in Observationseinheiten, Anästhesie - Intensivstationen 151

Kapitel XV Abfall- und Gefahrgutmanagement 201

Kapitel XVI Mikrobiologie 218

SARS-CoV-19... und die Mutationen:

ABSTAND halten - "Babyelefant" !
Den Mund-Nasen-Schutz korrekt verwenden!

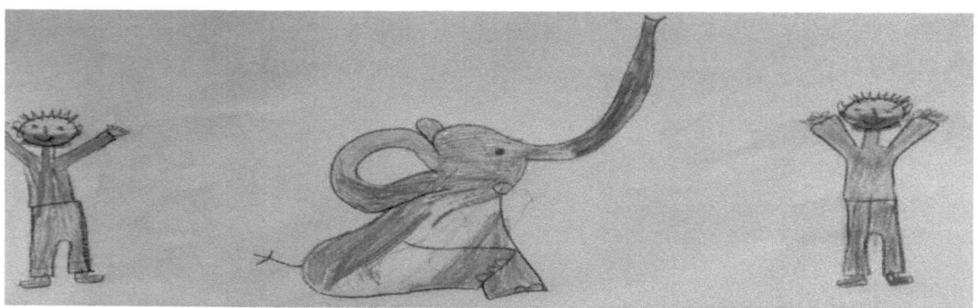

Wirksamkeit verschiedener Masken-Typen - evidenzbasierten Fakten (Lit: Dr. med. L. M. Jacob: "Der Corona-Selbsthilfe-Ratgeber - Der vernünftige Mittelweg zwischen Verharmlosung und Panikmache", 2020).
Die SARS-CoV-2 Ansteckung erfolgt über Virus-Aerosole (kleinste Schwebeteilchen – hervorgerufen durch Niesen, Husten, lautes Sprechen, Singen etc. - die sich >3 Stunden in der Luft halten und sich überall hin verbreiten), bzw. per Tröpfcheninfektion. Das Virus ist auf jeden Fall so „groß“ (weil die Viren in Tröpfchen sitzen: Tröpfchen: 1-500 µm und Aerosole: ca. 4 µm), dass das Virus vom Maskenmaterial zurückgehalten wird.
Masken (MNS – Mund-Nasen-Schutz) können die Übertragung der Viruslast von einer infizierten Person bzw. die Aufnahme der Viruspartikel von anderen Menschen – stark - reduzieren.
In The Lancet (Chu et al., 2020) erschien eine Übersichtsarbeit: >172 aussagekräftigste Studien, darunter 44 Vergleichsstudien, auf der Basis von fast 26 000 Teilnehmer*innen - Resultat: MNS verwenden = 85% geringeres Infektionsrisiko. MaskenQUALITÄTSvergleich: N95/FFP2-Masken + OP-Masken (bzw. vergleichbare MNS mit 12-16 Baumwolle-Schichten). N95/FFP2 MNS hatten das beste Ergebnis. Ein Infektionsrisiko wird durch Verwendung eines Augenschutzes erheblich reduziert - Brillenträger erkranken deutlich seltener. Wenn der MNS feucht ist, schützt er NICHT mehr und sollte gewechselt werden! (Händehygiene beachten.)

Weitere Details hierzu siehe in den Kapiteln II und XVI (Mikrobiologie).

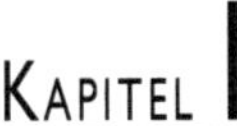

Einführung

1 Hygiene

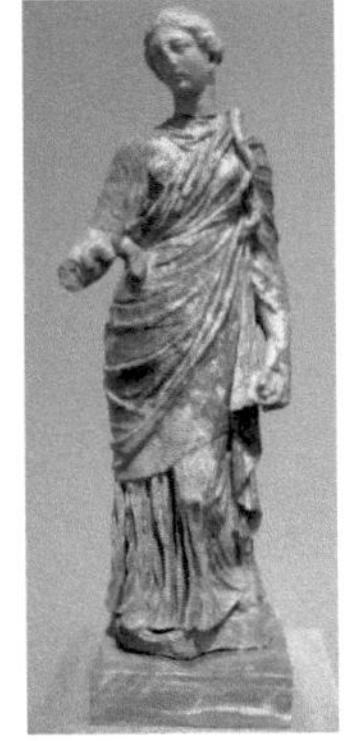

Mit dem Wort Hygiene (gr. hygienios = gesund) ist die Gesundheitslehre gemeint. Die griechische Göttin der Gesundheit hieß Hygieia und wird als Tochter des Asklepios, des Gottes der Heilkunde, und der Epione, der Lindernden, dargestellt. Asklepios und Hygieia wurden als gleichwertige Götter verehrt und auch von Hippokrates erwähnt.

Bereiche der Hygiene

An erster Stelle steht die Prävention - die Gesundheitsvorsorge. Hygiene will die Gesundheit, auch unter Beachtung der Sozial- und Psychohygiene, erhalten, Krankheiten und nosokomiale Infektionen verhüten und das Wohlbefinden

steigern. Wesentlich ist die Erkennung von Infektionskrankheiten, die Sicherung der einwandfreien Beschaffenheit von Lebensmitteln bis zur Mitwirkung bei baulichen Maßnahmen und die Umwelthygiene mit der Abfall(vermeidung) entsorgung.
Hygiene und die Maßnahmen dazu sind aktueller denn je: Zur Diagnosefindung, in der Therapie und bei Pflegemaßnahmen. Im Krankenhaus, den Senioren- und Pflegeheimen, in Therapieeinrichtungen, Rehabilitationsstätten, Bädern, in der häuslichen Pflege etc.

2 Definitionen der Gesundheit

Lt. Definition der WHO (World-Health-Organisation) von 1946:

> Gesundheit ist ein Zustand vollkommenen körperlichen, geistigen und sozialen Wohlbefindens, und nicht nur die Abwesenheit von Krankheit und Gebrechen."

Erweitert heißt es dazu: „Gesundheit ist ein Zustand, der den Menschen in die Lage versetzt, körperlich und seelisch, ohne wesentliche Einschränkungen privat und/oder beruflich, am Leben in der Gesellschaft teilzuhaben und teilzunehmen" (WHO).

3 Ziel der Hygiene

Das Ziel der Hygiene hat primär nichts mit dem Krankenhaus zu tun. Hier handelt es sich um eine Präventionsmaßnahme.

> Erhaltung der vollen Gesundheit und vorbeugende Verhütung von Krankheiten.

Der Behandlungserfolg bei bereits bestehender Erkrankung ist für uns Menschen meist leichter nachvollziehbar, als die Bedeutung von Vorbeugungsmaßnahmen - den Prophylaxen. Präventivmaßnahmen können Krankheiten, ausgelöst durch Einflüsse der Umwelt oder Infektionen wesentlich beeinflussen. Nach wie vor ist die Forderung von Gesundheit und die Vermeidung von Krankheit eine zentrale gesundheitswissenschaftliche und gesellschaftspolitische Thematik.

4 Hospitalismus

Mit Hospitalismus sind negative Begleiterscheinungen, erworben beim Aufenthalt in Gesundheitseinrichtungen, gemeint. Hier wird der infektiöse und der psychische Hospitalismus beschrieben..

Nicht das, was die Patient*in / Klient*in / Bewohner*in an infektiösen oder psychischen Beschwernissen **„mitbringt"** ist gemeint. Der Hospitalismus wird **durch den Aufenthalt** in Gesundheitseinrichtungen (Krankenhaus, Pflegeheim ...) verursacht.

4.1 Infektiöser Hospitalismus

pdf_Kap1-Einführung_4.1-Lebensqualität in Pflegeeinrichtung - Bayern

Bzgl. der Komplikationen medizinischer Behandlungen gehören in Gesundheitseinrichtungen erworbene Infektionen, die nosokomialen Infektionen = **NI** („nosos" –Krankheit, „komein" –pflegen) seit jeher zu den Wichtigsten. Bis Anfang des zwanzigsten Jahrhunderts wurden diese Infektionen überwiegend durch fehlende Beachtung von - aus aktueller Perspektive - elementaren Regeln der Hygiene verursacht (PROHYG, BMGF, 2010). bezeichnet. Folgendes bezogen auf die Aussendung des Bundesministeriums für Gesundheit und Frauen: „Nosokomiale Infektionen in Österreich 2013" - Mai 2015: Diese Infektionen betreffen Krankenhäuser, Langzeit-Pflegeeinrichtungen, Rehabilitationszentren, Ambulatorien, Gemeinschafts-Praxen). Im angloamerikanischen Bereich spricht man von „health-care associated infections" = HAI. Nach Schätzung des ECDC = European Center of Disease Prevention and Control, erkranken jedes Jahr über vier Millionen Patient*innen in Europa an einer HAI. In Folge sterben daran mindestens 37.000 Personen. Die exogenen Ursachen davon, das sind ca. 1/3, sind immer vermeidbar! Obwohl der überwiegende Teil von HAI nicht durch Hygienemängel in einer Gesundheitseinrichtung verursacht sind, so ist die Erfassung von HAI, die aufgrund medizinischer Eingriffe und im Besonderen von Operationen entstehen, sowie bei Patient*innen, die aufgrund ihrer schweren Krankheit und schlechten Allgemeinzustandes auf Intensivstationen liegen, von besonderer Bedeutung. „Postoperative Wundinfektionen (‚surgical site infections' – SSI) zählen zu den häufigsten HAI und sind daher ein wichtiger Bestandteil und Gegenstand deren Surveillance (Erfassung)".

Nosokomiale Infektionen - Englisch: healthcare-associated-infection (HAI) - sind zu etwa 25-35% vermeidbar. Symptome des infektiösen Hospitalismus erscheinen erst nach mind. 48 Stunden Aufenthalt in einem Krankenhaus bzw. Pflegeheim. Im Kapitel „Infektionslehre“ erfahren Sie Grundlegendes dazu. Vorab (tieferstehend) ein paar Details, damit ein Verständnis für die hygienischen Maßnahmen in der „Angewandten Hygiene“ entstehen kann: Zu etwa zwei Drittel sind die im Krankenhaus erworbenen Infektionen endogen bedingt. Das heißt, die krankheitsverursachenden Mikroorganismen stammen immer von der erkrankten Person selbst. Das therapeutisch und pflegerisch tätige Personal kann aber durch unkorrektes Handeln eine Translokation der endogenen Erreger (am Körper der betroffenen Person) bewirken!

Überall am Körper, an Haut und Schleimhäuten (Auge, Mund, After, Genital, ...) ist die physiologische Schutzflora (Synonym: körpereigene, residente Flora) vorhanden. Wenn es diesen mikrobiellen Bewuchs nicht geben würde, wäre ein Makroorganismus (z.B. der Mensch) nicht lebensfähig. Mikroben (Synonym: Kleinstlebewesen, 'Keime', z.B. Bakterien) sind zum Teil krankheitserregend; z.B. dann, wenn sie nicht an dem Platz verweilen, wo sie ganz spezifisch hingehören (Kolonisation beschreibt eine Besiedlung (meist) durch Mikroorganismen). Stellen Sie sich vor, ihre Darmkeime würden (z.B. über Kot = Stuhl = Fäzes - Kolibakterien) an diverse Schleimhäute oder in eine Wunde gelangen. Jetzt könnte eine Infektion durch diese Erreger geschehen. Daher sind jene Bakterien, die zur physiologischen Schutzflora gehören, fakultativ (fallweise) pathogen = krank machend. (Flora = „Bewuchs“ - Darmflora; spez. Mikroben auch im Mund, After, Genital, ...). Viren sind immer krank machend, also obligat pathogen (mehr davon im KApitel XVI „Mikrobiologie“).

Weihwasser (auch) in Kirchen / Spitalkapellen: Für u.a. immunsuprimierte Patient*innen können im Weihwasser befindliche fakultativ pathogene Erreger ein nicht unerhebliches Problem darstellen. In der Probenmehrzahl wurden etliche Bakterienarten nachgewiesen – jedoch in keiner der Proben P. aeruginosa, S. aureus oder E. coli. Vorschlag: Wenn Weihwasser herabtropft, vermeidet man zwingend ein Eintauchen der Hände in ein Becken, wo Mikroben sein könnten / würden (Aspöck, 2012). Seit der Covid 19 Problematik werden auch in diesen öffentlichen Einrichtungen Händedesinfektionsmittel angeboten.

4.2 Nosokomialinfektionen auch durch MRE

Nosokomiale Infektionen (NI) werden häufig durch multiresistente Erreger begründet bzw. entstehen aufgrund dessen. Hier eine kleine Übersicht, deren Kenntnis auch bei Pflegetätigkeiten bedeutsam ist. Die Strategie der Hygieneprävention, auch in diesem besonderen Zusammenhang, wird von Lass-Flörl und Mayr im „Tiroler Hygieneprogramm 2017" empfohlen.

- MRE: Multiresistente Erreger. Siehe auch im Kapitel VII, Thema 6.
- MRSA: Meticillinresistenterl Staphylococcus aureus: Meist gegen viele AB gleichzeitig resistent. Am Menschen ist das Hauptbiotop das Nasenvestibulum (hier durchaus auch asymptomatische Besiedelung!). „Die finanziellen Mehraufwendungen für einen MRSA-Patienten auf einer Intensivstation belaufen sich auf ca. 1.600,00 €/Tag" (Lass-Flörl, Mayr, 2017).
  - CA-MRSA: Community-Acquired MRSA
  - HA-MRSA: "Healthcare associated"
  - LA-MRSA: Livestock associated, englisch etwa "Viehbestand-assoziiert"
- ESBL: Extended Spectrum Beta-Lactamasen. Phänomen der Multiresistenz gramnegativer Bakterien, am häufigsten bei Escherichia coli und Klebsiella-Stämmen. Von Bakterien werden Enzyme gebildet, welche fast alle Beta-Laktam-Antibiotika zerstören.
- VRE: Vancomycin-resistente Enterokokken
- CRE: Carbapenem-resistente Enterobakterien

Um nosokomiale Ausbreitungen zu verhindern, hat die Kommission für Krankenhaushygiene und Infektionsprävention (KRINKO) beim Robert Koch-Institut (RKI) eine einheitliche Kennzeichnung vorgeschlagen:

- 3 MRGN/P: Multiresistente gramnegative / grampositive Erreger; hier Resistenz gegen 3 AB-Klassen
- 4 MRGN/P: Mit Resistenz gegen 4 der 4 Antibiotikaklassen (Acyloreidopenicilline, Cephalosporine der 3. und 4. Generation, Carbapeneme, Flourchinolone) (Aspöck, 2015). Isolierung empfohlen.
- Linezolid -Resistenz z.B. gegen St. aureus, ...
- ...

Siehe auch hier ab S. 232.

Zum Thema Basishygiene und Übertragungswege gibt die KRINKO (2015, S. 354) u.a. folgende Auskunft: „Bei Aufnahme in Akutkliniken findet sich bei 0,3-2,8% der Patienten HA-MRSA. ... Die Prävalenz in Altenheimen beträgt 1,1-9,2%."

4.3 Übertragungswege / Isolation

Zum Thema Infektionsverdacht: Was pflegerisch zu tun ist schreibt die Hygienefachkraft Niklas 2017 in „Die Schwester Der Pfleger“: Direkte Übertragung von Mensch zu Mensch, z.B. Noroviren von PatientIn auf Personal (Details zu den Übertragungswegen etc. siehe die Infektionslehre im Kapitel XVII) ab S. 286). Indirekte Übertragung per Kontaktflächen, z.B. Clostridium difficile.

Einzelunterbringung: Isolierzimmer. Bei Übertragungsgefahr von Mikroben per Luftweg, respiratorische Sekrete, oder bei schweren Durchfällen. Isolierzimmer mit eigenem Bad, Toilette, Händedesinfektions-Spender, Ablagerung für Schutzkleidung im großen Eingangsbereich, wo auch Wäsche und Abfall entsorgt werden können.

Kohortenisolierung: Gemeinsame Unterbringung, wenn gleicher Erreger vorliegt. Auch hier Vorraum wichtig (Niklas, 2017).

Umkehrisolierung syn. **Schutzisolierung**: Wenn der kranke Mensch vor uns geschützt werden muss, z.B. Transplantation, Immunsuppression. Alles was ins das Zimmer kommt, muss desinfiziert, bzw. sterilisiert sein.

Manchmal wird mit den Begriffen Kontaktisolierung (Isolierung vor Kontakt mit übertragbaren Erregern) und Tröpfchenisolierung eine Differenzierung gehandhabt.

PROHYG

„PROHYG reflektiert für Organisation und Strategie der Hygiene in Gesundheitseinrichtungen den state of the art und legt Maßstäbe fest, die im Zusammenhang mit der Strukturqualität zu erfüllen sind. PROHYG stellt Bestpractice-Modelle vor, Beispiele, wie die Prozessqualität in der Hygienearbeit optimiert werden kann, um im Interesse der Betroffenen eine optimale Ergebnisqualität zu erreichen. PROHYG erlangt über den Umweg diverser Rechtsvorschriften (KAKuG, Ärztegesetz, ABGB etc.) - insbesondere auch in Haftungsfällen - rechtliche Bedeutung“ (PROHYG 2.0, 2011, Bundesministerium für Gesundheit, Wien).

Laut PROHYG 2.0 treten die heutigen nosokomialen Probleme aufgrund geänderter diagnostischer und therapeutischer Möglichkeiten vermehrt auf, dazu einige Beispiele: Durch die Alterung der Bevölkerung müssen mehr polymorbide Patient*innen betreut werden. Gesteigerte Möglichkeit lebenserhaltender und lebensverlängernder Maßnahmen durch Neuerungen der modernen Medizin, invasive Eingriffe, totale parenterale Ernährung mittels venöser Zugänge, komplizierte Beatmungsformen über Tubus / Kanüle, Blutwäscheverfahren, Implantationen prothetischer Materialien, Organtransplantation mit Immunsuppression, Chemotherapie, etc. Dies alles ist für die immer größer werdende Zahl von Patient*innen nützlich, die jedoch - „abwehrgeschwächt" - für nosokomiale Infektionen besonders empfänglich sind. Damit ist ihr Vorkommen nicht per se mit dem Vorliegen von Hygienemängeln gleichzusetzen! Werden durch Vernachlässigung der Sorgfaltspflicht von außen kommende Erreger durch das Personal an die Patien*in, die Heimbewohner*in herangetragen, spricht man bei dadurch verursachter Erkrankung von exogener Ursache nosokomialer Infektionen.

Exogene Infektionen sind vemeidbar: U.a. durch Schutzmaßnahmen, exakte Händehygiene und keimarme bzw. sterile Medizinprodukte (z.B. Scheren, Atemmasken, etc.).

Wie Sie den infektiösen Hospitalismus, die NI, wirkungsvoll reduzieren können, darüber erfahren Sie auf den folgenden Seiten Detailliertes.

4.4 Psychischer Hospitalismus

Der psychische Hospitalismus entsteht durch nicht ausreichende individuelle Zuwendung; mit der Folge psychischer Störungen.

... und wird z.B. durch einen längeren Krankenhausaufenthalt begünstigt. Der psychische Hospitalismus kann altersbedingt unterschiedlich starke Auswirkungen haben. Bei den Betroffenen entsteht eine Deprivation.

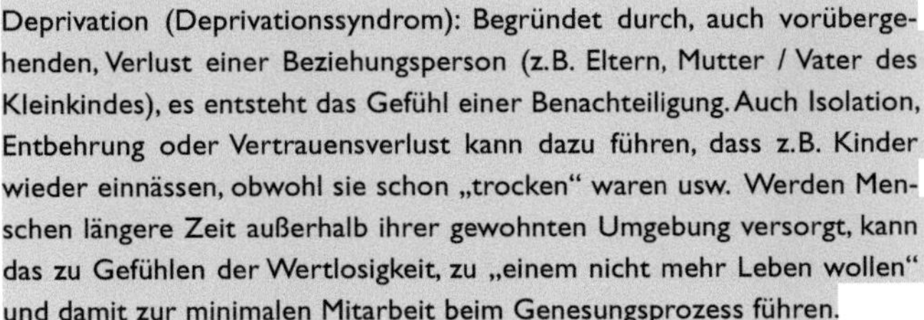

Deprivation (Deprivationssyndrom): Begründet durch, auch vorübergehenden, Verlust einer Beziehungsperson (z.B. Eltern, Mutter / Vater des Kleinkindes), es entsteht das Gefühl einer Benachteiligung. Auch Isolation, Entbehrung oder Vertrauensverlust kann dazu führen, dass z.B. Kinder wieder einnässen, obwohl sie schon „trocken" waren usw. Werden Menschen längere Zeit außerhalb ihrer gewohnten Umgebung versorgt, kann das zu Gefühlen der Wertlosigkeit, zu „einem nicht mehr Leben wollen" und damit zur minimalen Mitarbeit beim Genesungsprozess führen.

Was bei Kindern als ein Entwicklungsrückschritt auffällig wird kann sich, vor allem bei älteren Personen in Langzeitpflegeeinrichtungen, dahingehend manifestieren, dass sie nicht mehr Mut, Kraft, oder Interesse aufbringen, gemeinsam mit der angebotenen Unterstützung (Therapie) von sich aus aktiv ihre Gesundheitsentwicklung (Genesung) zu unterstützen.

5 Sozialhygiene

Die eigene Lebensgestaltung ist untrennbar mit dem persönlichen Wohlbefinden verbunden.

Mit Sozialhygiene ist die Wechselbeziehung zwischen unserem Gesundheitszustand und unserer sozialen Umwelt gemeint. Die öffentliche Gesundheitspflege befasst sich u.a. mit folgenden Themen, aus denen Beratungsstellen hervorgehen:

- primäre Prävention + Gesundheitserziehung, öffentliches Gesundheitswesen
- Fürsorge für Säuglinge, Schulkinder, Gebrechliche, Alte und Kranke
- Ehe- und Familienberatung
- Wohn- und Siedlungshygiene
- Betreuung gesundheitlich und sozial benachteiligter Menschen
- medizinische Statistik

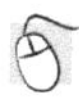

Infobl_Kap1-Einführung_5-Sozialhyg-Präventionsarten

Individuelle Lebensqualität

Hygiene heißt mehr als reinigen und desinfizieren. Unser subjektives Wohlbefinden ist von der persönlichen Lebensgestaltung unmittelbar abhängig. Wirtschaftliche, soziale, kulturelle, religiöse, auch erlernte bzw. übernommene Wertvorstellungen, haben prägende Wirkung und beeinflussen unser Konsumverhalten. Das wiederum ist bedeutend für unsere Gesundheitsentwicklung, - unsere individuelle Lebensqualität. Wir tragen für uns selbst und für andere Menschen, z. B. durch Vorbildwirkung, Verantwortung.

Suchtverhalten, bzgl. Alkohol, Nikotin, div. anderer Drogen, Essen, exzessivem Arbeiten etc., hat Folgen, die zu Beginn der Abhängigkeit nicht leicht erkennbar sind bzw. nicht berücksichtigt werden. Von der WHO wurde 1986 in der Ottawa Charta festgestellt, dass sich (sinngemäß) jeder Mensch eigenverantwortlich um seine eigene Gesundheit zu sorgen hat.

Das bei Begegnungen von einander Abstand halten ("kleiner Elefant" = ca. 1 m) - außer von im gemeinsamen Haushalt lebenden Personen - reduziert die Infektionsübertragungswahrscheinlichkeit. Noch "wirkunsvolle" (nicht feuchte, verschmutzte etc.) Mund-Nasenschutzmasken, korrekt ab der Nasenwurzel und dem Mund getragen, hilft mit, die Tröpfchen-(Aerosol)-verbreitung zu reduzieren!

6 Psychohygiene

Psychohygiene bedeutet: Erhaltung und Förderung seelischer Gesundheit. Auch unter dem Eindruck belastender Umwelt-Einflüsse, diverser Behinderungen und sonstiger Störungen. Nicht selten sind es kommunikative / interaktive Strukturen die als Stressoren wirken und die durch das Umfeld Pflegeheim bzw. Krankenhaus nicht immer vermeidbar sind. Um diese Stressoren zu erkennen, um ein Wohlbefinden - respektive Arbeitszufriedenheit - zu akquirieren ist das pflegerische und ärztliche Personal etc. aufgerufen, unzumutbare Störungen abzubauen und eigene Ressourcen zu fördern. Auch die Burnout Prophylaxe ist wichtig – ein rechtzeitig „ins Gespräch treten" mit Fachpersonal (Psychotherapeut*innen, Psycholog*innen, Psychiater*innen) ist anzustreben.

Psychohygiene wird als die Lehre von der Pflege geistig-seelischer Gesundheit definiert. Es geht um eine größtmögliche Anpassung des Menschen an seine soziale, zivilisatorische Umwelt.

Psychohygiene, auch eine Frage, mit welchen Mitteln Beeinträchtigungen beseitigt werden können, um die Gesundheit der Seele zu bewahren.

Die Situation des Personals

Psychische Gesundheit ist ebenso bedeutungsvoll wie die physische. Die Auseinandersetzung mit Krankheit / Diagnose / Operation, einer eventuell auftretenden Invalidität oder einem Versterben, ist für jeden Menschen elementar. Folgende die Gesundheit gefährdende Faktoren sind bekannt:
Fehlende ausgewogene körperliche Aktivität, Nachtdienstarbeit, Quarantäne - Isolationssituationen, Wochenenddienste mit geringerem Kontakt zu Partner*innen / Freunden, Stress, Psychisch- und Schwererkrankte. Wie gestalten wir unsere Fähigkeit der Abgrenzung, obwohl wir als im Gesundheitsdienst Tätige den betroffenen Menschen in seiner Freude und Not empathisch wahrnehmen können, ohne einerseits „abzustumpfen", oder uns selbst sehr belasten durch ein zu intensives „Hineinfühlen": Ein in diesem Zusammenhang vorteilhafter Weg der Zuwendung. ist das „Hineindenken" in die betroffene Person. Hilfreich ist, die eigenen Sinne für die Körpersprache zu schärfen.
Samy Molcho schreibt in seinem Buch „Körpersprache": „Wir Pflegende sind Berufsberührer, denen vertrauliche oder intime Körperberührungen zugestanden werden, die wir nur nahestehenden Menschen erlauben, oder nicht einmal denen".
Eine häufige Reaktion auf das „den Ärzten und dem Pflegepersonal Ausgeliefertsein" - ist Angst. Diverse diagnostische und therapeutische Verfahren verstärken dieses Gefühl. Wenn wir uns in die Situation von Patient*innen „hineindenken",

können wir den auftretenden Gefühlen mit mehr Verständnis und einer professionellen Haltung gegenübertreten, um einen „psychischen Hospitalismus" zu vermeiden, bzw. zu reduzieren.
Es hilft auch, wenn Kolleg*innen untereinander über Belastungssituationen sprechen, unabhängig von Fachpersonal z.B. aus der „Medizinischen Psychologie". Folgendes Statement einer Kommunikationsexpertin mag in diesem Zusammenhang hilfreich sein: „Reden und Schweigen sind Schwestern, komplementäre Stilmittel. Beide zusammen wirken sehr viel besser als jedes für sich allein" (Topf, 2010, S. 17).

7 Krankenhaushygiene: Personelle Organisation und Aufgaben / die Hygienefachkraft

Notwendigkeit der Krankenhaushygiene:

Die Krankenhaushygiene dient der Aufrechterhaltung der Gesundheit des Personals und zur Gesundheitsförderung von Patient*innen, als Schutz vor belebten und unbelebten Schadstoffen.

... deswegen sind folgende Themenbereiche virulent: Personal, Patient*innen, Medikamente, Verbrauchsgüter, Pflegeutensilien, Abfall, Abwasser, etc.
Die Organisation der Hygiene im Krankenhaus ist in Österreich im §8a des Bundes-Krankenanstalten und Kuranstaltengesetzes (B-KAKuG) bzw. in den Landesgesetzen beschrieben. Es betrifft die Funktionen und die zu benennenden Personen: Ärztliche/r Direktorin / Direktor, Krankenhaushygieniker*in, hygienebeauftragte Ärztin / Arzt, Hygienefachkraft, Hygienepfleger*in (= Kontaktperson), Hygieneteam, Hygienekommission u.a.

INFOBL_KAP1-EINFÜHRUNG_7-KH-HYG GESETZ_AUFGABEN HFK.

In der gesamten Rechtsvorschrift für Gesundheits- und Krankenpflegegesetz, Fassung vom 24.04.2017 steht, betreffend der

§22 Krankenhaushygiene:

(1) Die Krankenhaushygiene umfasst die Mitwirkung bei allen Maßnahmen, die der Erkennung, Verhütung und Bekämpfung von Krankenhausinfektionen und der Gesunderhaltung dienen.
(2) Hierzu zählen insbesondere:
Ermittlung des Hygienestatus in pflegerischen, diagnostischen, therapeutischen und versorgungstechnischen Bereichen

Mitwirkung bei der Erstellung von Hygieneplänen, Hygienestandards und Hygienerichtlinien
Mitwirkung bei der Beschaffung von Desinfektionsmitteln und bei der Beschaffung und Aufbereitung von Produkten, sofern durch diese eine Infektionsgefahr entstehen kann
Beratung des Personals in allen für die Wahrung der Hygiene wichtigen Angelegenheiten und
Mitwirkung bei allen Planungen für Neu-, Zu- und Umbauten
...

7.1 Gesetz

§ 8a B-KAKuG: (1) Für jede Krankenanstalt ist ein Facharzt für Hygiene (Krankenhaushygieniker) oder sonst ein fachlich geeigneter, ... (siehe WBT)(2).
In bettenführenden Krankenanstalten ist zur Unterstützung des Krankenhaushygienikers oder Hygienebeauftragten mindestens eine qualifizierte Person des gehobenen Dienstes für Gesundheits- und Krankenpflege als Hygienefachkraft zu bestellen. Diese hat ihre Tätigkeit in Krankenanstalten, deren Größe dies erfordert, hauptberuflich auszuüben.
(3) In bettenführenden Krankenanstalten ist ein HYGIENETEAM zu bilden, dem der Krankenhaushygieniker bzw. der Hygienebeauftragte, die Hygienefachkraft (HFK) und weitere für die Belange der Hygiene bestellte Angehörige des ärztlichen und des nichtärztlichen Dienstes der Krankenanstalt angehören.

7.2 Hygienekommission

Zusammensetzung: Ärztliche und pflegerische Krankenhausleitung, Hygieneteam, ein/e medizinische/r Mikrobiologe*in, weitere betroffene Personen (Apotheke, Einkauf, Reinigungsdienst etc.).

Lt. PROHYG 2.0 (2011) bedarf es eines multidisziplinären Ansatzes, inkl. spezialisierten Hygienefachpersonals, um die nosokomialen Infektionen (NI) besser kontrollieren zu können. Dazu soll das PROHYG Projekt beitragen. Das hat zwar keinen Gesetzescharakter repräsentiert aber eine bedeutende Verbindlichkeit. Etwas unterschätzt ist das Thema „Personentransfer" (Patient*innen, Personal und Besucher). Hierdurch kommt es auch zur Verbreitung von Infektionserregern, z.B. Norovirus-Infektionen und Besiedelungen oder Infektionen mit resistenten Erregern. „Bei Zuweisung in eine Gesundheitseinrichtung oder Verlegung innerhalb derselben wird oft die Information nicht mitgeliefert, dass die Person Träger eines Infektionserregers ist" (PROHYG, BMGF, 2011).

8 Rechtsgrundlagen und Organisation der Krankenhaushygiene

Ohne Rechtsgrundlagen auch keine Krankenhaushygiene, welche die nosokomialen Infektionen nach Möglichkeiten zu verhindern sucht.

8.1 Art. 10 Abs. 1 Z 12 B-VG (Auszug)

Gemäß diesem Artikel ist das Gesundheitswesen in Gesetzgebung und Vollziehung Bundessache, ... und die Aufsicht hinsichtlich der Heil- und Pflegeanstalten, das Kurortwesen und die natürlichen Heilvorkommen. Im Speziellen das Ärzte-, Gesundheits- und Krankenpflegegesetz (GuKG), verschiedene Gesetze über weitere medizinische Berufe, Apothekengesetz, Strahlenschutzgesetz, Epidemiegesetz, Tuberkulosegesetz, AIDS-Gesetz, Geschlechtskrankheitengesetz, Arzneimittelgesetz und Medizinproduktegesetz.

Gesetzlich geregelt werden Bestimmungen wie Ausbildungserfordernisse, Schutzbestimmungen und Meldepflichten. Für einzelne Gesetze bestehen noch zusätzlich Durchführungsverordnungen, mittels derer detailliertere Regelungen getroffen werden, z.B. im Ärztegesetz von 1998.

8.1.1 Das Gesundheits- u. Krankenpflegegesetz (GuKG) (Auszug)

§ 4 Abs. 1 und 2 regeln die allgemeinen Berufspflichten einschließlich Sorgfaltspflicht und laufende Fortbildung auch für Hygienefachkräfte.

§ 4 Abs. 1 Angehörige der Gesundheits- und Krankenpflegeberufe haben ihren Beruf ohne Unterschied der Person gewissenhaft auszuüben. Sie haben das Wohl und die Gesundheit der Patienten, Klienten ...

8.1.2 § 22 des GuKG definiert den Aufgabenbereich der Krankenhaushygiene

§ 22 (1) Die Krankenhaushygiene umfasst die Mitwirkung bei allen Maßnahmen, die der Erkennung, Verhütung und Bekämpfung von Krankenhausinfektionen und der Gesunderhaltung dienen.

(2) Hierzu zählen insbesondere: (siehe oben)

8.2 Die rechtliche Grundlage

8.2.1 Bundesgesetz

... über Krankenanstalten und Kuranstalten (KAKuG) in Form des Grundsatzgesetzes § 8 Abs. 2, § 8a Krankenhaushygiene (nicht für Kuranstalten), § 5b Qualitätssicherung, § 6 Abs. 1 lit. c Anstaltsordnung, § 8d Verpflichtung zur

Personalbedarfsberechnung.

8.2.2 In den einzelnen Krankenanstaltengesetzen

... der Länder in Form der Ausführungsgesetze: ... in den Bestimmungen über die Krankenhaushygiene / in den Bestimmungen über Qualitätssicherung, nachdem die Arbeit des Hygieneteams als einer Organisationseinheit wie alle anderen Tätigkeiten in der Krankenanstalt auch diesen Bestimmungen unterliegt / in den Bestimmungen über die Anstaltsordnung / in den Bestimmungen zur Personalbedarfsberechnung in Krankenanstalten.

RÜCKBLICK

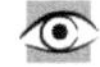

Das erste Kapitel hat Sie mit den Begrifflichkeiten zur Hygiene vertraut gemacht, über die Hygiene-Namensgebung und einige Definitionen, deren Grundverständnis Sie bei den folgenden Hygienethemen leiten kann. Es ist am Anfang nicht leicht, die große Bedeutung des Hospitalismus mit seinen vielfältigen Ausprägungen zu erfassen. Begnügen Sie sich vorerst mit den bisher angebotenen Informationen, sie helfen weiter, wenn sie verstanden wurden.

Ob im Berufsleben, im Privatbereich oder in Ausbildungssituationen - immer hat die Sozialhygiene ihren Stellenwert, wenn es darum geht, das Gleichgewicht zu erhalten zwischen Ihnen als Individuum und der Sie umgebenden - sozialen - Umwelt. Bei Beratungsstellen können Informationen eingeholt werden, wenn man sie ausfindig zu machen bereit ist.

Im Themenschwerpunkt Psychohygiene ist der spannende Moment präsent, wie groß Ihre Kompetenz sich selbst gegenüber ist. Weiteres dazu bei den Reflexionsfragen.

Krankenhaushygiene und rechtliche Aspekte sind das Gerüst für eine funktionierende Hygiene. Das Ziel ist für beide Personengruppen ähnlich: Es geht um Ihren und um den Patientenschutz vor Gefahren und die Gesunderhaltung. Dazu sind Verordnungen und klare Organisationsformen ausschlaggebend.

REFLEXIONSFRAGEN

Auch wenn bei der Bearbeitung der Reflexionsfragen vielfach ein Zusammenhang mit Ihrer bisherigen praktischen Erfahrung besteht, scheuen Sie sich dennoch nicht, die Auseinandersetzung mit den Fragen anzugehen.

Eine besondere Betriebigkeit im Arbeitsalltag ist vordergründig mit Pflegenotwendigem oder sogar lebenserhaltenden Maßnahmen begründet. Wo hat dort die Vorbeugung gegen die Hospitalismusarten ihren Stellenwert?

Kennen Sie Situationen, in denen Sie sich bis hin an die Grenze Ihrer Belastung verausgabt haben - hier im Speziellen im Zusammenhang mit Ihrem Arbeitsumfeld. Was können Sie für sich tun?

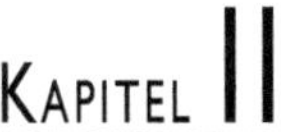

INDIVIDUALHYGIENE

Individualhygiene des Personals

Selbst „gepflegt" und gesund zu sein hat erstens mit Wohlbefinden zu tun und zweitens ist die Wahrscheinlichkeit, dass Keime auf andere Personen übertragen werden, geringer. Das gilt es auch durch „Selbstverständliches" zu vermeiden, z.B. beim Niesen, Husten und Ausspucken. Immer ein Tuch dabeihaben, das baldmöglich entsorgen, anschließend Händedesinfektion. Zumindest den angewinkelten Arm vorhalten, nie „frei" die Aerosole = ggf. Krankheitserreger in die Gegend verwirbeln.

1 Eigene Körperpflege

Erfahren Sie hier tatsächlich Neues, oder haben Sie das nicht ohnehin schon gewusst? Lesen Sie das Folgende dennoch.

1.1 Körperreinigung

Tägliches Duschen ist obligat und wird vor Dienstbeginn empfohlen. Beim Baden ist der Wasserverbrauch erheblicher, zusätzlich werden rekto-genitale

Keime auf der eigenen Körperoberfläche verteilt. Wenn überhaupt notwendig, dann auf die Verwendung ph-neutraler Waschlotionen achten.

Parfümverwendung: Dosieren Sie die von Ihnen als angenehm empfundene Geruchsnote so, wie Sie es von anderen Menschen gerne (intensiv?) riechen würden?

1.2 Haare / Kopfbedeckung

Haare stellen als Reservoir von physiologischer Flora und durch ein Akkumulieren durchstreifender Luft ein Risiko für von uns gepflegte Personen dar, weil autochthone Mikroben (Kleinstlebewesen) fakultativ (fallweise) pathogen (krankmachend) wirken. Durch Schweißbereiche an Haaransätzen und auf Ihrer Kopfhaut können residente Erreger (physiologische Flora) einfach zur betreuten Person gelangen. Haarewaschen wird zwei bis dreimal wöchentliches empfohlen. Bis zur Schulter herabhängende Haare zusammenbinden. Längere streift man unbewusst mit den Händen zurück. Dieses ständige „Richten" ist entbehrlich (Erreger sind „immer und überall"). Alternativ Schutzhaube tragen - davon später mehr. Lange Bärte bzw. Bartzöpfe nicht frei tragen.

Aus religiösen Gründen verwendete Kopftücher müssen immer optisch sauber sein und täglich gewechselt werden (Reservekopftuch mitführen). Zu Hause dann ein maschinelles Waschverfahren mit mindestens 60°C zur Aufbereitung wählen.

Rastalocken schimmeln zwar gering, dennoch entstehen Schuppen durch Exkremente von Staubmilben und sonstigen Mikroben, weil der Lebensraum für sie ideal ist. Pflegeempfehlung: Nicht zu häufig waschen – 1 x wtl. (Verfilzungsgefahr). U.a. Shampoo verwenden, welches optimal auf Rastalocken abgestimmt ist, bzw. ein Shampoo zum Aufsprühen. Damit geht man sicher, dass auch der Haaransatz gewaschen wird. Gleichzeitig wird dadurch zusätzliche Reibung verhindert. Shampoo in jede Rasta-Strähne einzeln einmassieren, anschließend sorgfältiges Auswaschen. Gründliche Föntrockung. Dreadlocks können durch normale Haarpflege nicht gepflegt werden. Daher stellen sie ein Erregereservoir dar = Haube verwenden – je nach Arbeitseinsatz.

1.3 Was (u.a.) tun bei Fußpilz?

Sie merken den Pilzbefall durch Jucken und Brennen bei roter schuppender Haut. „Rund zehn Millionen Menschen in Deutschland leiden unter Fußpilz" (Hohensteiner, 2010). Als Infektionsschutz sollen, besonders in Nassbereichen, Schuhe getragen werden. Täglich Socken wechseln, Schuhe nie mehr als zwei Tage hintereinander tragen. Sie gehören gelüftet und müssen trocken sein.

Fallweise sollten Schuhe entsorgt werden, wenn der Fußpilz mit diesem Tragen identifiziert wird. Badezimmer 1x wtl. putzen. Den Zehenzwischenbereich (interdigital) immer gut trocknen. Auch zu Hause Barfuß laufen wird empfohlen. Handtücher und Fußbekleidung nicht mit anderen teilen. Regelmäßig die Füße – Zehenzwischenbereich – inspizieren. Durch infizierte Kleidungsstücke ist eine Übertragung auf andere Kleidungsstücke durch Pilzsporen möglich, und damit eine Ansteckungsgefahr im Haushalt (Wäschetruhe). Die Sporen schilfern von der Haut ab und bleiben in den Sockenfasern auch bei Niedertemperaturwaschung erhalten. Lt. Hohensteiner, Forscher (2010) soll deswegen die Wäsche mit 60°C gewaschen werden. Bewahren Sie kontaminierte Wäschestücke getrennt auf.

1.4 Fingernägel

Lange Nägel wirken wie Spieße beim Tragen von Handschuhen. Sie könnten Kratzspuren bei Körperkontaktmaßnahmen hinterlassen. Über die Fingerkuppen hinaus ragende Fingernägel reißen leichter ein = Selbstgefährdung! Zusätzlich zur mikrobiellen, ist die optisch sichtbare Verschmutzung unter den Nägeln ist nicht ausgeschlossen.

Im Dienst nur kurz geschnittene Nägel (bis zur Fingerkuppe) ohne, auch farblosen, Nagellack.

Nagellack: Nach nur wenigen Stunden wird auch farbloser Nagellack brüchig, Keime könnten sich einnisten. Keine Kunstnägel / Gelnägel im Dienst aufstecken.

1.5 Hautirritationen, z.B. Entzündungen

Plakate an Ihrem Einsatzort werden Sie ggf. darüber informieren, dass Sie bei Hautausschlägen oder beim Vorliegen von Abszessen / Furunkel keinen Kontakt mit reiner Wäsche haben dürfen; auch keinen Verbandwechsel durchführen oder Nahrung zubereiten. Verletzungen an Hand und Arm, wenn nicht entzündet und klein, sind mit wasserfesten Verbänden zu schützen (Handbuch SID, 2006). Bei ausgeprägteren Irritationen wenden Sie sich z.B. an Ihren Betriebs-, Haut- oder Hausarzt.

Infobl_Kap2-Individualhygiene_2-Schmuck, Fingernägel

2 Schmückende Gegenstände auf und in Ihrer Haut

Keine Sorge, man erkennt Sie auch, wenn Sie im Dienst auf Schmuck an gefährdeten und gefährdenden Stellen verzichten!

2.1 KEINE: Finger- und Armringe, Freundschaftsbänder, Armbanduhren tragen; Ketten und Ohrringe mit Einschränkungen

"... Das Schmucktrageverbot gilt für alle Berufsgruppen" (DGKH, 2010). Auch keine Eheringe tragen.

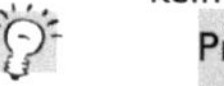

Primär aus Gründen der (eigenen) Unfallverhütung auf die Verwendung des meisten Schmuckes im Dienst verzichten.

Fingerringe: Abgesehen von Desinfektionsmittelresten können sich auch Keime am und unter dem Schmuck absetzen. Lt. dem DGKH Konsensus Bericht (2010) könnten Desinfektionsmaßnahmen beeinträchtigt und Handschuhe verletzt werden.

Ehering im Dienst tragen? NEIN. Sie werden keine Probleme mit Ihrem Partner bekommen.

„Halsketten können Talg- und Hautrückstände enthalten und beim Lösen kann es hierdurch zum direkten Erregereintrag bzw. zur Erregerverbreitung kommen. Außerdem können Halsketten zur Eigengefährdung führen, wenn sie z.B. von „unruhigen" Personen ergriffen werden. Sichtbare Halsketten sind daher im Allgemeinen nicht zuzulassen, mindestens aber im OP und auf Intensivstation verboten. Eng anliegende Halsketten sind meist erlaubt. Kleine Ohrstecker sind akzeptabel. Tattoos stellen kein hygienisches Risiko dar" (DGKH, 2010).
Uhren gibt es auch zum Anstecken. Panknin (2010) schreibt, dass Armbanduhren dann ein potentielles Hygienerisiko darstellen, wenn eine stärkere Keimbelastung vorliegt und an den Uhren manipuliert wurde. Im Vordergrund steht die Verletzungsgefahr.

2.2 Piercing

Sichtbares Piercing im Hand- und Unterarmbereich zu tragen gefährdet Sie „und ist verboten" (DGKH, 2010). Durch die Stichkanäle können Keime leichter Infektionen verursachen. Aspöck und Koller (1999) empfehlen:

Piercing in der Haut stecken lassen. Die Einstichstellen mit dem Schmuck fallweise durch z.B. op-site Folien nach Hautdesinfektion abkleben. Vor und nach Berührung des Piercings Händedesinfektion.

Piercing-Schmuck nur gut befestigt tragen. In Hochrisikobereichen (OP, Knochenmarktransplant, etc.) muss das Piercing bedeckt sein (op-site Folie, Schutzschild, z.B. Mund-Nasen-Schutz plus fluid-Shild vor den Augen). Das gilt in den allgemeinen Arbeitsbereichen auch im Zusammenhang mit Interventionen bei invasiven Maßnahmen, bei offenen Wunden und beim Nahesein von Patient*innen mit Abwehrschwäche. Vorgenanntes ist fallweise auch beim Reinigen und Desinfizieren von Medizinprodukten notwendig.
Bei Infektionszeichen sind die Piercings, lt. DGKH (2010), zu entfernen.

2.3 Tätowierungen

Infektionen durch Mykobakterien, Staph. aureus und Pseudomonas aeruginosa werden beschrieben. Die verwendeten Tinten im Tätowierstudio waren alle bakteriell kontaminiert. Das Schröpfen bzw. die Tätowierung mit der Asche von kremierten Tieren / Menschen ist inakzeptabel. Die in die Haut eindringenden Gegenstände sollen Einmalmaterial sein, die Griffe können aufbereitet werden (Beswick A. zitiert von Westermann, 2017).

3 Bekleidung am Dienstort

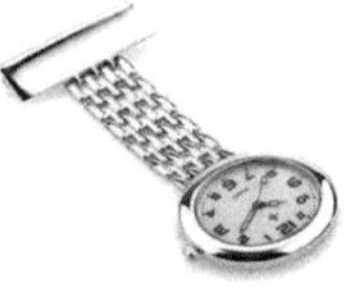

Dienstkleidung wird vom Arbeitgeber gestellt und aufbereitet. Ausnahmen sind bekannt, dann muss der Arbeitgeber die Kosten für eine „zu Hause Waschung" bezahlen. In dem Fall darauf achten, dass Sie mindestens 60°C, Haltezeit eine Minute, inklusive Chemie beim Waschvorgang einsetzen. Keine gestrickte Kleidung tragen, sie ist nicht kochbar. Langärmeliges Kleidungsgewirk darf patientennah nicht getragen werden – eine wirkungsvolle Händehygiene inkl. der Unterarme würde unmöglich. Das gilt auch für die Ärztin und den Arzt. „Die Kontamination ... durch Kleidung, insbesondere Ärmel, muss vermieden werden" (AWMF, 2016, S. 227).

pdf_Kap2-Individualhyg_3-Bekleidung am Dienstort_Kleidung Schutzausrüstung_DGKH 

3.1 Berufs-, Dienstkleidung

Diese Kleidung ausschließlich am Dienstort tragen. Wäscheausgabeautomaten sind hilfreich. Händedesinfektion (HD) beim Umkleiden beachten: HD nachdem Abwurf gebrauchter Wäsche.

Spätestens zweitägliches Wechseln der Berufskleidung, und nicht nur ehebald bei Verschmutzung.

Nach Neumann / Schuh (2001) soll Berufskleidung nicht außerhalb des Dienstortes, z.B. beim Nachhausegehen, getragen werden. Hospitalkeime könnten in den privaten Bereich eingeschleust werden.

Der regelmäßige Berufskleidungswechsel auch deswegen empfohlen, damit man die Kollegin oder den Kollegen nicht früher riecht als sieht.

3.2 Bereichskleidung

In speziellen Bereichen, wie OP, Intensiv-, transplantationschirurgische Station, onkologische Abteilung usw., ist eine zur allgemeinen Dienstkleidung farblich unterschiedliche Kleidung vorgesehen.

Bereichskleidung nur in dem dafür zugewiesenen Bereich verwenden. Wenn dieser verlassen wird: Umkleiden, alternativ Schutzmantel darüber tragen.

Umkleidungsvorgang in der Schleuse: Mit der allgemeinen Dienstkleidung wird die Schleuse (Sekundärgarderobe) betreten, in der man sich:

1. bis auf die Unterwäsche auskleidet
2. Hände desinfiziert, dann ggf. Haube aufsetzt
3. Bereichskleidung anzieht
4. ev. saubere OP Schuhe benützt

Beim Verlassen des Bereiches die Reihenfolge umkehren, Dienstkleidung wieder anziehen. OP Schleuse: Die speziellen OP Schuhe eindeutig dort ablegen, von dem aus sie zur Wiederaufbereitung kommen.

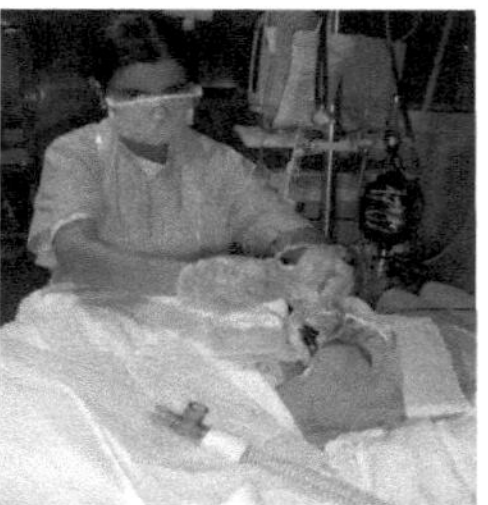

ABB. 1 ABSAUGVORGANG. BEREICHSKLEIDUNG, PLASTIK-1xSCHÜRZE, BRILLE, MNS, HS - STERIL / UNSTERIL

3.3 Schutzkleidung gegen Schmutz und Mikroben

Schutzkleidung wird als Einmalware aus Kunststoff (Einmalschürzen - s.Abb. 1) oder zum Wiederaufbereiten aus Textil bzw. aus atmungsaktivem und feuchtigkeitsdichtem Material angeboten; steril und unsteril.

1xSchürzen schützen nur dort, wo Sie abdecken. Unmittelbar nach dem

Gebrauch im kontaminierten (medizinischen)- oder Restmüll entsorgen.

Das betrifft auch Konsiliardienste und Besucher: Übermäntel, so genannte „Kittel", sollen jeweils nur für ein und dieselbe Patient*in verwendet werden („Kittelpflege"). Bei Situationen, in denen Patient*innen isoliert gepflegt werden müssen, bzw. aus Gründen des „barrier nursing", gibt es folgenden Hinweis: Wird der „Kittel" unmittelbar bei der Patient*in vorübergehend belassen, ist die kontaminierte Seite nach außen zu kehren. Wenn er vor dem Isolierbereich vorübergehend aufgehoben wird, zeigt die saubere Seite nach außen. Spätestens nach jeder Dienstschicht ist dieser Übermantel in den Wäschesack zu geben.

Barrier nursing: „Ebola Ausbruch in Uganda 2000/2001: ... konnte statistisch ein signifikanter Rückgang der Sterblichkeitsrate unter dem Krankenhauspersonal, unmittelbar nach Einsetzen des Barrier Nursing beobachtet werden" (Grade, 2009. 40).

4 Schuhe

Schuhe sollen mit Alkohol desinfizierbar sein oder in einem Waschautomat einer reinigenden Desinfektion zugeführt werden können. Unfallschutz durch 1. sicheren Fersenhalt, 2. rutschhemmende Sohle, 3. größtmögliche Fußabdeckung. Wegen der Notwendigkeit regelmäßiger Reinigung / Desinfektion z.B. kein Wildleder verwenden. Arbeitsschuhe die wasch- und desinfizierbar sind werden empfohlen und lassen die Füße weniger schwitzen, wenn passende Perforationen vorhanden sind. Bei langen Dienstschichten wird das Schuhwerkwechseln zum Wohle Ihres muskuloskelettalen Apparates empfohlen. Kunststoffüberschuhe nur in Ausnahmen tragen (Rutsch- und Kontaminationsgefahr).

5 Schutzhauben

Nach der Händedesinfektion erfolgt das Aufsetzen einer Haube. Vollbartträger müssen diese Haare im OP vollständig mit Haubenbändchen abdecken. Hauben im gesamten OP-Bereich tragen, fallweise auch beim Verbandwechsel etc. mit dem Ziel, dass Haare aus ästhetischen sowie aus hygienischen Gründen nicht mit Patien*innen in Kontakt kommt. Schweiss, besonders am Haaransatz präsent, beinhaltet Erreger, die Menschen schaden können. Auch Personen mit einer Glatze schwitzen

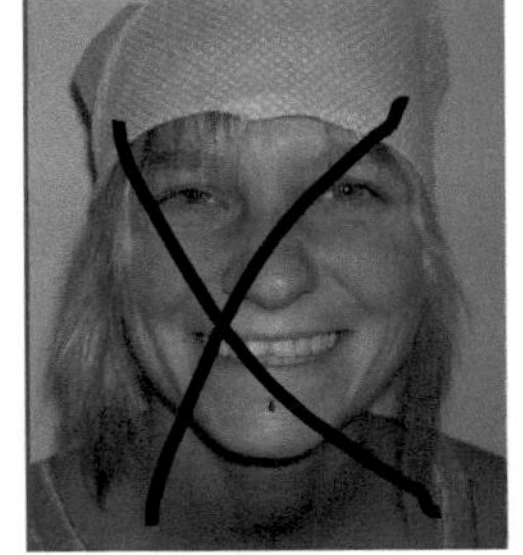

ABB. 2 HAUBE: SO **NICHT**

am Kopf. Verwenden Sie Hauben, die es passend zu Ihrer Haarpracht gibt.

Haare, ggf. Bart und Schweiß, „bei sich behalten": Hauben verwenden.

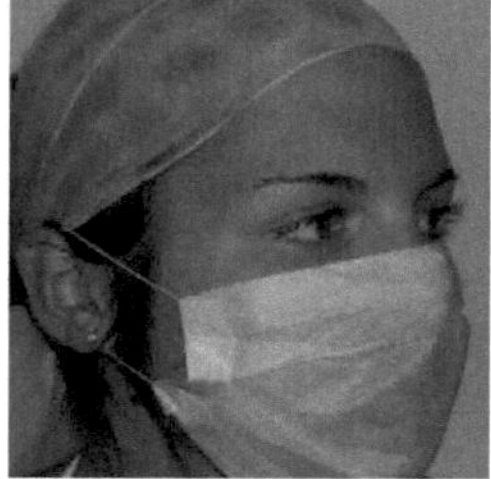

ABB. 3 MNS VLIESMATERIAL

6 Mund-Nasen-Schutz (MNS)

Mund-Nasen-Schutz (MNS) gibt es auch mit integriertem Augenschutz (Visier). Schutzmasken müssen Mund, Nase und einen ev. vorhandenen Bart vollständig abdecken. Bei Letzterem können spezielle Hauben unterstützend wirken. Auf korrekten Sitz ist bei der Anlage des MNS zu achten. Den Dichtungsrand an der Gesichtshaut fest anliegen lassen.

Es gibt Masken aus Textil oder unterschiedlich festem Vliesmaterial. Zum Teil werden - aber nur vom Personal! - Klimatisierungsfilter (siehe Abb. 4) beim partikelfiltrierenden Atemschutz = FFP-Masken (Filtering Face Piece = partikelfiltrierende Halbmaske / syn.: fest-flüssig-Partikel) für erhöhten Tragekomfort angeboten (das Ausatemventil verhindert Wärmestau). Die FFP Maske Nr. 2 lässt Feinstaubpartikel nicht eindringen und hat einen Schutzfaktor von 95%. Sie ist zur Verwendung bei offener Lungentuberkulose geeignet, und bei Covid-19 eine eminente Bedeutung erlangt.

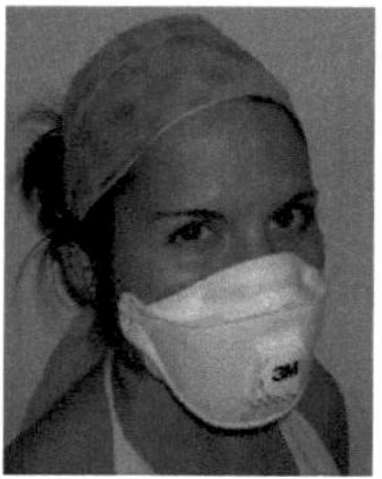

ABB. 4 FFP MUND-NASEN-SCHUTZ MIT KLIMA-FILTER, NUR FÜR DAS PERSONAL

Nur FFP Masken haben einen Schutzfaktor von bis zu 99% - (FFP 3-Maske: 98-99% Schutz): gegen virushaltige Aerosole (Hygiene, 2005), Partikel / aerogene Stoffe. Denken Sie daran, wenn Sie z.B. eine TBC Patient*in betreuen, wenn bei einer OP durch das Koagulieren von Gewebe verbrannte Schwebeteilchen auftreten, oder wenn Sie selbst Keimhaltiges ausstoßen.

Der MNS soll Folgendes bewirken:

„Nicht sprechen" ist eine sehr effiziente Methode um selbst keine Tröpfchen zu verbreiten. Aus Selbstschutzgründen dennoch im Anlassfall Mund-Nasen-Masken tragen.

Selbst- und Fremdschutz vor optischer Verschmutzung und Keimbelastung. Das tritt auf, wenn man laut spricht, niest, hustet, oder Flüssigkeiten von außerhalb, wie Blut, Sekrete, kontaminiertes- bzw. Putzwasser, kommen. In die Schleimhäute von Mund / Nase und in den Skleren können Mikroben leichter eindringen (Inokulation), bei intakter Haut nicht. Wenn Sie arbeiten und erkältet sind, Husten und Niesen müssen oder unter Herpes labialis - einer „Fieberblase" - leiden: Bitte den Mund-Nasen-Schutz zeitgerecht einsetzen und vor Durchfeuchtung wechseln. Bzgl. Covid -9: je nach § Verordnung den (sauberen und funktionstüchtigen) MNS einsetzen,

Wechselfrequenz:
- sofort wechseln nach Durchfeuchtung (Niesen, Husten, viel Sprechen)
- immer nach Berührung wechseln, Händedesinfektion zusätzlich
- immer im OP inkl. dem Einleitungsraum tragen
- nicht im Jausenraum verwenden
- es ist unzulässig, den MNS herunterzuklappen oder ihn in den Nackenbereich zu schieben (Ausnahme: FFP)

„Erhebliche Hygieneverstöße sind: Nach Gebrauch herunterhängende Gesichtsmaske, die danach erneute Verwendung dieser Maske ...“ (Arbeitskreis, 2010, 367).

*Die im Zuge der Corona-19 Pandemie ursprünglich favorisierten Visire (wenn isoliert verwendet) sind **abzulehnen,** wie div. Studien beweisen: Die Aerosolverbreitung kann fast ungehindert geschehen.*

7 Augen-, Gesichtsschutz

Eine transparente Kunststoffscheibe, z.B. in Verbindung mit dem MNS, schützt das Gesichtsfeld, und damit die Augen, vor Sekret- bzw. Blutkontakt, Aerosolen usw. Brillen (s. Abb. 1+5), wieder verwendbar und individuell einstellbar, sind nicht so schweißtreibend wie die Visiere, die gemeinsam mit MNS angeboten werden.

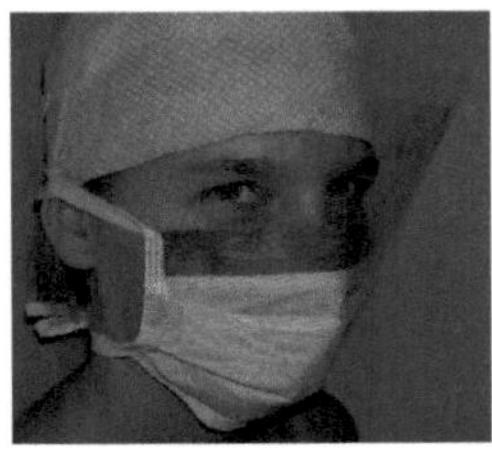

Abb. 5 Augen-Gesichtsschutz, Haube

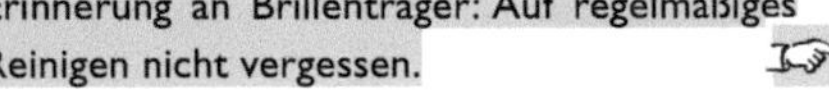

Erinnerung an Brillenträger: Auf regelmäßiges Reinigen nicht vergessen.

Schutzmaßnahmen: Sind alle Betroffenen ausreichend darüber informiert?

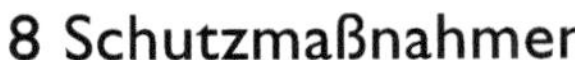

8 Schutzmaßnahmen

Orientieren Sie sich in ihrem Arbeitsalltag an einem hygienischen Verhalten, zum Schutz vor Keimkontakt, und damit keine Verletzungen geschehen. Das betrifft Sie und Ihr Klientel.

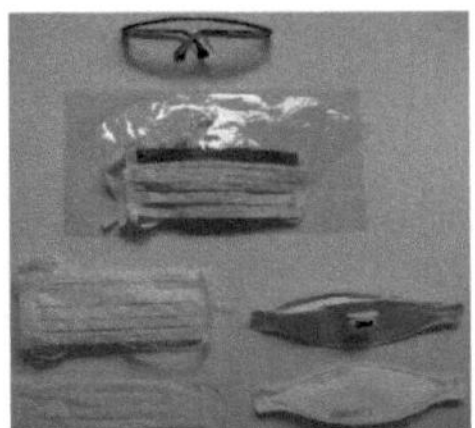

Abb. 6 Brille, MNS inkl. Augenschutz, FFP

8.1 Kontaminationsschutz

Schutzkleidung, Händehygiene - im Speziellen das Tragen von Handschuhen, Mund-Nasen-Schutz, Augen-, Gesichtsschutz, Hauben.

Wissen Sie um Ihre aktuelle „Abwehrlage“ ~ Immunsituation Bescheid? Haben Sie aktiven Impfschutz, z.B. gegen Hepatitis? Wie beurteilen Sie Ihre körperliche und psychische Balance? Schlafmangel (Schichtarbeit), belastende Situationen und Rekonvaleszenz sind Faktoren, die Infektionen begünstigen können.

8.2 Verletzungsschutz

Sicherheitskanülen verwenden! Kein Zurückstecken der Kanüle in die Schutzhülle = Recapping vermeiden. Gefährdendes Material sofort selbst entsorgen „Wer sticht, der entsorgt". Keine Fingerringe etc. tragen. Wirbelsäule: Überlastung vermeiden mittels angepasster Positionierungsunterstützung und Heben.

8.2.1 Nadelstichverletzungen

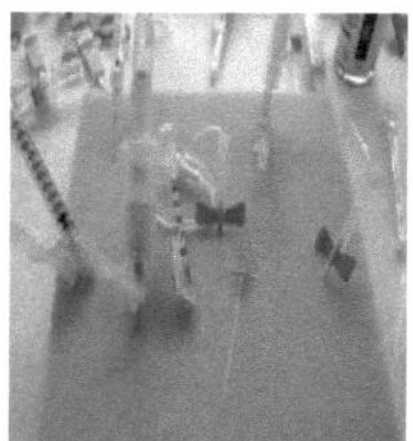

Abb. 7 Sicherheitskanülen

„Am häufigsten werden Nadelstichverletzungen vom Pflegepersonal, gefolgt von Ärzten und Reinigungspersonal gemeldet" (Stöger et al., 2002, S. 4). Weiter heißt es, dass etwa zwei Drittel aller Nadelstichverletzungen durch Verwendung von Sicherheitskanülen (s. Abb. 7) vermieden werden könnten. Lt. Produktinfo der Fa. BD (2011) betragen die Kosten dafür z.B. pro Patient*in an peripherer Station 0,636 € / Tag. Stöger et al. (2002) beschreiben die Ursachen und Häufigkeiten für Verletzungen: U.a. kontaminierte Nadel, bei Hautnaht ... 39%, Entsorgung im Abwurfbehälter 18% (s. Abb. 8), Ablage in Pappnierentasse 14%, Recapping 9%. Lt BD (2011) können die Kosten (Nadelstichverletzungen) bei Einberechnung der Mitarbeiterbehandlung groß sein. Nach Lit.-Hinweis aus Großbritannien wurden in erfolgreichen Schadenersatzprozessen auch die Folgeleiden miteinberechnet (Freyers, 2010).

pdf_Kap2-Individualhyg_8.2-Verletzungsschutz_Nadelstichverletzungen in der Pflege UND pdf_Kap2-Individualhyg_8.2-Verletzungsschutz_Nadelstichverletzungen_Konsensus Statement

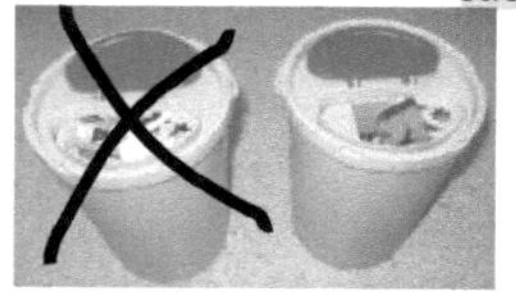

Abb. 8 Abwurfbehälter für verletzungsgefährdendes Links: **ZU VOLL**!

.2 Sofortmaßnahmen bei Stichverletzungen etc.

Das postexpositionelle Management unterscheidet sich: War die verunfallte Mitarbeiterin geimpft oder nicht, was sich auf Hepatitis B (HBV) bezieht. Lt. AUVA Bericht kam es 2015 in Österreich zu 1949 „Anerkannten Arbeitsunfällen von Erwerbstätigen" durch Spritze / Nadel. Die Dunkelziffer dürfte erheblich höher sein.

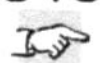

Siehe auch die Info am AUVA Merkblatt - Internet..

„Nach einer gemeldeten Nadelstichverletzung muss unter Umständen das Blut des Patienten als auch des Mitarbeiters, der sich gestochen hat, auf

Krankheitserreger untersucht werden. Besteht ein Infektionsverdacht, so wird vorsorglich behandelt" (Safety first, 2007, 59) - u.a. wegen Infektionsgefahr von HBC und HIV. Sofortmaßnahmen:

Tätigkeit unterbrechen, Hilfsperson hinzuziehen. Blutung eine Minute lang induzieren. Sofort: Fließendes Wasser und Seife verwenden, dann gut abtrocknen. Viel viruswirksames Haut- oder Händedesinfektionsmittel anwenden, Stichstelle zehn Minuten feucht halten. „Bei Kontamination des Auges sofortiges Ausspülen mit Wasser und anschließend Betaisodona® 1:1 mit Aqua dest. oder Wasser verdünnt, bzw. Betaisodona Augentropfen®" (AUVA, Quelle: CliniCum, 2002). Mund: Unreine Substanz zuerst ausspucken, jetzt mit Betaseptic®, dann mit Wasser spülen (Handbuch SID, 2006). (Siehe auch Kap. XVI.)

Sofort, bzw. innerhalb von ein bis zwei Stunden, eine kompetente Stelle kontaktieren, nachdem Sie sich über einen ev. infektiösen Status der Patient*in informiert haben.

Jede Verletzung im Dienst unverzüglich beim Arbeitgeber, respektive der Unfallversicherungsanstalt, melden (Dokumentationsprotokoll AUVA).

pdf_Kap2-Individualhyg_8.2-Verletzungsschutz_Nadelstichverletzungen - Was Nun?

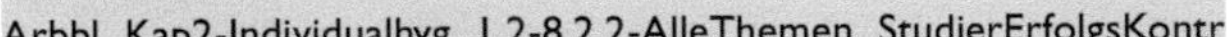

Arbbl_Kap2-Individualhyg_1.2-8.2.2-AlleThemen_StudierErfolgsKontr

9 Toilettenbesuch

Wo immer Sie sind: Händedesinfektion ist wirkungsvoller als Händewaschen. 6000 Leute wurden 2007 in den USA beobachtet: Etwa 30% aller Männer waschen sich nach WC Benützung nicht die Hände, Frauen fast alle. Das Händewaschen praktizieren Sie weiterhin zu Hause. Am Dienstort ist das HändeDESINFIZIEREN empfohlen, weil: effektiver, hautschonender und schneller. Begründung: Wahrscheinlich werden sie das „Klo gehen" inzwischen erlernt haben und sich eher selten dabei die Hände optisch verschmutzen. Deswegen ist das Eliminieren ihrer Intimkeime mittels der Händedesinfektion sicher auch in Ihrem Interesse.

Greifen Sie den WC-Sitz, Deckel und die Spüleinrichtung nur mit Papiertuch an. Durch aufgelegtes Toilettenpapier können Sie direkten Sitzkontakt vermeiden. Türgriffe sind voller Mikroben: Bedienung ohne Hände oder

mit Papierhandtuch, damit Sie sich nicht rekontaminieren - vorausgesetzt, dass Sie vorher Ihre Hände hygienisch versorgt haben.

Toilettenspülung: Schließen Sie den WC-Deckel, weil bis zu 25.000 Viren und etwa 600.000 Bakterien in winzigen Wassertröpfchen (Aerosole) durch die Luft geschleudert werden.

RÜCKBLICK

Hervorgerufen durch den Umstand, dass jede Person ihre persönliche Körperhygiene ohnehin zufriedenstellend handhaben wird, wäre nicht mehr viel zu sagen gewesen. Warum doch, liegt daran, dass individuelle Vorstellungen nicht immer mit hygienischen und unfallvorbeugenden Situationen korrelieren. Ihr Arbeitsplatz ist meist untrennbar mit dem, z.T. sehr nahen, Kontakt zu anderen Menschen verquickt. Daher die Ausführungen zum Waschen Ihres Körpers, dem Hautschutz dabei und was es mit der Haarwäsche 2-3 Mal pro Woche auf sich hat. Rastalockenträger werden dbzgl. öfters auf Hauben zurückgreifen.
Fingernägel kurz und ohne Lack halten, kein Schmuck vom Ellbogen abwärts tragen, und damit Sie niemand durch Ihre Halskette würgt oder die Ohrmuscheln, angefasst am Schmuck, dehnt, soll das hier Angeführte beachtet werden. Piercingschmuck ist schön, stellt aber eine Keimschiene in Ihre Haut dar. Ggf. können Sie den Schmuck bei Gefährdung schützen, abkleben.

Damit keine Hautschuppen durch Schmuck und Schweiß samt Haaren - und damit ihre physiologische Keimflora – hin zu der zu pflegenden Person gelangen, verwenden Sie Schutzhauben, im OP Bereich generell immer.

Je lauter gesprochen wird, desto weiter spuckt man, bis zu zwei Meter, je nach Lautstärke. Damit Sie keine erregerhaltigen, (kontaminierten) Tröpfchen an Ihre Haut, die Nasen-, Mund- und „Augen"-Schleimhaut (= Skleren) bekommen, verwenden Sie Mund-Nasen-Masken, und denken an den Augenschutz (auch als Schutz gegen Virus-Aerosole im Zuge von Covid-19 bedeutungsvoll) durch Visiere oder Brillen. Ein durchfeuchteter MNS ist keimdurchlässig. Die Folge ist, dass trotz des - alibihalber - seit vielen Stunden getragenen und zwischendurch berührten MNS, grauslige Mikroben an und ev. in ihren Körper kommen, und sich dort - dunkel, feucht und warm - vermehren.
Vielen Personen, die im Krankenhaus etc. arbeiten, ist schon einmal eine Stich-

verletzung passiert - die immer zu melden ist, damit Ihnen nicht der zusätzliche Unfallversicherungsschutz der AUVA verloren geht. Arbeiten Sie ruhig, bedacht und nehmen sich dann Zeit für die unmittelbare Entsorgung dort, wo das Material anfällt, von dem Verletzungsgefahr ausgeht. Benützen Sie nur stichfeste, flüssigkeitsdichte, nicht zu volle Behälter mit ausreichend großer Öffnung zum Abwurf von Lanzetten, Glasteilen, Kanülen etc.

REFLEXIONSFRAGEN

Haben Sie sich schon einmal mit einer kontaminierten Kanüle gestochen, bzw. war die Nadel noch steril, und Sie haben deswegen keine Unfallanzeige gemacht? Den zeitlichen Aufwand scheuten Sie vielleicht, oder wussten gar nichts davon, oder Sie genierten sich, dass Ihnen die kleine (?) Verletzung passiert ist.

Manchmal sieht man die Dinge nicht so klar, wie man es sollte, vor allem dann nicht, wenn einem kerregerhaltiges Material in die Augen spritzt, oder mich an anderen Berufsgruppen oder Mitarbeitern „schon immer etwas gestört hat". Kann es sein, dass ich nie bei einem Spiegel vorbeigekommen bin und mich einmal selbst beim Arbeiten beobachtet habe? Vielleicht schon. Dann hätten Sie wahrscheinlich bemerkt, dass Sie es gut machen, dass sie trotz mancher (oder häufiger) Stresssituation arbeiten, ohne sich selbst und Ihre Umgebung zu gefährden.

Eventuell gibt es aber doch das Eine oder das Andere zu optimieren, damit Sie gesund bleiben, Ihre Freizeit genießen können und als Arbeits-Kraft ihren selbst gewählten Beruf ausüben können.

KAPITEL III

HÄNDEHYGIENE

Die Hände sind Ihre wichtigsten Werkzeuge, schützen und pflegen Sie sie!

Hände sind HAUPTÜBERTRÄGER für Mikroorganismen im Krankenhaus, Wohn-Pflegeheim, in der Hauskrankenpflege,beim Patiententransport, ...

Händehygiene heißt: Hände waschen, desinfizieren, pflegen, schützen. Sie ist auch ein zentrales Thema bzgl. der Infektionsprophylaxe.

HÄNDE SIND DIE BEDEUTENDSTEN KRANKHEITSÜBERTRAGENDEN „VEHIKEL“, DADURCH GEFAHR VON KREUZINFEKTIONEN. EXAKTE HÄNDEHYGIENE, IM BESONDEREN DIE HÄNDE**DESINFEKTION**, IST DIE WIRKUNGSVOLLSTE, SCHNELLSTE, HAUTSCHONENDSTE, EINFACHSTE UND BILLIGSTE MASSNAHME GEGEN NOSOKOMIALE INFEKTIONEN (NI).

pdf_Kap3-Händehygiene_Patientensicherheit

1 Hautflora - am Beispiel der Hände

Die Hautflora ist etwa 0,01 Millimeter dick. Zwischen den Hornzellen liegen die Fette, wie Mörtel in einer Backsteinmauer, und dichten so die Hornschicht gegen äußere Einflüsse ab. Der Hydrolipidfilm sorgt für ein leicht saures Milieu. Damit wird die Feuchtigkeit erhalten und vor Besiedelung durch pathogene Erreger geschützt. Die Hautflora baut sich aus vielen unterschiedlichen Mikroben auf, die in den verschiedenen Hautschichten leben. Hier besprochen werden die: residente-, transiente- und Infektionsflora.

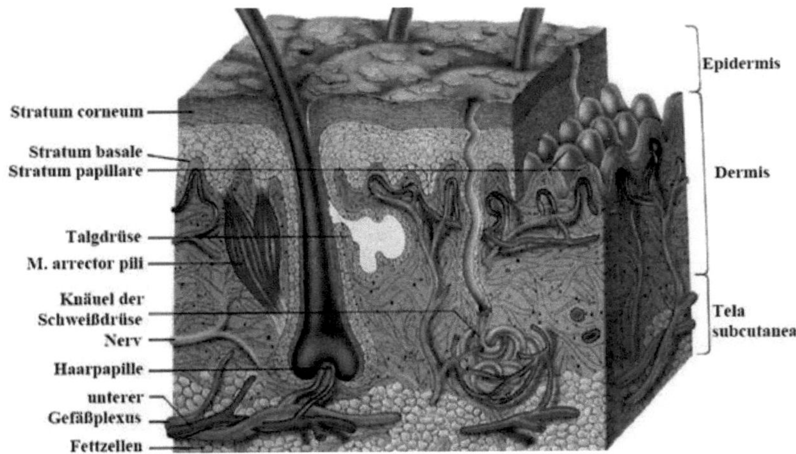

ABB. 9 HAUTRELIEF (LIT.: INTRENET)

1.1 Residente Flora

Synonymbegriffe: physiologische, autochthone Flora, Komensalen, „sesshafte Keime“. Als ständig vorhandener endogener „Bewuchs“ - Besiedelung (Lipidsäureschutzmantel) von Haut und Schleimhäuten haben diese Mikroorganismen (Bakterien) eine Platzhalterfunktion und einen wirksamen Schutz gegen das Anhaften bzw. Eindringen von (exogenen) Erreger.

Damit die physiologische Besiedelung funktioniert und erhalten bleibt: Händeschonung auch ausserhalb der Dienstzeit: Händehaut verletzungsfrei und geschmeidig halten.

1.2 Transiente Flora

Synonymbegriffe: Kontakt-, Anflugflora. Keime, die von „außen“ kommen und dann durch die Hände transportiert werden. Die Hände - auch wenn sie mit – kontaminierten (Erreger behafteten) - Handschuhen überzogen sind - haben eine Vehikelfunktion. Mikroben haben unterschiedlich lange Überlebensfähigkeit (Persistenz) auf unseren Händen: Viren bis zu mehreren, Bakterien und Hefepilze (z.B. Candida Arten) meist nicht länger als eine Stunde.

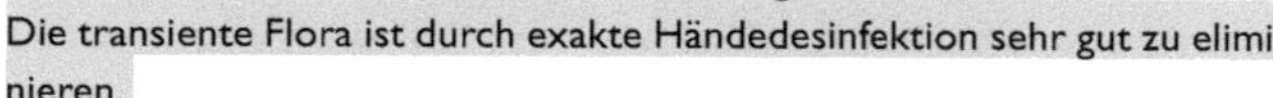
Die transiente Flora ist durch exakte Händedesinfektion sehr gut zu eliminieren.

1.3 Infektionsflora

Bei vorhandener Infektion, z.B. bei Abszessen, infizierten Ekzemen, Paronychie, etc. kann die Händedesinfektion (= alkoholische Lösung) die dort vorhandenen Mikroben nicht eliminieren. Deswegen dürfen „diese Hände“ bei Maßnahmen, welche mit einer erhöhten Infektionsgefahr verbunden sind (bei Operationen etc.) nicht zum Einsatz kommen. Dienst-Abklärung mit dem Betriebs-ärztlichen Dienst. Die Wunde mit einer antiseptischen Salbe, Pflaster und Fingerling versorgen, darüber zwei Paar Handschuhe tragen – ggf. OP bzw. Assistenz möglich, wenn der Prozess nicht entzündlich ist (AWMF, 2016).

AUSSTATTUNG DES HÄNDE-WASCHPLATZES / SPENDER-MANAGEMENT

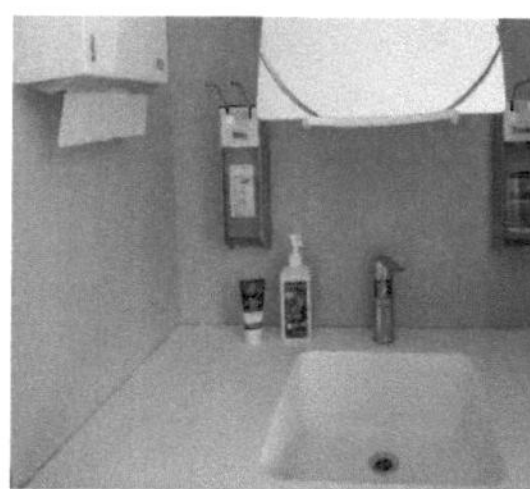
ABB. 10 AUSSTATTUNG HANDWASCHBECKEN

Spender mit Hebeln oder Sensoren für Händedesinfektionsmittel, Flüssigseife, Pflege- und Barrierschutzcreme. Händetrocknung bevorzugt durch Einmaltücher. Restabfallbehälter. Waschbecken ohne Überlauf. Wasser sparen ist bedeutsam, dennoch empfiehlt sich Folgendes (wegen Legionellen), wenn die Wasserleitung länger nicht in Gebrauch war (außer bei Ringleitungen): Heißes Wasser ein bis drei Minuten rinnen lassen. Alle Spender (zur Wandmontage bzw. flexibel anzubringende) werden täglich am Spenderhebel (wenn vorhanden), dem Gehäuse äußerlich und – vor allem – an der Zapfstelle (Auslass) wischdesinfiziert. Z.B. den ganzen Spender halbjährlich reinigen und desinfizieren durch geeignete Programme in Reinigungs- und Desinfektionsgeräte - Achtung bei Seifen-, Cremespendern! Alternativ manuelles Wiederaufbereiten: Gerät in heißes Wasser hängen und div. Reste durch Pumpvorrichtung inkl. Steigrohr herauspumpen; danach Reinigung, auch des Gehäuses, anschließend alkoholisches Flächendesinfektionsmittel in die Vorrichtung einpumpen. Erforderliche Einwirkzei - z.B. fünf Minuten - ein-

halten, dann leer pumpen und trocknen lassen.) Nur Originalgebinde(= Flaschen) verwenden. Nachfüllen ist i.d.R. nicht erlaubt, auch nicht die kleinen, s.g. Kittelflaschen. Anbruchdatum auf die Flasche schreiben.Haltbarkeit z.B. sechs Monate bei Händedesinfektionsmitteln.Auffangschalen verhindern, dass Heruntertropfendes rutschgefährlich wird. Werden einfache Handpumpen verwendet: Diese gleichzeitig mit den leeren Behältnissen entsorgen!
Empfehlenswert: Bei Spendern für den Einsatz mit Händedesinfektionsmittel-Beuteln: nach Verbrauch gleichzeitige Entsorgung MIT der Pumpe!
Einweghandschuhe / Schutzhandschuhe befinden sich u.a. in der Nähe des Waschplatzes. Immer das Größensortiment - S/M/L bzw. XL - von qualitativ guten Handschuhen anbieten.

Händehygiene kann dann vollständig funktionieren, wenn das bzgl. Fingernägeln und Schmuck - im Kapitel II - Beschriebene beachtet wird.

2 Händedesinfektion

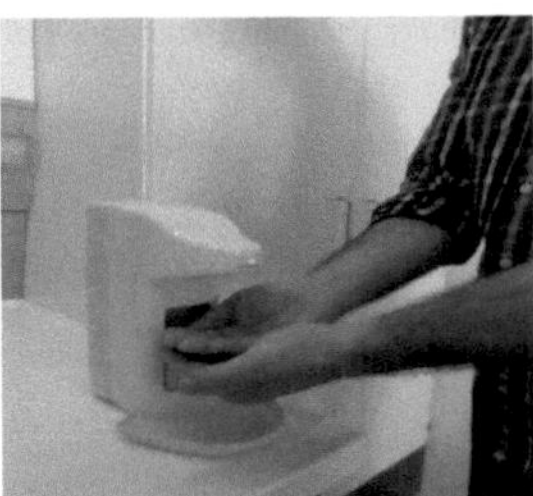

Abb. 11 Händedesinfektion

Die Keimabtötung mit den rückfettenden Händedesinfektionsmitteln funktioniert nur in feuchtem Zustand.Trockene Hände zu reiben ist sinnlos. Die Dosierpumpmenge ist u.a. bei Eurospendern einstellbar: Voreinstellung: 1,8mml bis 0,8mml/Hub. Sensorgesteuerte Geräte, welche die Wirksubstanz auf die Hände sprühen, können bei Alkoholkranken ein ev. beobachtetes Trinken der HD-Lösung verhindern. Der Spender ist dann zu versperren oder außer Reichweite des Süchtigen zu bringen.

Knoll und Wienke (2011) untersuchten die Compliance bei der Durchführung der HD. In den meisten Fällen haben weder Ärzte, Ärztinnen noch Pflegepersonen exakt gearbeitet, was sich nach einer Schulung gebessert hat. Deutliche Wissenslücken bzgl. der EWZ hatten dazu geführt.

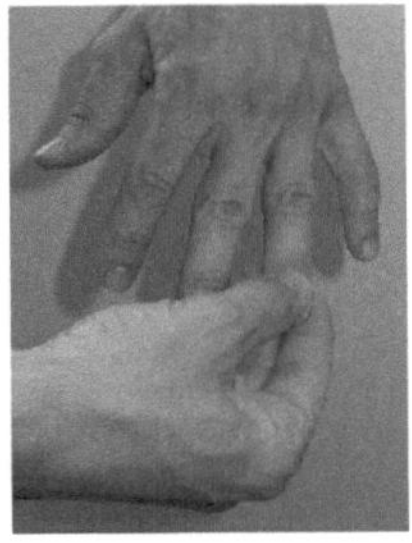

Abb. 12 HD: Nagelfalze beachten

Empfohlen wird ein viruzid wirkendes Präparat auf Ethanolbasis. Mit mindestens 30 Sekunden Einwirkzeit - bei der hygienischen HD - ist die Zeit um ein Vielfaches kürzer als beim Händewaschen. Dazu kommt der hautschonende Effekt wegen der rückfettenden Wirkung - das aber nur bei gründlichem Einreiben. HD ist billiger als das Händewaschen und örtlich vielfältig einsetzbar. HD-Mittel in Fläschchen für die Kitteltasche eignet sich für Einsätze in der Hauskrankenpflege oder beim Rettungsdienst. Nur Originalgebinde

einsetzen, damit sinkt das Risiko einer Verkeimung (bei Wiederbefüllung). Bei manchen Aromapflege-Maßnahmen kann es von Vorteil sein, (Produkt- „verträgliche") Handschuhe über den desinfizierten Händen zu tragen.
Die Produktspender sollen von der Wand-Halterung abnehmbar sein und nach Hygieneplan am besten maschinell (Achtung bei Seifen und Cremen!) wiederaufzubereiten (Reinigung und Desinfektion). Täglich ist die Zapfstelle am Spender desinfizierend zu säubern.

Händedesinfektion der Händewaschung vorziehen! Durch die rückfettende Wirkung werden die Hände bei jeder Anwendung gepflegt!

2.1 Wirkart

Das Wirkspektrum von Alkoholen wie Ethanol, Propanol etc. tötet in der deklarierten Einwirkzeit von 30 Sekunden die meisten – inkl. MRE – Mikroben, Hefepilze und unbehüllten Viren wie HBV, HCV, Influenzaviren, HIV ab (= begrenzt viruzid wirksam). Für behüllte Viren = HAV bzw. Rota- und Noroviren, muss ein viruzides Produkt verwendet (ggf. unmittelbar vor Ort aufstellen) werden. Bei Hände-Desinfektionsmitteln ist bzgl. der Zusammensetzung auf Hautverträglichkeit und ggf. längerer EWZ zu achten. Fallweise Wiederholung der HD, z.B. bei TBC: 2x HD (KH Hag Wien, 2011).
Clostridien (z.B. difficile) werden nur durch ein nachfolgendes Waschen eliminiert. Alkohol kann lediglich die vegetativen Bakterien eliminieren. Fallweise werden die Hände Desinfektionsmittel mit Zusatzstoffen (Jod, Chlorhexidin) kombiniert.

KEIMREDUKTIONSVERGLEICH - HÄNDEWASCHUNG VERSUS HÄNDEDESINFEKTION: AUSGANGSKEIMZAHL Z.B. 1.000.000. NACH DER AKTIVITÄT BLEIBEN FOLGENDE KEIMMENGEN ÜBRIG:
HÄNDEWASCHUNG: 100.000 KEIME / HÄNDE**DESINFEKTION: 10 KEIME**
Die hautschonende Wirkung durch rückfettende Zusatzstoffe kann sich nur dann entfalten, wenn das Produkt gewissenhaft eingerieben wird. Lufttrockung schädigt ihre Haut, weil Alkohol, ähnlich wie Seifen, den Lipidsäureschutzmantel der Händehaut angreift. Lediglich die s.g. Rückfettung schont die „wichtigsten pflegenden und medizinischen Instrumente" = ihre Hände.

Belastend wirkt: Feuchte Haut / aufgeweichte Haut (durch z.B. längeres Handschuhe tragen) / zu große Alkoholportionen / Handschuhe auf alkoholfeuchte Haut anziehen / Nachtrocknung und damit Vermeidung der Rückfettung / Auf die Verwendung von Haut- und Schleimhautantiseptika verzichten / Nach Kelterborn (2009) sind ev. auftretende Allergien meist Ausdruck ungenügender Hautpflege.

2.2 WER muss / darf die Händedesinfektion DURCHFÜHREN?

(Voraussetzung: Richtige Händedesinfektion in Abhängigkeit von der Art der Interventionen im weitesten Sinn.)
MUSS: Alle Personen, die mit Pflege / Diagnose / Therapie / Fürsorge / Reinigungsarbeiten etc. / „Organisation" zu tun haben.
EMPFEHLUNG, fallweise MUSS: Besucher*innen.
DARF / SOLL: Alle Patient*innen / Heimbewohner*innen – „Auch pflegebedürftige Personen sollen eine Händedesinfektion durchführen. Für sie empfiehlt die KRINKO: Bei Betreten und Verlassen des Zimmers, vor dem Essen, nach einem Toilettengang und vor bzw. nach dem Kontakt mit der eigenen Wunde ist eine Händedesinfektion durchzuführen" (Schmidt, 2017).

*WICHTIG IST, DASS FÜHRUNGSPERSONEN DIE BEDEUTSAMKEIT DER HÄNDEDESINFEKTION **VORLEBEN**" (Teigler, 2016, S. 40-43)*

2.3 WIE - Händedesinfektion?

Voraussetzung dafür: trockene Hände!

PASSENDE PORTION DES HÄNDEDESINFEKTIONSMITTELS AUF TROCKENE HÄNDE GEBEN. MINDESTENS 30 SEKUNDEN ÜBERALL EINMASSIEREN. NUR EINE NASS-FEUCHTE ANWENDUNG WIRKT UND SCHÜTZT. JEDEN DER SECHS EINREIBEVORGÄNGE 5X WIEDERHOLEN!

Handschuhtragen begünstigt feuchte Haut, Abhilfe schafft Folgendes: Primär textile Unterziehhandschuhe verwenden. Schweissfeuchte Hände kurz mit Wasser abspülen, anschließend gut trocknen.

SPENDER-Erreichbarkeit: Möglichst „patientennah" anbringen. Sollte eine Kittelflasche verwendet werden, die Händedesinfektion erst dann durchführen, wenn die Kittelflasche verschlossen in die Kitteltasche gesteckt wurde, um so eine Rekontamination zu verhindern (Schmidt, 2017).

NEONATOLOGIE: „Systemlösung für die Neonatologie verbessert die Sicherheit von Frühgeborenen" (Hyg Med 2016, 41-10, S. 283): Der berührungslose Desinfektionsmittelspender ist unmittelbar am Inkubator installiert. Ein grünes LED-Licht signalisiert, wenn 30 Sekunden für die HD eingehalten wurden, dann erst kann die Inkubatortüre geöffnet werden.

2.3.1 Praktisches Vorgehen bei der HYGIENISCHEN Händedesinfektion

ZIEL: Die transiente Flora soll auf den Händen weitestgehend abgetötet werden.

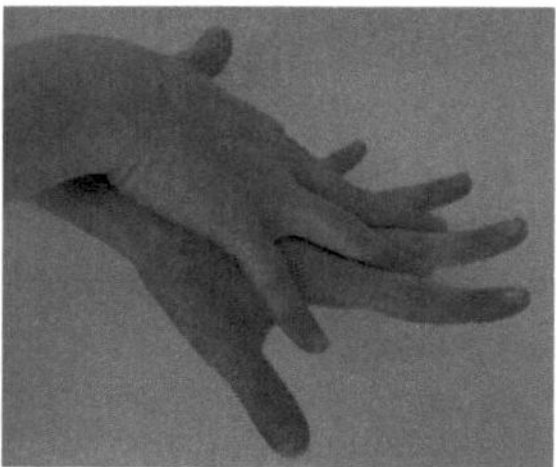

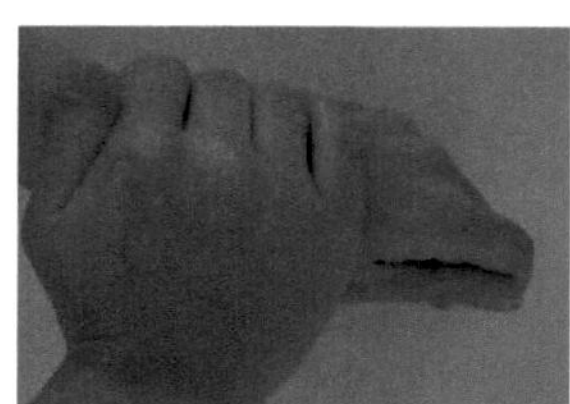

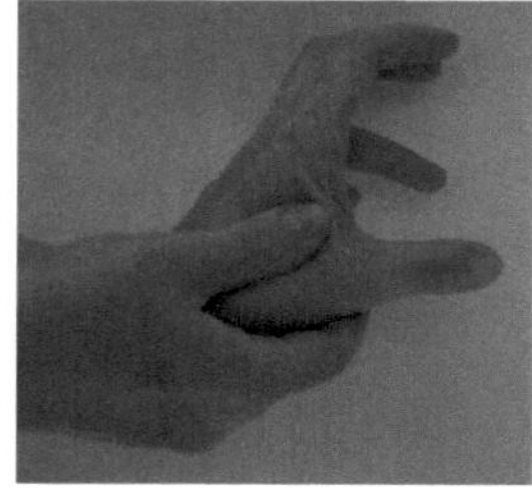

Abb. 13 a + b + c Beispiele zur Mechanik der Händedesinfektion

HD: 30 Sekunden Einwirkzeit. Sechs Vorgehensweisen beim Einreiben einhalten: Innen- und Außenflächen der Hände, Fingerspitzen mit Nagelfalz, Interdigitalstellen, Daumengrundgelenk, Handrücken, Handgelenk. Hände nicht durch Schwingbewegungen lufttrocknen, die Haut würde austrocknen, Risse (Rhagaden) könnten entstehen, Nägel brüchig werden.

Regelmäßig wiederkehrende – PRAKTISCHE - Schulungen sind wichtig!

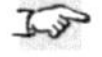

„Die Angst, Hautschäden zu erleiden erhöht die Hemmschwelle, die Händedesinfektion im erforderlichen Umfang auszuführen (Dettenkofer, 2010, S. 480).

2.3.2 Praktisches Vorgehen bei der CHIRURGISCHEN Händedesinfektion inkl. chirurgischer Händewaschung

ZIEL: Zusätzlich zur Abtötung der transienten soll auch die residente Flora für die OP-Dauer größtmöglich reduziert werden.

Händedesinfektion: 90 Sekunden Einwirkzeit (Kampf und Kramer, 2016; Handl, 2012; AWMF, 2016).

1. Durch eingeübte Einreibetechnik die Hände desinfizieren, 2. die Unterarme bis Ellbogen, 3. wieder die Hände benetzen – hier im Besonderen die Technik wie unter 2.3.1 beschrieben anwenden (AWMF, 2016). Im 3 Schritt: „Nur den Bereich der Hände desinfizieren - Hauptaugenmerk: Fingerkuppen, Nagelfalz und Fingerzwischenräume“ (KH Hag Wien, 2011, S. 17). Die Hände dabei immer über Ellbogenniveau halten (Assadian und Kramer, 2011).

Gründliche Händewaschung lediglich einmal tägig, bevorzugt zeitlich der OP nahe, also KEINE routinemäßige Waschung vor jeder OP. Abstand zwischen

Händewaschung und Händedesinfektion >10 Minuten. Sonst Verdünnungseffekt durch Restfeuchte und dadurch Wirkungsminderung (AWMF, 2016).
Bei fallweiser (Kunststoff) Bürstenanwendung jene nur für die Nägel einsetzen – sonst Gefahr der Hautverletzung. Die Hände und Unterarme müssen nach der EWZ gänzlich trocken sein, bevor Handschuhe angezogen werden.
Ausreichend große Portionen für die HD verwenden: „Jedoch haben kleine Volumina wie 6ml, abhängig von der Größe der Hände, eine schlechtere Wirksamkeit, auch wenn die Hände über die Dauer der Einwirkungszeit mit dem Präparat benetzt gehalten werden" (Kampf und Ostermeyer, 2014. In: Krankenhaus und Praxishygiene, Kramer et al., 2016).

2.4 Wann erfolgt eine hygienische Händedesinfektion?

- vor aseptischen Tätigkeiten
- vor der Entnahme von EinwegHS (AWMF, 2015, S. 374)
- nach Benützung von Einweghandschuhen
- vor Punktionen
- vor jeder Manipulation an Verbindungsstellen vasaler Zugänge, z.B. dem Konus / Hub
- vor dem Umgang mit Medikamenten, sterilen Lösungen, Verbandmaterial
- vor Kontakt mit frischer Wäsche
- vor Handhabung mit Speisen etc.
- vor / nach Bereichskleidungsmanagement
- nach Kontakt mit potentiell inf. Materialien
- nach Kontakt mit der Patient*innenumgebung (bes. Bedeutung auch bzgl. SARS-Cov-2)
- nach WC Benützung
- nach dem Naseputzen, Niesen und Husten, MNS-Wechsel

WHO Modell

„My 5 Moments of Hand Hygiene“

oder

„Die 5 Indikationen der Händedesinfektion“

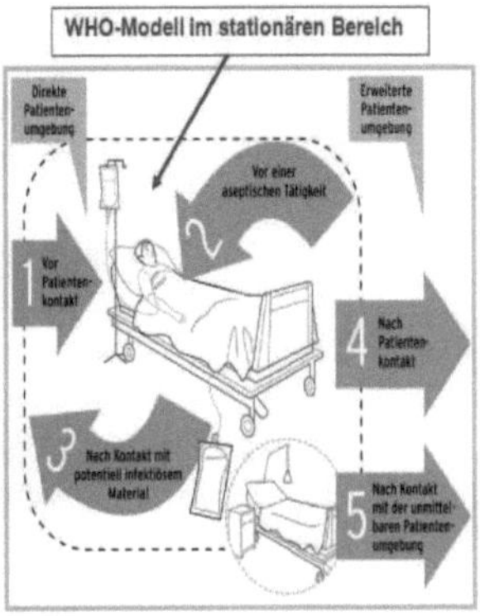

WHO-Modell im stationären Bereich

(Lit.: erweitert zu den WHO Empfehlungen, 2016)

Bedeutung der HD beim Nachweis der Akoholabstinenz: „Nach einem Nachtdienst mit häufiger Anwendung ethanolischer Händedesinfektionsmittel sollte keine Abstinenzkontrolle stattfinden" (Kampf und Meißner, 2016, S. 193).

3 Händewaschen

ZIEL Schmutz- und Schweißentfernung bei gleichzeitiger Keimabschwemmung, -reduktion. Beim Waschen „... kommt es zur Mobilisation und Herauslösung

von Lipiden und anderen Substanzen aus der Haut, ... die dann verloren gehen ... die Entfettung der Haut ist unmittelbar spürbar." „Durch die Waschung kommt es zudem zur Einlagerung von Wasser in die oberen Schichten des Stratum corneum ... Hyperhydration" (RKI, 2015, S. 212)
Ph-neutrale Präparate verwenden. Anbruchdatum auf die Flasche schreiben (Haltbarkeit z.B. 12 Monate bei Seifen/Syndet Produkten).

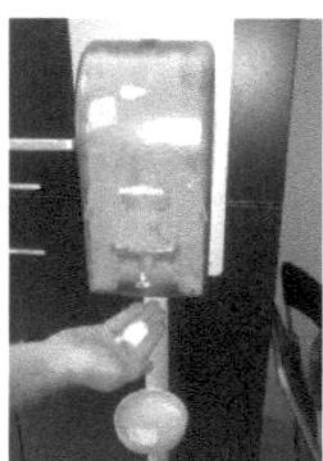

Abb. 14 Sensor gesteuerter Spender für Waschlotion

3.1 WIE - Händewaschung?

- ohne direkten Handkontakt, nicht zu heiße Wasser verwenden ...
- seifenfreie Tenside aus dem Spender entnehmen - Stückseife ist nicht erlaubt
- Hände gründlich einreiben
- danach vollständige Abspülung von Handgelenken Richtung Fingerspitzen
- gründliche Trocknung mit Einmalhandtuch, keinen Handfön verwenden
- Griffarmaturen mit dem benutzen Einmalhandtuch schließen
- trockene Hände danach immer eincremen

3.2 WANN - hygienisches Hände waschen?

„Durch das Waschen werden der Säureschutzmantel und der Lipidfilm der Hautoberfläche geschädigt" (Loczenski, 2005, 432-434).

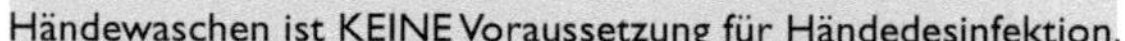

Händewaschen ist KEINE Voraussetzung für Händedesinfektion.

- bei Verschmutzung - nach der Händedesinfektion
- vor Dienstbeginn
- nach Haustierkontakt
- bei Handschweiss (und ggf. Puder)
- bei Erregern, die mit Alkohollösungen nicht abtötbar sind, z.B. Bakteriensporen. Eggers et al. (2009) schreiben, dass 20 Sekunden dauerndes Händewaschen mit Seife sämtliche Influenzaviren entfernt hat. Handlungsanweisung bzgl. Clostridium diffizile: „Nach Kontakt mit dem Patienten muss im Anschluss an die hygienische Händedesinfektion eine Händewaschung durchgeführt werden. Alkohol ist nicht wirksam gegen Sporen!" (Kh Hyg Wien, 2011, S. 14). Lt. KRINKO-Empfehlung.
- „Händewaschung bei potentieller Kontamination mit Sporen, Helminthen, Kryptosporidien, Oozysten und Protozoen" (Kramer, 2016, 41-10, S. 273).
- bei Ektoparasiten (= "Lästlinge": Flöhe, Läuse, Wanzen, Zecken, ...)

3.2.1 Waschvorgang bei optischer Hände-Verschmutzung

1. Schmutz durch ein mit Händedesinfektionsmittel getränktem Tuch gründlich entfernen
2. Händedesinfektion
3. anschließend die inzwischen TROCKENEN Hände waschen
4. Hände eincremen

3.2.2 Händetrocknung

Jet-Air-Trockner werden als deutlich ungünstiger als die herkömmlichen Papierhandtücher eingestuft. Im Kommentar zu dem Beitrag von Panknin (2015) wird von Prof. Trautmann berichtet, dass die Jet-Air-Trockner an chirurgischen Waschplätzen vermutlich toleriert werden können, weil ohnehin Einmal-Kunststoffschürzen getragen werden. Dadurch ist man vor den Erregern, die nach vorne und seitlich aus dem Trockner herauskommen können geschützt. Ein Herumpulen um Papierhandtücher aus den Verpackungsvorrichtungen zu erbeuten sollte nicht notwendig werden.

3.3 Chirurgisches Hände waschen

Siehe bei 2.3.2: Praktisches Vorgehen bei der CHIRURGISCHEN Händedesinfektion inkl. chirurgischer Händewaschung.

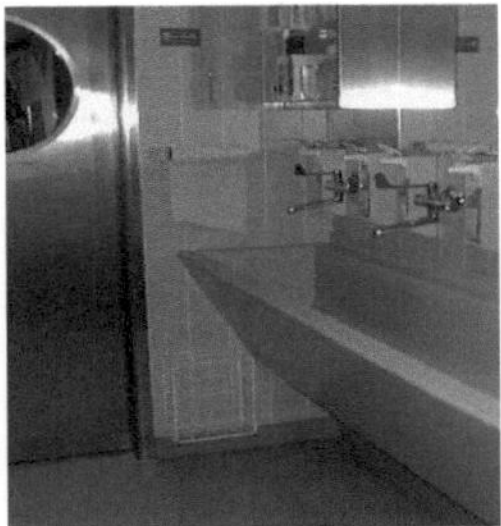

Abb. 15 OP-Handwaschplatz

3.4 Hände waschen – in der FREIZEIT / im HAUSHALT

Eine Erregerübertragung auch bei Covid-19, u.a. bei Brech-Durchfallerkrankungen zu vermeiden, die durch Infektionen des Magen-Darm-Traktes entstehen und per Schmierinfektion (fäkal-oral) leicht verbreitet werden können, ist eine gründliche Händewaschung wichtig. Ausreichende Seifenportion überall an den Hände verteilen, den Einreibevorgang mit nicht zu warmen Wasser praktizieren und nach dem Wegspülen der Seife mit Wasser die Trocknung mit jeweils SAUBEREM Handtuch gewährleisten. Anschließend die Hände immer eincremen. Auch Noro- oder Rotaviren bedingen o.g. Symptome. Prof. Dr. Weiss vom Department für Innere Medizin am LKI Innsbruck- Tirol Kliniken GmbH – sagt, „Die größte Ansteckungsgefahr dafür besteht in den kalten Jahreszeiten" (Hallo, 2/2013, S. 28).

4 Einweg- / Einmalhandschuhe, PSA-Handschuhe (persönliche Schutzausrüstung) und andere Handschuhe

Einmalhandschuhe (HS) dienen dem Schutz von Personal und uns anvertrauten Personen. Handschuhe gibt es steril, unsteril, in unterschiedlichsten Qualitäten, Festigkeiten, Größen, Farben etc. Zu kleine Handschuhe spannen und neigen deswegen leichter zur Undichtigkeit, die bereits beim Anziehen auftreten kann. Zu große Handschuhe beeinträchtigen das Tastgefühl. Handschuhe dürfen auch übereinander getragen werden: Double Gloving (Kramer, 2016). Einweg- bzw. Schutzhandschuhe sind (mit Ausnahmen) nicht 100% dicht. Sterile Handschuhe sind dichter als unsterile.

Handschuhe müssen immer und überall für alle Handgrößen ausreichend zur Verfügung stehen. „Das Tragen von Handschuhen sorgt bereits dafür, dass bei einer Stichverletzung 50% weniger Blut inokuliert wird“ (Ertelt, 2005, S. 24).

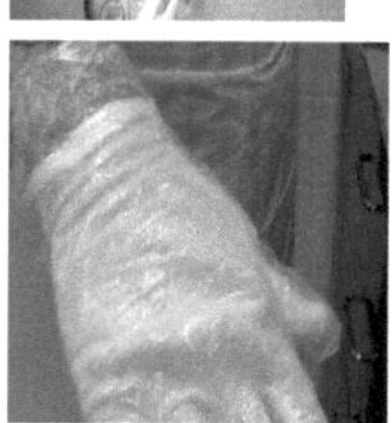

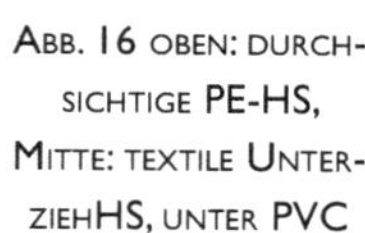

Abb. 16 oben: durchsichtige PE-HS, Mitte: textile UnterziehHS, unter PVC HS

Fallweise durchsichtige dünne PE-Einweghandschuhe, s.g. „Bäcker oder Tankstellen“-HS auch als Schutz gegen Puder unter den qualitativ besseren Nitril oder Latex HS anziehen. „Bei längerer Arbeitsdauer Baumwollhandschuhe unter den Schutzhandschuhen tragen. Sie saugen den Schweiß auf und sollen nach etwa 20 Minuten, wenn sie feucht sind, gewechselt werden“ (Schoening, 2005, S. 525). Die textilen Unterziehhandschuhe müssen dann gemeinsam mit dem Schutzhandschuh abgeworfen werden. Entweder in die Wäsche oder in den Abfall. Es gibt HS mit einer Indikatorfarbe, welche eine Handschuhverletzung anzeigt. Keine gepuderten HS verwenden. Bei Umgang mit Zytostatika werden Zytostatika-Schutzhandschuhe verwendet. Auf das praktische Handling mit sterilen Handschuhen wir hier nicht im Detail eingegangen.

- Schweiss aufsaugende textile Unterziehhandschuhe (Zwirn- Baumwollhandschuhe) sind wiederverwendbar und werden von Physiotherapeut*innen, dem ärztlichen und pflegerischen Personal befürwortet (AWMF, 2016).
- Haushaltshandschuhe aus Neopren oder Gummi sind wiederverwendbar und werden personenbezogen verwendet. Einsatz bei Reinigungs- und Desinfektionsarbeiten. Den Handschuhschaft etwas umstülpen, dann rinnen kleine Flüssigkeitsmengen nicht über die Arme. Namen-Beschriftung ist sinnvoll.
- Für spezielle Einsatzbereiche, z.B. im Prosekturbereich, werden verschiedene Modelle als schnittfeste Handschuhe angeboten.

Infobl_Kap3-Händehygiene_4-Tragen v. Schutzhandschuhen_Latexallergie

4.1 WANN - Einweghandschuhe tragen?

- bei – auch wahrscheinlichem - Schmutz- und Erregerkontakt
- bei Kontaminationsgefahr z.B. im Zuge der Körperpflege im Intimbereich
- beim Verbandwechsel
- beim Ablassen von Harn aus dem Sammelsystem, …
- beim Umgang mit div. Ausscheidungen, Faezes, Sekreten, Sputum …
- bei Putz- und Wiederaufbereitungsmaßnahmen (Reinigung und Desinfektion)
- beim Handling mit Blut (Punktionen) und Blutprodukten (Transfusionen)
- immer dann, wenn Abfall entsorgt wird
- …

Daran denken, dass unsterile Einmalhandschuhe in der Kartonpackung durch die wiederholte Entnahme KONTAMINIERT werden, wenn die Hände VORHER nicht desinfiziert wurden! (Was leider häufig geschieht!)

… deswegen Handschuhverpackungen BEVORZUGEN, bei denen 1. während der Entnahme KEINE Kontamination im Fingerbereich des HS erfolgt - siehe Abb.: 17. - und 2. nicht "ein ganzer Pack" ~20-30 Stück, von HS ungewollt aus der Packung gezogen - und danach verworfen (!) - wird!

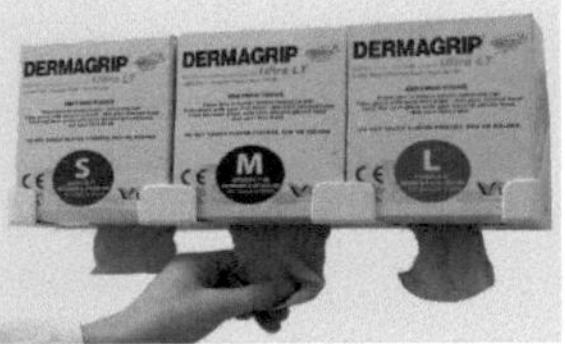

ABB. 17 HS-PACKUNGEN. HIER WIRD IMMER NUR EIN HANDSCHUH AM SCHAFT ANGEGRIFFEN!

MAXIMALTRAGEZEITEN von Handschuhen bzgl. erkannter und nicht erkannter Perforationen.
- Bei Grundpflegemaßnahmen 15 Minuten.
- Von Operateur*in und 1. Assistent**innen 90 Minuten, andere beim OP beteiligte Personen aus dem Gesundheitsdienst 150 Minuten.

Dann ist ein Handschuhwechsel vorzunehmen und dazwischen eine 30 Sekunden dauernde HD durchzuführen (AWMF, 2016). Perforationen von 40% der OP Handschuhe bei z.B. Abdominaleingriffen sind bekannt.

4.2 Wann - Einweghandschuhe NICHT tragen?

„Handschuhverzicht so oft als möglich, wenn keine Gefahr für Patient*innen und Personal besteht" (Handl, 2012, S. 129). Der akad. Lehrer für Pflegeberufe, Handl, beschreibt viele Tätigkeitsbereiche, wo auf das fallweise „hautaufweichende" Tragen von Handschuhen verzichtet werden sollte. U.a. sind das Situationen beim Bettwäschewechsel, der Körperpflege (außer natürlich bei Intimbereichen), beim Antibiotikum herrichten, dem Ampullen aufziehen etc.

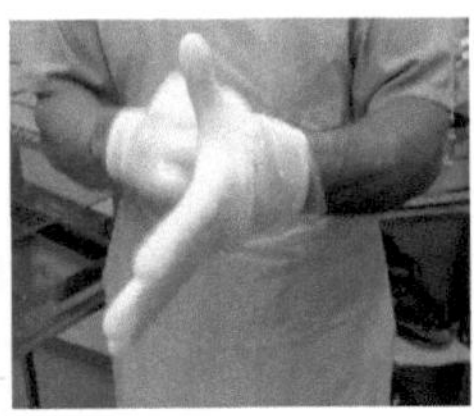

ABB. 18 HS: 3-LAGIGES TRAGEN

4.3 Wann und wie Handschuhe AUSZIEHEN?

Vor und nach dem Tragen von Handschuhe die Hände desinfizieren! Handschuhe sofort nach Gebrauch im Krankenhaus im medizinischen Abfall entsorgen, im Senioren- Pflegeheimen im Restabfall. Starkes Dehnen vermeiden, damit durch das fallweise folgende „zurück schnellen" gelangt der Schweiß mit anderen Partikeln nicht in die Luft gelangt. Sie können und auch allergisierend wirken. Das ist besonders bei Latex-Handschuhen zu beachten.

4.3.1 Technik beim Handschuhe ausziehen

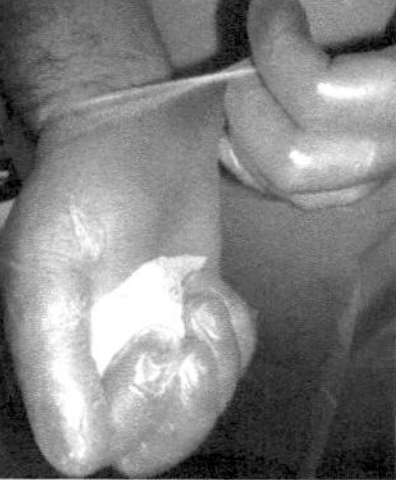

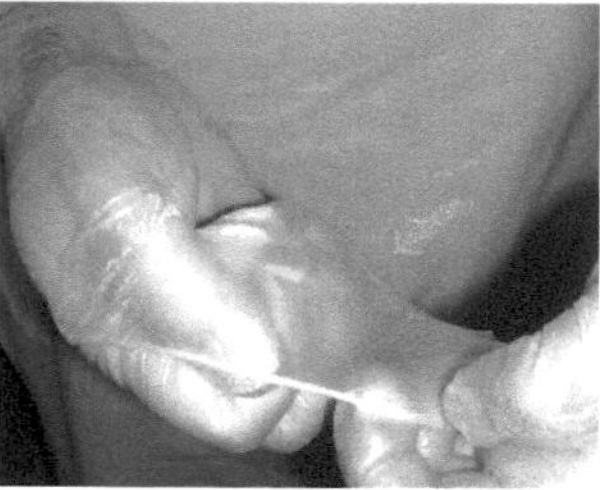

Abb. 19 a + b Unsterile Handschuhe ausziehen, dabei den Abfall gleichzeitig mitgreifen. Anschliessend Händedesinfektion

In der Nähe des Handschuhschaftes von außen angreifen und den Handschuh spannungsfrei über die Hand stülpend ausziehen. Mit der jetzt sauberen Hand den anderen Handschuhschaft von innen her erfassen und den Vorgang wiederholen. HS sofort im Abfall entsorgen, dann Händedesinfektion der - trockenen - Hände.

4.4 Latexallergie

Hier nur Kurzhinweise zu dieser Komplikation. Beim Soforttyp (I) kommt es innerhalb von Minuten zu Rötungen und Quaddeln auf der Haut mit Juckreiz. Beim Spättyp (IV) treten annähernd gleiche Symptome sechs Stunden bis zu zwei Tage später auf. Wenn eine Person unter Latexallergie leidet, dürfen im gleichen Raum keine Latexhandschuhe eingesetzt werden.

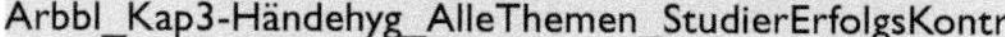

4.5 Einweghandschuhe mit HÄNDEDESINFEKTIONSMITTEL **desinfizieren?**

Unter folgenden Bedingungen ist das erlaubt: 1. Nitrilhandschuhe verwenden, 2. HS müssen mit dem verwendeten Händedesinfektionsmittel verträglich sein. 3. die Nitril-HS nicht länger als 30 Minuten tragen und 4. das Händedesinfektionsmittel nur maximal fünf Mal auftragen, 5. darf keine optische Verschmutzung vorliegen und 6. muss die Intaktheit der Handschuhe gewährleistet sein (keine Verletzungen) (VAH, 2014).

5 Händepflege

„Sowohl bei Pflegepersonal als auch bei Ärzten ergaben sich große Wissensdefizite in Bezug auf Hautschutz und Hautpflege" (KRINKO, 2016, S. 1207). Auch kleine Risse und Schrunden sind neben Verletzungen Nischen für Mikroorganismen. Händepflege rechtzeitig wahrgenommen kann vorbeugend helfen.

Händepflege ist ergänzend zur Händedesinfektion wichtig und **immer** nach dem Händewaschen notwendig – außer bei direkt folgender HD.

Geeignete ph-neutrale Cremen aus Spendern oder Tuben (nicht aus Tiegeln) entnommen, erhalten die Hautelastizität, weil sie verloren gegangene Fette ersetzen. Anbruchdatum auf das Gebinde schreiben (Haltbarkeit z.B. neun Monate bei Pflege-Mittel) Die Funktionstüchtigkeit der natürlichen Hautschutzschicht hängt vom Lipid-Säureschutzmantel ab, welcher von der residenten Flora, dem Staphylokokkus epidermidis gebildet wird. Auf Produkte mit Duft-, Farb- und Konservierungsstoffen verzichten. Im Dienst Ö/W, in der Freizeit: W/Ö Produkte verwenden. Auch in der Freizeit schonend mit den Händen umgehen. Bei Schmutzarbeiten Schutzhandschuhe tragen und in kalter und luftrockener Jahreszeit rechtzeitig wärmende Handschuhe einsetzen. Die Hände häufig eincremen.

6 Barriereschutzcreme

Barriereschutzcremen (syn. „flüssiger Handschuh", Arbeitsschutzcreme) sind keine Pflege- oder Desinfektionsmittel. Sie reduzieren den Kontakt von Stoffen, welche die Haut reizen (auch Händedesinfektionsmittel, Wasser, Seife, ...). Die Haut bleibt atmungsaktiv und es kommt zu keiner Reduktion der Händedesinfektionsmittelwirkung.

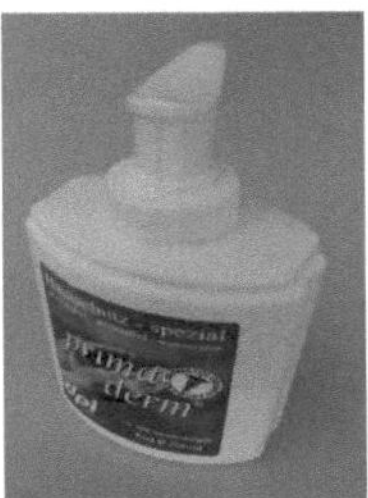

Abb. 20 Barriereschutzcreme

Einweghandschuhe sind nach Bedarf immer zu verwenden. Der Dienstgeber muss diese Personalschutzmaßnahme zur Verfügung stellen, wenn Sie die Barriereschutzcreme verwenden wollen.

Anbruchdatum auf das Gebinde schreiben (Haltbarkeit z.B. sechs Monate).

6.1 WIE – die Barriereschutzcreme anwenden?

1. Hände waschen (z.B. bei Dienstbeginn).
2. Auf die trockenen Hände die aus dem Spender entnommene Arbeitsschutzcreme gut einmassieren. Warten Sie bis diese Creme gut in die Haut eingezogen ist.
3. Nach etwa drei bis vier Stunden braucht es (vom Produkt abhängig) einen erneuten Auftrag - wenn Sie noch Dienst haben.

Regelmäßige Verwendung kann gegen brüchige Nägel bzw. bei Hautschrunden (Rissen, Rhagaden) helfen. Bei Hautirritationen rechtzeitig den ärztlichen Fachdienst konsultieren!

7 Compliance bei der Händehygiene

Nikman (2005) schreibt unter Bezug auf Untersuchungen von Pittet von 2003, dass die Compliance nur 50% beträgt und gravierende Fehler bei der Einreibetechnik gemacht werden, sowie die Einwirkzeit unterschritten wird. Es sollten die Rahmenbedingungen verbessert werden.

Das geschickte Platzieren von HD-Spendern ist wirkungsvoller, als nur die Spender-Anzahl zu erhöhen und wenn Handschuhbehälter mit passenden Größen gut sichtbar montiert sind, wird die Verwendung der HS erhöht.

Eine Untersuchung zeigte, dass besonders bei Überbelegung auf Stationen drei Viertel des Personals keine Händehygienemaßnahmen vor direktem Kontakt mit intravenösen Zugängen durchgeführt hatten.
Diefenbacher et al. (2016, S. 107) schreiben aus dem verhaltenswissenschaftlichem Betrachtungswinkel, dass sich die Händehygiene-Compliance auf dasjenige Händehygieneverhalten bezieht: „... das die richtige Maßnahme im richtigen Moment („wann") und unter Anwendung der richtigen Technik („wie") beinhaltet."

RÜCKBLICK

Händehygiene – die wichtigste und einfachste Methode zur Vermeidung nosokomialer Infektionen (NI). Auch deswegen, weil die Händedesinfektion schnell, effektiv, einfach, billig, und zudem noch die Haut schonend durchgeführt werden kann. Wenn Sie über die Hautfloraarten: resident, transient .... Bescheid wissen, sind logische Schlussfolgerungen beim Händewaschen und der Händedesinfektion unschwer möglich. Das Händewaschen wird - bei optischer

Unreinheit NACH der Händedesinfektion etc. gehandhabt. Zur effektiven Keimreduktion hat die HD absoluten Vorrang.
Halten Sie zur Händedesinfektion mindestens 30 Sekunden EWZ ein, z.B. vor und nach dem Handschuhe anziehen, und achten Sie auf trockene Hände vor dem Anlegen der Einweghandschuhe?
Händepflege ist das „a" und „o" für ein Gesundbleiben Ihrer wichtigsten Werkzeuge – der Hände. Barriereschutzcreme verwenden, die hat vorzügliche Schutzeigenschaft während mind. 3-4 Stunden - je nach Belastung von außen. Dieser „flüssige Handschuh" bietet Schutz vor Einflüssen durch Wasser, Chemikalien etc. Achtung: Dennoch Handschuhe tragen, wenn man mit Erregern in Kontakt kommt oder Verschmutzungsgefahr besteht.
Unter Einhaltung von sechs Kriterien, dürfen Einweghandschuhe mit dem Händedesinfektionsmittel eingerieben werden (wenn das der Dienstgeber gestattet): Denken Sie daran – nicht länger als 30 Minuten Tragezeit, nicht öfter als 5x desinfizieren, keine optische Verschmutung, keine Handschuh-Verletzung. Wenn Menschen unter Latexallergie leiden, darf im gleichen Raum kein Latex verwendet werden.

Arbbl_Kap3-Händehyg_AlleThemen_StudierErfolgsKontr

REFLEXIONSFRAGEN

Ist es tatsächlich so, dass Sie jetzt nicht nur das Wissen haben, sondern auch bereit sind, es umzusetzen, bei der Einhaltung der Einwirkzeiten und den Vorkehrungen zu Ihrem Hautschutz?

Gab es schon einmal Situationen, wo Sie mit Blut o.ä. Ihre Haut verschmutzt hatten? Wie war Ihr Vorgehen danach?

Welche Art der Kommunikation würden Sie wählen - haben Sie gewählt – wenn Sie nicht überall die Ihnen passenden Handschuhgrößen vorfinden? (speak-up „System"?)

PATIENTENBEISPIEL I

Ihre Aufgabe: (???) im Text beantworten.

Lernziele: Diverse Schutzmaßnahmen bei der Versorgung eines Unfallopfers; Händehygiene, ...

*Um Mitternacht wird der 27-jährige Herr BeuteliX in die Notfallambulanz eingeliefert. Das Rettungsteam hatte an seinem Handgelenk einen Druckverband angelegt, durch den Blut sickert. Am Unterschenkel ist eine große (Schürf-)Wunde (VLC = vulnus lacaro contusum [wörtl.: Wunde durch Zug/Schlag = RQW]), im Schienbeinbereich zu erkennen. Eine Röntgenaufnahme des Handgelenks wird angeordnet. Das Ärzteteam nimmt danach eine Wundversorgung mittels Naht vor. Sie als Krankenpfleger*in beraten (WIE ???) einen Famulanten im Detail über die Durchführung der chirurgischen Händedesinfektion. Er ist auch auf ihre Informationen (???) zum Einsatz der Barriereschutzcreme angewiesen. Sie instruieren (???) den MAB-OP Dienst über die Verwendung von Einweghandschuhen. Die Oberärztin zieht sterile Handschuhe an und fragt Sie, welche Unterschiede (???) zu unsterilen bestehen und was man beim An- und Ausziehen beachten muss (???), ob alle Handschuhe immer zu 100% dicht sind (???) bzw. warum man vor- und nachher die Hände desinfizieren muss (???). Welche Vorbeugemaßnahme sollte getroffen werden, wenn es durch längeres Handschuhtragen zu schweissfeuchten Händen kommt? (???).*
Die Hose von Herrn BeuteliX wird ausgezogen, da kommt es zu einer spontanen Defäkation auf die Behandlungsliege. Welche Maßnahme ist, nach der Intimpflege, bzgl. der Behandlungsliege zu ergreifen? (???)

Kapitel IV

Antiseptika zur Haut- und Schleimhautdesinfektion

1 Begriffe und Allgemeines zu Antiseptika

Antisepsis = (sepsis heißt Fäulnis, also gegen Fäulnis) lokale Maßnahmen zur Abtötung / Inaktivierung von Mikroben am und im lebendigem Gewebe.
ZIEL 1. prophylaktische Antiseptik gegen pathologische Kontamination / Infektion, 2. bereits vorhandene Mikroorganismen anzugehen = therapeutische Antiseptik.
Antiseptik = Haut- bzw. Schleimhautdesinfektionsmittel = Antiseptika (AS) werden einmalig oder durch Wiederholung topisch aufgebracht. Alkohol kann Bakteriensporen nicht abtöten. Benzin zur Vorbehandlung tötet Clostridien ab. Wenn Wunden antiseptisch behandelt werden sollen gibt es, abgesehen von alkoholischen oder auf Jod basierenden Produkten, noch einige andere Möglichkeiten: Madentherapie, physikalische Verfahren, Strom in besonderer Form angewandt.

1.1 Richtwerte zu Einwirkzeiten von Antiseptika

Die Desinfektionszeit (Einwirkzeit des Präparates zur Keimabtötung = EWZ) variiert je nach Anwendungsbereich: Beachten Sie die Herstellerangaben. Der

Erregertransfer soll - ausgehend von kontaminierten / kolonisierten Bereichen - unterbunden bzw. die bestehende unerwünschte Mikrobensituation saniert werden. Resistenzentwicklungen sind bei Folgenden antiseptisch wirkenden Produkten im Sinne einer unspezifischen Mikrobenzerstörung nicht der Fall: Alkohol, PVP-Jod, Polihexanid, Na-Hyperchlorid, OCT.
Beispielhaft werden EWZ genannt, die nur dann Gültigkeit haben, wenn während der ganzen Zeit das betroffene Areal feucht gehalten wird.

Hautantiseptik: Einerseits notwendig beim Eindringen in die Haut / Gewebe; andererseits als antiseptische Waschung – wie in Kapitel VII, Thema I (Octenidin-getränkte Waschtücher) beschrieben. und zur Dekolonisation bei Menschen mit MRE.
- subcutane/intrakutane Injektion - 15 Sekunden
- intramuskuläre Injektion – ca. eine Minute
- intravenöse Injektion – 15 - 30 Sekunden
- Anlage von peripheren Venenkathetern – ca. eine Minute

Präoperative Hautantiseptik, z.B. bei zentralvenöser Katheteranlage, ...:

Alkohole mit remanentem Zusatz, meist Octenidin (OCT), fallweise auch Chlorhexidin (CHX).
- präoperativ – ca. drei Minuten
- Anlage von zentralen Venenkathetern – ca. drei Minuten
- Lumbalpunktion – ca. drei Minuten
- Injektion plus Punktion z.B. aus der Kopf vene – ca. eine Minute (bei gerin gem Infektionsrisiko).

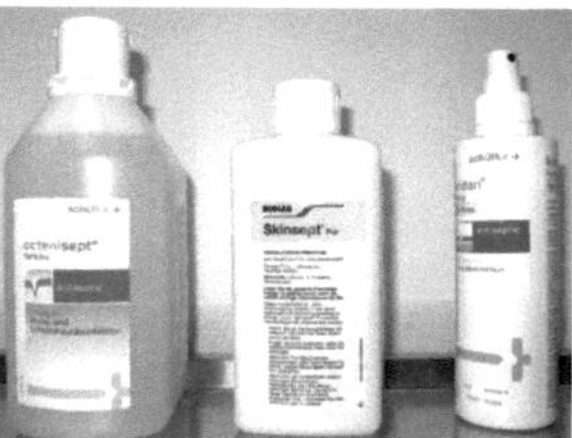

ABB. 21 ANTISEPTIKA

2. Antiseptika - diverse Anwendungsgebiete am Körper

Antiseptika (syn. Desinfektionsmittel für Haut und Schleimhaut, Wunden etc.): Verwendet wird dazu gefärbter oder ungefärbter Alkohol ohne rückfettende Substanzen, fallweise mit anderen Zusatzstoffen. Dazu kommen Produkte auf Jodbasis, ...

2.1 Antiseptik zur Haut- und Schleimhautdesinfektion

Hier einige Betrachtungen zur u.a. prä-OP Antiseptik (alles aus identer Lit. von Assadian, Kramer, 2011): „Die Prävention postoperativer Wundinfektionen (Surgical Site Infection, SSI) ist nach wie vor eine Herausforderung, ... und mit 25% ... die zweithäufigste nosokomiale Infektionsart in deutschen Krankenhäusern" (Assadian, Kramer, 2011, S. 186-190).

An talgdrüsenreichen Arealen wie Stirn, dorsale Schweißrinne, Achselhöhlen, Inguinalregion und Sternalbereich, wird zehn Minuten EWZ empfohlen.

Hautantiseptik vor Punktionen soll mit Hilfe vorsterilisierter, in sauberem Behälter (Spender) staubgeschützt bevorratet, u.a. im Wischverfahren aufgebracht werden. Für Punktionen nur in eine Richtung einmal wischen. Eine spezielle Wischrichtung gibt es nicht. Auf sauberer Haut ist eine Sprühapplikation vergleichbar wirksam wie die Wischaufbringung. Mit dem Sprühen werden zwangsläufig wirkstoffhaltige Aerosole eingeatmet, was im Verlauf des Berufslebens zu einer Schädigung im Respirationstrakt führen kann" (Assadian, Kramer, 2011, S. 186-190).

Mit dem Antiseptikum können Wunden übergossen werden, aber Achtung: Ein zurückbleibender Antiseptikum-'See' kann bis 2.-gradige Verbrennungen an der Haut hervorrufen! Nie einen mit Antiseptikum getränkten Tupfer auf die Haut "kleben", oder eine transparente Folie auf noch nicht gänzlich abgetrocknete Areale – an z.B. Insertionsstellen von Gefäßkathetern.

Wenn Sie Behältnisse vor einem Einstechen per Kanüle desinfizieren wollen (das ist bei sicher dichtem Verschluss nicht notwendig), ist Folgendes zu beachten: 1. Soll das AS auch in Vertiefungen von z.B. Gummistöpseln bei Infusionsflaschen gelangen, 2. EWZ und 3. Trocknungszeit einhalten, 4. desinfizierte Bereiche nicht rekontaminieren.

Bei der Anlage von PVK und ZVK werden sterile Mullkompressen mit dem Antiseptikum getränkt. Die Anlage der pAK (periferer arterieller Katheter) verlangt sterile Handschuhe - Details zu Gefäßkathetern siehe im Kapitel dort. Bei Operationen wird gefärbter Alkohol eingesetzt. Das wird bei der Lumbalpunktion – zur Liquorgewinnung, der Lumbalanästhesie bzw. bei der intrathekalen Katheteranlage - ebenso empfohlen.

2.2 Ohr

Einwirkzeit zehn Minuten an der Ohrmuschel. Kein Chlorhexidin verwenden, z.B. für den Mittelohrbereich wässrig basierte Zubereitungen mit 0,1% Polixanid oder 1,25% PVP-Jod, lt. Kramer und Assadian (2016).

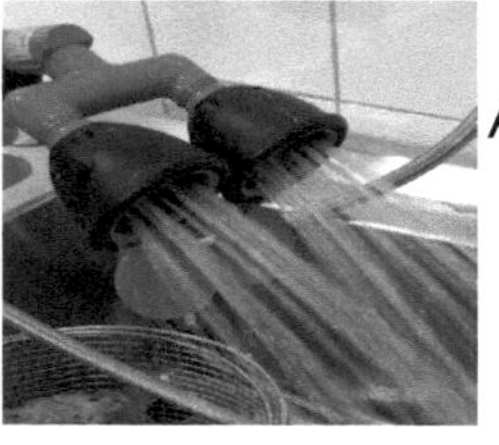

Abb. 22 Augenduschvorrichtung

Augen

Bei Kontamination gründlich spülen mit Pufferlösung oder 0,9%igem NaCl, möglichst mit Augenspülflasche. Siehe die Literatur zur „Prophylaxe der Ophthalmia neonatorum", und den Kommentar von Aspöck bzw. die Stellungnahmen von Gottardi, Nagl (vgl. Kranabitl/Bichler, 2001). Bei fallweiser Kontamination: PVP-Jod 2,5%.

2.4 Urogenitaltrakt

Tägliche Pflegemaßnahmen mit Wasser, ggf. Syndets.

Beim Harnkatheterismus z.B. mit Octenisept®, PVP-Jod: EWZ 60 Sekunden (Herstellerangaben beachten).

2.5 Wunden

Eine gering gradige Kontamination oder Kolonisation der Wundfläche wird lt. Heeg (2004) in der Regel als nicht relevant für den Heilungsverlauf gesehen, außer bei multiresistenten Keimen. Wesentlich ist lt. Assadian und Eberlein (2004) das Verhältnis zwischen toxischer und mikrobizider Wirkung eines Antiseptikums.

Octenisept® wirkt auch reinigend, darf aber nicht gemeinsam mit PVP-Jod und nicht an Knorpeln angewendet werden!

Wenn Wunden, z.B. nach einer OP, pp verheilt sind, sind sie nach 24-48 Stunden dicht. Daher ist es schwer argumentierbar, wenn dennoch mit einem Antiseptikum, steriler 0,9%-iger NaCl Lösung, etc. eine quasi sinnvolle Maßnahme vorgetäuscht wird, außer es müssen Krusten entfernt werden, welche die Einsicht auf das Wundgebiet erschweren.

Biofilm auf Wunden, von Baktrerien produziert, kann zu schlecht heilenden Wunden führen. Lt. Perez (2010) war (im Tiermodell) nach einer mit Betain- und polyhexanidhaltigen Wundspüllösungen durchgeführten Maßnahme die Keimzahlbestimmung signifikant niedriger im Vergleich zu den Salzlösungen NaCl 0,9% und Ringerlösung.

2.6 Sterilität präoperativer Hautantiseptik, Mehrfachentnahmen

„Epidemiologischen Bulletin“ des RKI vom 23.5.2016: „Zu spezifischen Fragen bezüglich Rekonstitution, Zubereitung und Applikation von Antiseptika und Infusionslösungen sowie zur Hautantiseptik:“
Sporen können in ein – z.B. – OP Gebiet, Wunden etc. gelangen, wenn das Gebinde mit dem Antiseptikum selbst nicht sterilisiert ist. Vereinzelt kann eine Einheit stark verunreinigt sein. Dazu gibt es keine einheitlichen und verbindlichen Regelungen. Trifft es hier eine Deklaration als Medizinprodukt oder als Arzneimittel? Die Anforderungen bzgl. Sterilität an präoperative Hautantiseptika sind auch bei uns nicht eindeutig geregelt. In Großbritannien werden nur sterile Lösungen für o.G. als Einzelgebinde zugelassen.
Probleme bzgl. mikrobieller Kontamination stellen auch die Spendersysteme für Desinfektionstücher dar – die fallweise kontaminiert sind.

3. Entbehrliche Wirkstoffe

Wasserstoffperoxid (H_2O_2), Neomycin, ChloraminT, Silbersulfadiazin. Nachteile: Unzureichend wirksam, Inaktivierung durch Blut, zytotoxisch, granulationshemmend. Sie haben nur einen geringen antiseptischen Effekt. Bei H_2O_2 ist lt. Aschaber (2008) die Toxizität gegenüber Fibroblasten und Keratinozyten ausgeprägt.

RÜCKBLICK

Gleichbedeutend zum Sprühen ist die erregertötende Wirkung durch das Wischen mit keimarmen, vorher von der Herstellerfirma sterilisierten Zell-Tupfern, die immer staubgeschützt in einer sauberen Box aufbewahrt werden müssen. Reinigung kommt immer vor antiseptischer Maßnahme. Vermischen Sie keine AS in den Produktgruppen, Octenidin nicht mit NaCl und Jod. Die Erregerelimination erfolgt nur im feuchten Zustand (... an Haut und SH).

Abtrocknung des Antiseptikums muss sein, bevor gestochen, geschnitten, verbunden, zugeklebt wird. Damit ist auch die "unbelebte Materie" (der definierte Anstechbereich steriler Lösungen z.B. bei Flaschen) gemeint.

Die Einwirkzeiten müssen eingehalten werden, Fett (Talg) an der Haut verlängert sie bis zu zehn Minuten. Antiseptika dürfen nicht in Bereiche an der Haut rinnen, wo keine Verdunstung stattfindet - Verbrennungen würden entstehen. Daher müssen Tupfer bzw. Gaze-, Mullkompressen, welche Punktionsstelle abdecken sollen, immer trocken sein! Beispielhaft wurden die antiseptischen Maßnahmen an Hautbereichen und bei diversen Aktivitäten (OP, Punktion ...) dargestellt. Details erfahren Sie auch in div. Kapiteln hier im Lehrbuch. Verzichten Sie auf Produkte, von denen bekannt ist, dass sie Nebenwirkungen, bzw. einen ungünstigen Einfluss auf die Zell-Proliferation haben.

Kapitel V

Wiederaufbereitungsmassnahmen Reinigung - Desinfektion Sterilisation

1. Definitionen und Erläuterungen

... für die Wiederaufbereitungsmaßnahmen (WA): Reinigung, Desinfektion, Sterilisation. CE-Kennzeichnung (nach der Richtlinie) bedeutet, dass der Hersteller dafür garantiert, dass das Medizinprodukt sicher ist und die Zweckbestimmungen erfüllt sind.

1.1 Zieldefinitioen

Im Folgenden Maßnahmen zur Vermeidung von Infektionen für die zu therapierenden, pflegenden Personen und das Personal. Die Wiederaufbereitung muss lückenlos und exakt erfolgen, wenn kein Einmalmaterial verwendet wird.

1.1.1 Reinigung

Durch gründliches Arbeiten werden bis 80 Prozent der Mikroben mit entfernt

Optische Sauberkeit durch Entfernung unerwünschter Substanzen.

Durch das Reinigen / Waschen wird meist eine Keimzahlreduktion um den Faktor 100-1000 erreicht (von 100.000 Keimen bleiben 100-1000 übrig) – keine Keimabtötung, nur Abschwemmung.

1.1.2 Desinfektion

Pathogene Mikroorganismen werden mit physikalischen und / oder chemischen Maßnahmen abgetötet bzw. inaktiviert. Das Ziel bei der Kontaktfächen- und Instrumentenaufbereitung wurde erreicht, wenn die Keimzahl um 10^{-5} gesenkt wurde (ein Bakterium von insgsamt 100.000 darf überleben). Pathogene Mikroorganismen werden mit physikalischen und / oder chemischen Maßnahmen abgetötet bzw. inaktiviert.

Die „Infektionskette" muss unterbrochen werden.

Bei der Desinfektion wird eine Keimzahlreduktion um den Faktor 10^{-4} – 10^{-5} erreicht (von 100.000 Keimen bleiben 1^{-10} Keime übrig).

1.1.3 Sterilisation

Voraussetzung: Reinigung und Desinfektion. Die Wahrscheinlichkeit des Sterilisationserfolges liegt lt. ÖNorm EN 556 bei maximal eins zu einer Million bzgl. der Keimabtötung am Sterilisiergut. (Achtung: Steril heißt nicht pyrogenfrei: Pyrogene = fiebererzeugende Toxine.)

Abtötung / irreversible Inaktivierung aller Krankheitserreger inklusive bakterieller Sporen und Prionen.

1.2 Maßnahmen zum Erreichen dieser „Infektionsprophylaxen"

Sie betreffen alle Personen, die u.a. mit Patient*innen, Pflegeheimbewohner*innen und in der Hauskrankenpflege arbeiten und jene, die für die korrekte Instandsetzung bzw. zur Verfügungstellung der Medizinprodukte (MP), lt. Medizinproduktegesetz (MPG), zuständig sind.

1.2.1 Vermeidung von Anschmutzung - Kontamination

Primäres Ziel - die Nicht-Kontamination: Einweghandschuhen tragen / Einmalunterlagen verwenden / Sensor gesteuerte Wasserhähne bzw. Produkt-Spender / Automatiktüren.

1.2.2 Exakte Wiederaufbereitung

Ziel: Dort, wo durch das Wesen der Tätigkeit - z.B. Arbeit mit Instrumenten ein Kontaminationsschutz unmöglich ist, müssen wirkungsvolle Dekontaminationsmaßnahmen erfolgen. Zur Sicherheit des Personals und für Patient*innen. Sonst Gefährdung durch nicht ordnungsgemäß aufbereitete Medizinprodukte.

1.3 Risikoeinstufung

Im §93 des Medizinproduktegesetzes wird auch vorgeschrieben, dass zur Wiederaufbereitung ein validiertes Verfahren einzusetzen ist ... zur Sicherheit und Gesundheit von Patient*innen, Anwendern und Dritten.

1.3.1 Klassifizierung der Risikostufen

Bauweise und Material des MP, Anwendungsart, Verträglichkeit von Desinfektionsmitteln bei Reinigung / Desinfektion, Temperaturbeständigkeit (während der Haltezeit definierter Temperaturen) bei Desinfektion und Sterilisation.

1.3.2 Faktoren der Risiko-Einstufung zum Gefährdungsgrad

Unterschieden werden Medizinprodukte, welche Haut oder Schleimhaut durchdringen, von solchen, die die Hautbarriere nicht verletzen. Folgende Einteilung ist bedeutungsvoll für die Wiederaufbereitungsmaßnahmen (MicroMed, 2010):

> „Die Klassifizierung der Instrumente in „kritisch", „semikritisch" und „unkritisch" richtet sich nach dem Risiko das bei ihrer Verwendung für den Patienten besteht" (Wismer und Zanetta, 2013, S. 123).

UNKRITISCH - Abschließende Behandlung: z. B. Low-level-Desinfektion.
MP, die nur mit intakter Haut in Berührung kommen: Blutdruckmessgerät, Hilfsmittel zur Positionsunterstützung bei Menschen, Babywaage usw.

SEMIKRITISCH - Abschließende Behandlung: High-level-Desinfektion (wenn nicht sterilisierbar).
MP, die mit Schleimhaut oder krankhaft veränderter Haut in Berührung geraten: Mundstücke, vaginale Specula, thermolabile Endoskope usw.

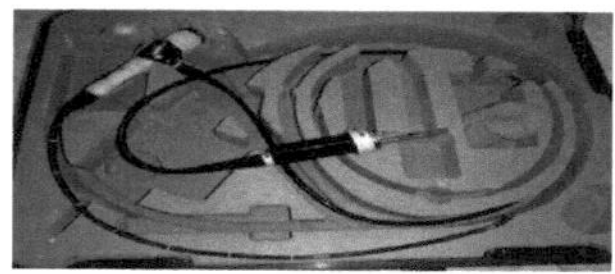

ABB. 23 THERMOLABILES ENDOSKOP: BRONCHOSKOP

KRITISCH - Abschließende Behandlung: Sterilisation.
MP zur Anwendung im Gewebe, Blut etc.
Wundspreizer, OP Sonden, Biopsiezangen, Implantate etc. (Auf eine weitere Unterteilung in semikritisch A+B, bzw. kritisch A, B + C wird hier verzichtet.)

Infobl_Kap5-ReinDesSter_1.3.2-Risikoeinstufung AEMP

1.4 Sinner'scher Kreis

Der Erfolg einer Reinigung etc. wird durch vier Faktoren bestimmt. Sie sind voneinander abhängig und müssen in einem exakten Verhältnis zueinander stehen (durchaus in unterschiedlicher Relation):

Hauptparameter des Sinner'schen Kreises: Temperatur, Mechanik, Chemie, Zeit.

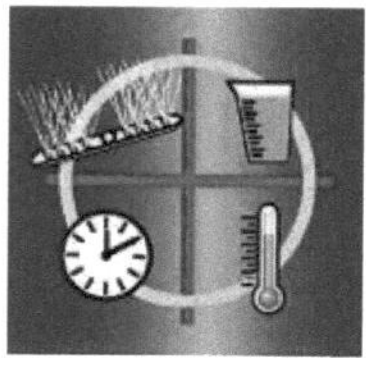

ABB. 24 SINNER'SCHE KREIS (LIT.: INTERNET)

Diese vier Hauptparameter gelten für die Reinigung UND die Desinfektion. Sie bilden die Grundlage für die Erreichung optischer Sauberkeit und Unterbrechung der Infektkette bei Kontaktfächen- und Instrumentenaufbereitung, welche manuell (= händisch) oder (bevorzugt) maschinell erfolgt.

1.4.1 Faktor Temperatur

Der Effekt steigt zwar mit der Temperatur, darf aber in Abghängigkeit von der Materialverträglichkeit nicht überschritten werden. Auch würden zu hohe Temperaturen Enzyme beeinflussen, welche zur besseren Spaltung von Fett, Eiweiß und Stärke zugefügt sind. Um, bzw. über, 85°C kann die Verunreinigung nicht mehr effektiv abgelöst werden.

1.4.2 Faktor Mechanik

Aufgabe: Lösung von Schmutz, Kontaktherstellung zum Reinigungsgut mittels Wasser etc. durch z.B. Wischen, Scheuern, Wasser-Druck, Volumenstrom und Fließgeschwindigkeit. In Maschinen (z.B. RDG = Reinigungs-, und Desinfektionsgerät) kann mechanische Energie nur dann wirken, wenn Wasser in Bewegung gebracht wird. Das wird durch Dreharme, Düsen bewerkstelligt, die nicht abgedeckt werden dürfen und dadurch auf das Zielobjekt strahlen.

1.4.3 Faktor Chemie (Reinigungs-, Desinfektionsmittel)

Die chemische Substanz muss die zu eliminierenden Verunreinigungen lösen bzw. aufnehmen können. Die gereinigte / desinfizierte Oberfläche muss in Folge wieder gut abspülbar sein, ohne dass Schaum entsteht. Es dürfen keine chemischen Reste zurück bleiben. Das Produkt soll umweltverträglich und ohne Reizwirkung für die Anwender sein.

1.4.4 Faktor Zeit

Der Schmutz muss Schicht für Schicht abgetragen werden. Nach mehreren Durchgängen erfolgt die Klarspülung, bevor der nächste Prozessschritt (Desinfektion) beginnt. Die einzelnen Abläufe unterliegen Zeitgesetzen, die nicht veränderbar sind. Die Keimabtötungszeit beginnt erst, wenn die richtigen Temperaturen und Konzentrationen an der Grenzfläche zwischen Verschmutzung und Reinigungsgut vorliegen (Rust, 2004; Wismer und Zanette, 2013).

pdf_Kap5-ReinDesSter_2-Reinigung-Zentralisierung Instr Aufbereitung 

1.5 Wirkungsbereiche - Resistenzstufen

Wirk-bereich	*Resistenz-stufe*	*Mikroorganismen*	*Thermische Desinfektion*	*Chemische Desinfektion*
A	I	Abtötung von vegetativen Bakterienformen einschließlich Mykobakterien, Pilzen und Pilzsporen	Alle thermische Verfahren. Haltezeit 1 min. mit 85°C	Alkohole, Phenole, Octenidin

Wirk-bereich: B	*Resistenz Stufe:* 2	*Mikroorganismen:* A + Inaktivierung von Viren. Unbehüllte Viren verhalten sich resistenter	Alle thermische Verfahren. Haltezeit 10 min. mit >100°C	Formaldehyd, Chlor, PVP-Jod
C	3	A + B + Abtötung von Milzbrandsporen Clostridium anthrazis	Kochen Verbrennen	
D	4	A + B + C + Abtötung von Clostridium tetani, C. perfringens und Prionen	Sterilisation Verbrennung	

Je nachdem, welche Mikroorganismen entsprechend der Desinfektionsverfahren abgetötet werden, erfolgt die Auswahl entsprechend dieser Einteilung von A-D (Wirkungsbereich), zugeordnet der Resistenzstufe dann beim Aufbereitungsvorgang.

2. Reinigung

Begleitend zum Vorgang der optischen Reinigung kommt es zu einer Keimreduktion bis 80 Prozent.

2.1 Produkte für die Reinigung

Handelsübliche Reinigungsprodukte werden u.a. in neutrale, alkalische und saure Reiniger eingeteilt. Neutrale Reiniger (pH-Wert zwischen 5 bis 9), deren Hauptbestandteil Tenside sind, eignen sich zur Reinigung chirurgischer Instrumente weniger als Produkte auf alkalischer Basis, die auch gut Verkrustungen lösen. Im Sanitärbereich werden saure Reiniger (pH unter 5) oft in Verbindung mit Tensiden eingesetzt. Durch z.B. Essig- oder Zitronensäure können Kalkrückstände entfernt werden. Diese beiden umweltfreundlichen Produkte werden für den Umgang im Haushalt empfohlen.

Auf weitere, durchaus wesentliche, Details inklusive der Wasserqualität und die Bedeutung von vollentsalztem - VE - Wasser, wird hier nicht eingegangen.

2.2 Ultraschallreinigung

Wirkung durch Kavitation (Bildung und Auflösung von dampfgefüllten Hohlräumen (Dampfblasen) in flüssigen Medien; meist bei 35 HZ). Einsatzbereich:

Zur Reinigung von Hohlräumen, feinstrukturierten etc. Medizinprodukten. Bei Proteinverunreinigung die Temperatur wegen der fixierenden Wirkung nicht höher als 45°C eistellen.

Infobl_Kap5-ReinDesSter_2.2-Ultraschallreingung

Ultraschallgeräte zur Wiederaufbereitung von Scheren, Pinzette etc. Die MP sollen nicht am Boden des Gerätes liegen, sich nicht gegenseitig berühren und müssen geöffnet sei.n Schallschatten vermeiden. Während der Beschallungszeit den Behälter schließen; nicht hineingreifen. Beigabe eines Reinigungsmittels zur Schmutzablösungsunterstützung. „Es kann z.B. durchaus sein, dass mit einer einprozentigen Lösung eines Desinfektionsmittels im Ultraschallbad eine bakterizide, fungizide und tuberkulozide Wirkung bereits innert zehn Minuten erreicht wird, anstatt erst nach 60 Minuten im Tauchbad, dass aber gleichzeitig die Wirkung gegenüber HBV nicht oder nur marginal beschleunigt wird" (Wismer und Zanette, 2013, S. 135). Diese Autoren empfehlen bzgl. geplanter Desinfektionswirkung eine Desinfektionsmittelverdünnung für den 15-Minuten Wert* – für die Dauer von fünf Minuten. Danach die Medizinprodukte ohne Beschallung zehn Minuten im Ultraschallbehälter belassen, anschließend abspülen.

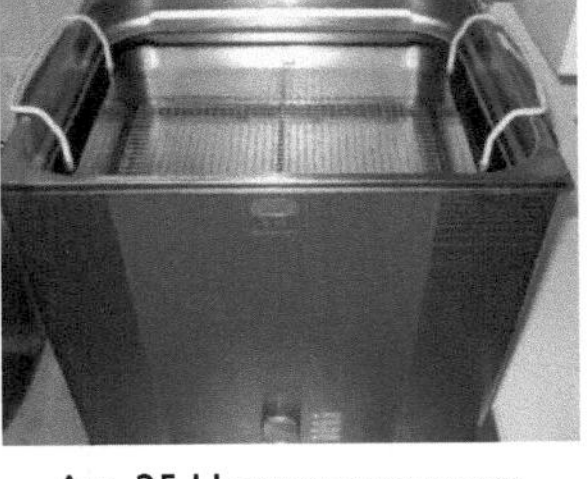

Abb. 25 Ultraschallreiniger

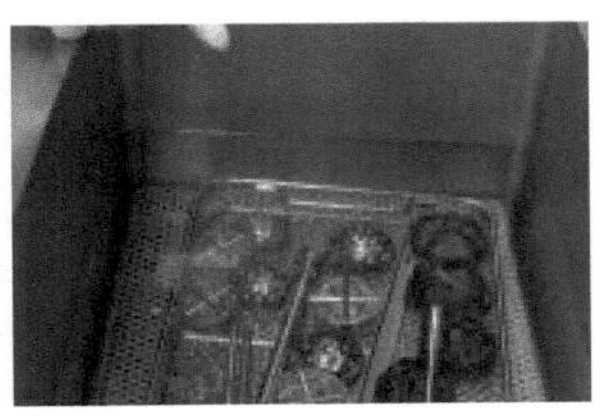

Abb. 26 Ultraschallreinigungs becken: OP-Materialien

2.3 Ao Wert

*Ao Wert: Beschreibung der erforderlichen Energie um Mikroorganismen abzutöten, als Zeitäquivalent definiert in Sekunden bei 80°C, bei dem eine gegebene Desinfektionswirkung erreicht wird. Mit Ao = 3000 wird definiert, dass eine Einwirkzeit von 3000 Sekunden (das sind 50 Minuten) bei 80°C die Erreger abtötet (= Letalität). Für semi- und kritische MP ist dieser Wert bei 90°C für fünf Minuten relevant. Für Instrumente, die nach der Desinfektionsbehandlung sterilisiert werden, gibt die internationale Norm nur Ao= 600 an. Bei unkritischen Medizinprodukten gilt dieser Wert für 80°C bei zehn Minuten, bei 90°C für eine Minute.

3. Desinfektion

Zieldefinition: Unterbrechung der „Infektkette" ...

Die Mikrobenelimination erfolgt: Chemothermisch = Chemie in Kombination mit physikalischer Wirkung / thermisch oder mit Strahlen (= aktinisch), die entweder ionisierenden bzw. ultravioletten Ursprungs sind.

3.1 Desinfektionsmittel

Häufig werden Kombinationsprodukte eingesetzt, um einen möglichst breiten Bereich der Keimabtötung, meist inklusive einer Reinigungswirkung, zu erreichen.

3.1.1 Wirkungsspektrum des Desinfektionsmittels

bakterizid	Bakterien werden inaktiviert
bakteriostatisch	Bakterien werden im Wachstum gehemmt
sporizid	Bakteriensporen werden inaktiviert; s. auch S. 255
viruzid	alle Viren werden inaktiviert (z.B. HAV, HEV, Polio-, Rota-, Norovirus, SARS-CoV-2)
begrenzt viruzid	nur behüllte Viren werden inaktiviert (z.B. HBV, HCV, HIV, Röteln-, Influenza-, und Ebolavirus)
begrenzt viruzid PLUS	behüllte Viren plus Adeno-, Noro-, Rotaviren
fungizid	Pilze werden inaktiviert
fungistatisch	Pilze werden im Wachstum gehemmt
levurozid	nur Hefepilz (Sprosspilz, z.B. Candida a.) abtötend

3.1.2 Erwünschte Eigenschaften des Desinfektionsmittels

(Kurz gefasst): Breites Wirkungsspektrum / anwenderfreundliche Einwirkzeiten (EWZ) / gute Materialverträglichkeit / keine oder geringe Haut- und Schleimhautreizung bzw. Geruchsbelästigung / nur geringer Eiweißfehler / positive ökologische und ökonomische Bewertung.

3.2 Wirkstoffgruppen

Unterteilt in (ausgewählte) organische und anorganische Substanzen.

3.2.1 Organische Substanzen (Auszug)

ALKOHOL: Ethanol, Isopropanol, n-Propanol - Konzentration: 50%-80%. Brand- und Explosionsgefahr. Verdunstet schnell. Anwendung am Menschen und, in Kombination mit einem Reiniger, zur schnell wirksamen Flächendesinfektion. Bei Bakteriensporen keine, bei Viren lückenhafte Wirkung.

PHENOL (Carbolsäure): Kresol/Alkyphenol. Anwendung zur Flächen- und Instrumentendesinfektion. Eine Aufnahme ist über die Haut und, bei großflächiger Anwendung, auch über den Respirationstrakt möglich (Achtung bei Säuglingen

– bzgl. der Inkubatorbatoraufbereitung). Biologisch schwer abbaubar. Häufig verwendete Produkte: Chlorhexidin – unwirksam bei HBV inkl. anderen Viren und Octenidin - beide ohne Wirkung auf Bakteriensporen.

ALDEHYD: Fast lückenloses Wirkungsspektrum. Zur Flächen- und Instrumentendesinfektion bereits in niedrigen Konzentrationen wirkungsvoll und biologisch abbaubar.

OBERFLÄCHENAKTIVE VERBINDUNGEN: Anionische Verbindungen sind (Tensiden)-Seifen und Detergenzien (waschaktive Substanzen); kationische Verbindungen: QAV / QUATs = Quaternäre Ammonium-Verbindungen. Die Wirkung entsteht dadurch, dass die Oberflächen(Grenz-)spannung einer Flüssigkeit herabgesetzt wird = Schmutz kann abgeschwemmt werden. Bei langer EWZ auch mikrobizid wirkend, davor mikrobistatisch. Vielfach in Kombination mit Alkoholen und Aldehyen bei der Flächendesinfektion angewandt.

Dispersion ist ein heterogenes Gemisch aus mindestends zwei Stoffen: Beispiel: Suspension - naturtrüber Apfelsaft / Emulsion - Milch (O/W-Emulsion), Hautcreme. ☞

PERVERBINDUNGEN: Peressig-Zitronensäure. Praktisch lückenlose Wirkung, schnell und biologisch abbaubar. Anwendung an der Schleimhaut, für Instrumente, zur Wasserdesinfektion.

OXIDATIONSMITTEL: Aktivsauerstoff: O abspaltende Präparate zur Flächendesinfektion. Ozon - zur Wasseraufbereitung, Kaliumpermanganat KMnO4 - Wundbehandlung, Wasserstoffperoxid = H_2O_2. Letzteres früher zur Wundbehandlung, aktuell noch zur Reinigung geeignet.

3.2.2 Anorganische Substanzen

HALOGENE („Salzbildner"): Jod, Chlor, Chlorkalk, Chloramin T. Fast lückenlose und schnelle Wirkung. Zur Anwendung am Menschen, Chlor zur Wasserdesinfektion etc.

SÄUREN und LAUGEN: Zitronensäure / Natronlauge. Sie zerstören Mikroorganismen inkl. dem Desinfektionsgut. Werden in speziellen maschinellen Verfahren, nach bester Vorreinigung und erhöhter Temperatur, zur Desinfektion eingesetzt. Zur Desinfektion sind sehr hohe Konzentrationen notwendig.

METALLE und METALLSALZE: Silber, Kupfer, Messing, Quecksilber. Silber-Sulfadiazin in Salben, zur antimikrobiellen Imprägnierung von Kathetern etc. Auf Türklinken etc., die aus Messing oder Kupfer sind, sterben besonders gramnegative Keime leichter ab.

3.3 Anwendungsverfahren

Chemische, chemo-thermische und physikalische Anwendungen.

3.3.1 Wischen / Scheuern

Präparatverteilung z.B. mit Einwegwischtuch aus einem Feuchttuchspendessystem. Vorteil gegenüber dem Sprühen: Die Verunreinigung wird nicht nur aufgeweicht, sondern mechanisch entfernt, keine Aerosolbelastung.

3.3.2 Sprühen

Wenn möglich darauf verzichten: Kleinste Tröpfchen können in die Atemwege von Menschen und Tiere gelangen. Sprühen alleine entbehrt der mechanischen Schmutzabreibung.

Mikroorganismen befinden sich in, auf und unter dem Schmutz! Deswegen muss eine mechanische Komponente zur Reinigung eingesetzt werden, auch bei gleichzeitiger Desinfektion.

3.3.3 Eintauchen

Anwendung z.B. in Instrumentenwannen, Ultraschallbecken. Die Medizinprodukte (Pinzetten, Scheren, Nierentassen, OP-Instrumentarien, ...) müssen die gesamte Einwirkzeit (EWZ) in der chemischen Lösung verbleiben.

Medizinprodukte (MP), z.B. Instrumente, werden vollständig mit der Lösung benetzt, außen und innen. Lufteinschlüsse vermeiden.

3.3.4 Maschinelle Aufbereitung

Geeignete Reinigungs- Desinfektionsgeräte (= RDG, auch RDA oder RDM genannt), stehen Vielerorts, auch dezentral, zur Verfügung, z.B. die Steckbeckenspüle (= RDG-S). Hier erfolgt die Keimabtötung ausschließlich thermisch, die Reinigung wird manchmal chemisch unterstützt. Vielfältig sind die Beladewagen für die Dekontaminationsautomaten = RDG. Endoskope werden maschinell chemo-thermisch im RDG-E desinfiziert. In zentralen Aufbereitungsanlagen (ZSVG) oder bei Firmen, welche die Geräteversorgung extern vornehmen, wird u.a. mit Tunnelwaschstraßen gearbeitet. Weitere Aufbereitungsmaschinen:

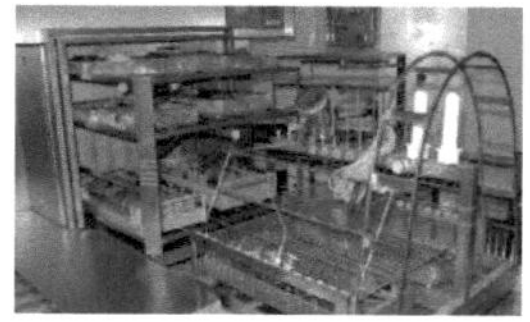

ABB. 27 RDG: TAKTBANDANLAGE IM OP-BEREICH

Industriewaschmaschinen, Bettgestelldekontaminationsanlagen usw.

Maschinelle Aufbereitung ist der Eintauchdesinfektion vorzuziehen.

Physikalische Verfahren:
Pasteurisieren (Teildesinfektion von z.B. Milch: 85°C/10 min), Verbrennen (Abfall), Abflammen (Labor - Bunsenbrenner), Auskochen (100°C/15 min - nur zur Desinfektion), UV-Licht (u.a. für Wasser / Abwasser), Heißluft-(Laborglas) und Dampfdesinfektion (z.B. die Matratzenaufbereitung: 105°C).

3.4 Begriffserklärungen zur Reinigung / Desinfektion

Auch für den für den Umgang mit Gebrauchslösungen.

3.4.1 Eiweißfehler

Eiweißfehler heißt, dass ein Teil des Desinfektionsmittels „nutzlos verloren geht", weil es sich an Proteine bindet.

Es kommt in der Gebrauchslösung unter der Belastung von Eiweiß (Blut, Sekrete, Faezes usw.) zu einer Wirkungsminderung, die bei Aldehyden, Tensiden und Halogenen am höchsten ist.

Deswegen immer vor der Zubereitung einer Gebrauchslösung eine Reinigung / Desinfektion des Behältnisses vornehmen (Details dazu im Kapitel „manuelle Instrumentenaufbereitung") und dabei auf den Personalschutz achten (bei Verletzung: Infektionsgefahr). Im Seuchenfall immer vorher desinfizieren (http://www.infektionsnetz.at/test/index_1.htm).

3.4.2 Seifenfehler

Ein Seifenfehler tritt auf, wenn zwei nicht kompatible (verträgliche) Präparate miteinander vermischt werden und dadurch die desinfizierende Wirkung vermindert oder aufgehoben wird. Unterschiedliche Erzeugnisse dürfen nicht zusammengemischt werden, außer es ist lt. Produktbeschreibung erlaubt.

3.4.3 Standzeit

Die Standzeit (Haltbarkeit) selbst zubereiteter bzw. gezapfter Gebrauchslösung (in Anwenderkonzentration) ist, produktspezifisch, unterschiedlich. Herstellerangaben an den Gebinden (z.B. Flaschen) bzw. am Desinfektionsmittelplan beachten.

NACH Standzeitende ist die Keimabtötung, auch wenn optische Sauberkeit erreicht wurde, unsicher.

3.4.3.1 Vorgang bei der Aufbereitung von Behältnissen für nicht sterile Flüssigkeiten:

Mitentscheidend für die Haltbarkeit der selbst zubereiteten Lösung ist die vorhergehende reinigende Desinfektion des Behälters (Kübel, Wanne, Becken, Flasche, ...). Wenn dafür kein RDG genützt werden kann ist das Behältnis:
1. mit heißem Wasser (inkl. Deckel) gut abzuwaschen, 2. zu trocknen, 3. durch gründliches Wischen zu desinfizieren - EWZ einhalten, 4. erneute Befüllung.

Eine Lösung ist sofort zu erneuern bei: Außergewöhnlichem Geruch, starker optischer Verschmutzung, Auftreten von Schmutzpartikeln.
Etikettierung des Lösungsbehälters mit Angabe von: Produkt, Konzentration, Datum, Uhrzeit.

3.4.4 Einwirkzeit

Die Einwirkzeit (EWZ) beschreibt die Zeit der Keimabtötung. Voraussetzung: Die Chemikalie muss bis zum Medizinprodukt durchdringen. Starke Anschmutzungen sind hinderlich. Je höher die Konzentration, desto geringer die Einwirkzeit. Die ausschließliche Verwendung von Reinigungsmittel ist effektiver als s.g. Desinfektionsreiniger.

Dazu gibt es (geprüfte) Angaben des Herstellers. Rechnen Sie bei einer gewünschten Einwirkzeitverkürzung nicht selbst die Konzentration aus!

Innerhalb der ersten fünf bis zehn Minuten wird ein Großteil der Keime abgetötet. Bei HBV oder TBC etc. gelten ev. verlängerte EWZ etc.

3.4.5 Desinfektionsmittelplan

Nur die Produkte verwenden, die auch am Plan stehen. Der Desinfektionsmittelplan (DM-Plan) soll sich übersichtlich am Arbeitsplatz befinden.

Inhalte des DM-Planes: Gegenstand: Flächen - Instrumente - Hände ... / Verfahren: eintauchen - wischen ... / Durchführungsfrequenz / Produkt / Konzentration / Einwirkzeit / Standzeit. Planersteller / Kontrollen.

3.4.6 Hygieneplan

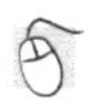

pdf_Kap5-ReinDesSter_3.4.6-Hygieneplan OP

Darstellung von Richtlinien für Einsatzfelder an der Abteilung zur hygienischen Arbeitsweise, ggf. auch der verwendeten Desinfektionsmittel.

Rubriken des Hygieneplans: Wie HÄUFIG (z.B. jeden 1. Montag im Monat) wird an welchem GEGENSTAND (z.B. Rollator, Hände-Desinfektionsmittel-Spender), WAS - und ggf. von WEM - getan. Dazu eine Rubrik für Durchführungsdatum und Handzeichen.

3.5 Volumsberechnungen von Gebrauchslösungen

Hilfreich sind dazu Tabellen. Einfache Rechenvorgänge sollten Sie beherrschen und im Umgang mit Dezimalstellen sicher sein.

Zur Erinnerung: 1 Liter: = 10 dl = 100 cl = 1000 ml
1% von 100 ml sind 1 ml
1% von 1000 ml sind 10 ml
Arbbl_Kap5-ReinDesSter_3.5-Konzentratberechnungen 

Umrechnungsübung

6,5 l	= .... ml	0,27 dl	= .... ml
3,5 cl	= .... ml	31,4 ml	= cl
76 ml	= .... dl	350,0 cl	= l

BEISPIEL: Sie wollen 2 Liter (= 2.000 ml) einer 1%igen Lösung herstellen.

Kopfrechnung:	1% von	1000 ml =	10 ml
	daher ist 1% von	2000 ml =	20 ml

Schlussrechnung:	100%	2000 ml
	1%	?
	(1 x 2000) : 100 = 20 ml	

Bei einer 1%igen Lösung mit 2 Liter Gesamtvolumen beträgt die Wassermenge 2.980 ml, weil 20 ml Konzentrat (= 1%) zudosiert werden.

DOSIER TABELLE

[illegible]	0,25%	0,5 %	0,75 %	1,0 %	2,0 %	3,0 %	4,0 %	5,0 %	6,0 %	10,0 %
1 Liter	2,5 ml	5 ml	7,5 ml	10 ml	20 ml	30 ml	40 ml	50 ml	60 ml	100 ml
2 Liter	5 ml	10 ml	15 ml	20 ml	40 ml	60 ml	80 ml	100 ml	120 ml	200 ml
3 Liter	7,5 ml	15 ml	22,5 ml	30 ml	60 ml	90 ml	120 ml	150 ml	180 ml	300 ml
4 Liter	10 ml	20 ml	30 ml	40 ml	80 ml	120 ml	160 ml	200 ml	240 ml	400 ml
5 Liter	12,5 ml	25 ml	37,5 ml	50 ml	100 ml	150 ml	200 ml	250 ml	300 ml	500 ml
6 Liter	15 ml	30 ml	45 ml	60 ml	120 ml	180 ml	240 ml	300 ml	360 ml	600 ml
7 Liter	17,5 ml	35 ml	52,5 ml	70 ml	140 ml	210 ml	280 ml	350 ml	420 ml	700 ml
8 Liter	20 ml	40 ml	60 ml	80 ml	160 ml	240 ml	320 ml	400 ml	480 ml	800 ml
9 Liter	22,5 ml	45 ml	67,5 ml	90 ml	180 ml	270 ml	360 ml	450 ml	540 ml	900 ml
10 Liter	25 ml	50 ml	75 ml	100 ml	200 ml	300 ml	400 ml	500 ml	600 ml	1,0 Lit

ABB. 28 DOSIERTABELLE

3.6 Gebrauchslösung für Reinigung / Desinfektion

Vorzugsweise wird sie, wenn kein Fertigprodukt zur Verfügung steht, aus einer, wenn möglich dezentralen, Desinfektionsmittelzumischanlage gezapft. Alternativ müssen die Gebrauchslösungen manuell zubereitet werde, nachdem Sie das notwendige Verhältnis von Wasser / Konzentrat berechnet haben.

3.6.1 Dosierhilfsmittel

Messbecher / Spritze, bei Folgendem muss die Füllmenge bekannt sein: Dosierungspumpe / Schüttdosierer / Dosierkappe.

Kleine Packungen (Säckchen) mit Pulver oder flüssigem Konzentrat, meistens für eine Kübelfüllung (i.d.R. acht Liter), können nach Entleerung zur Produktinfo in die Lösung gelegt werden. Herstellerinfo lesen: Manche Konzentrate wirken (reinigen) besonders intensiv während des Auflösens, andere müssen vollständig aufgelöst sein, um Konzentrationsinseln zu vemeiden.

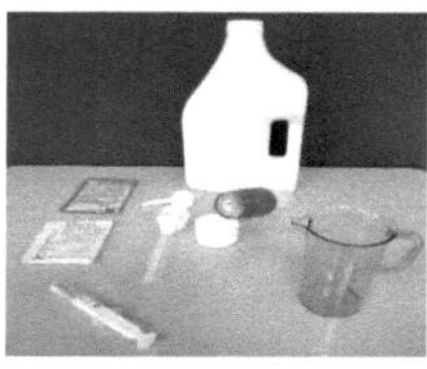

Abb. 29 DM-Säckchen: Pulver / flüssiges Konzentrat. Dosierhilfsmittel: Pumpe, Schüttdosierer, Verschlusskappe, Spritze, Messbecher

3.6.2 Lösungsherstellung: Reihenfolge

*Desinfektionszumischanlagen sind bevorzugt zu verwenden, um GENAU, SCHNELL und OHNE KONZENTRATIONSKONTAKT die notwendige Menge zapfen zu können. Dabei die **MINDEST-ENTNAHME-MENGE** beachten!*

1. Gereinigtes und desinfiziertes Behältnis.
2. Kaltes Wasser einrinnen lassen. Das Gesamtvolumen setzt sich aus dem Wasservolumen plus der Konzentratmenge zusammen. Entweder bei der Wasserbefüllung in einem Behältniss das Konzentratvolumen vorher abziehen, oder die Gesamtwassermenge einfüllen und danach mit einem Messbehältnis jene Wassermemge entnehmen, die anschließend durch das Konzentrat zugeführt wird.

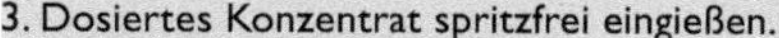

3. Dosiertes Konzentrat spritzfrei eingießen.
4. Behälter schließen.
5. Etikettierungs-Info: Produkt, % , Datum, Zeit.

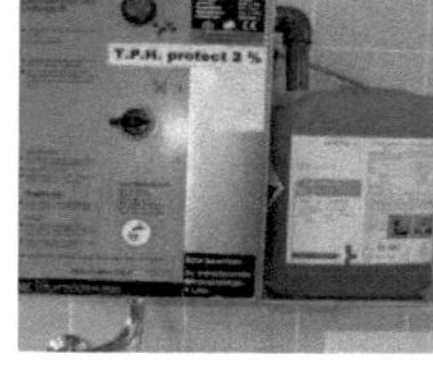

Abb. 30 Desinfektionszumischanlage

3.7 KONTAKTFLÄCHENREINIGUNG und -DESINFEKTION

Zur Hospitalismusprophylaxe genügt bei der Kontaktflächenaufbereitung eine meist geringe Konzentration, was aus ökologischen und ökonomischen Gründen nicht unwesentlich ist, bis hin zur ausschließlichen Reinigung. Ungezielte Anwendung von DM könnte ein falsches Sicherheitsgefühl vermitteln.

3.7.1 Nur Reinigung

Wenn lediglich Staub und Verunreinigungen entfernt werden sollen, genügt die staubbindende Feuchtreinigung, so es sich um Bereiche mit geringem Infektionsrisiko handelt.
Patient*innenFERN = reinigen: An Heizkörpern, Türen, Fensterbank, usw.
Patient*innenNAH = desinfizieren: Flächenaufbereitung von Betten, Nachtkästchen usw. Tägliche Maßnahme ist obligat.

> Eigene Beobachtungen zeigen, dass vom Personal in diesem Zusammenhang nicht immer unterschieden wird, ob die betroffene Person einer Infektionswahrscheinlichkeit unterliegt!

3.7.2 Laufende Desinfektion = desinfizierende Reinigung

I.d.R. werden Kombinationspräparate (Reinigung inkl. Desinfektion) eingesetzt. Z.B. an Arbeitsflächen für die Medikamentenvorbereitung, am Verbandwagen, an div. Pflege- und Untersuchungsmaterialien, Hilfsmittel für die Positionsunterstützung, Betten mit Zubehör, Nachtkästchen etc. Unmittelbar vor bzw. nach Benützung des Materials, respektive nach einem „Pflegedurchgang". Mindestens täglich in unreinen Räumen: Dusche, Waschbecken, WC, Ausguss usw. desinfizieren. Außerdem bei Patient*innen und Heimbewohner*innen mit z.B. Gefäßkatheter / Harnkathetern (weil sie eine s.g. „Keimschiene" darstellen), Wunden, bei respiratorischen Problemen, Dispositionen bzw. bei allgemeiner Abwehrschwäche: z.B. onkologische Problemen, Diabetes Mellitus.
Lt. DGHK (2008) können Unterdosierungen oder nicht sicher aufbereitete Reinigungsutensilien „entweder gar keine Wirkung" mehr vermitteln, oder die Mikrobenabtötung dauert zu lange. Dadurch würde die Infektionskette nicht unterbrochen werden ... deshalb kommt sie auch bei der **Abschlussreinigung** vor.

3.7.3 Gezielte Desinfektion, z.B. bei Infektionskrankheiten

Durchführung nach Verschmutzung mit Ausscheidungen, Blut etc, bzw. Kontamination, und immer dann, wenn Pflege-, Therapie- oder diagnostische Maßnahmen zu hoher Kontamination führen würden.

> „Für eine erfolgreiche Desinfektion ist die Einhaltung der ... Konzentrations-Zeit-Relation erforderlich. Vor allem für die Desinfektion an Flächen, die bei rasch aufeinanderfolgenden Eingriffen am Patienten bzw. Verrich-

tungen zu Infektionsquellen werden können (z.B. Arbeitsflächen, OP-Tische, Toilettenstühle), ist es notwendig, schnell wirkende Verfahren einzusetzen" (DGKH, 2008, 422-423).

„Virusinaktivierung mit vernebelter Peressigsäure" (Gregersen, 2013, S. 238): Sie erwies sich als einfache und robuste Methode. „Hoher Titer sehr stabiler Viren wurde auch an sehr schwer zugänglichen Stellen zuverlässig inaktiviert." Reinigung grober Verschmutzung ist grundsätzlich unentbehrlich, auch in Hinsicht auf Parvorviren.

3.7.4 Schlussdesinfektion

Wischdesinfektion aller Flächen, auch der Einrichtungen eines Wohnraumes, Krankenzimmers, Nassbereiches, einer Ambulanz etc.

Bei Entlassung, Verlegung, Todesfall infektiöser Patient*innen, oder nach Anwesenheit von erkrankten Personen mit resistenten Keimen (MRSA ...).

Die Raumdesinfektion erfolgt i.d.R. nur im Seuchenfall. Nur von befugter Stelle, dem Amtsarzt, wird bei Bedarf ein „Desinfektor" gerufen, der mit Formaldehyd arbeitet.

3.7.5 Ausgewählte Beispiele

BETTENAUFBEREITUNG, auch in einer Zentralstelle – dort maschinell empfohlen. Inklusive Polster und Decken; ein Waschen derselben ist nur bei optischer Verschmutzung notwendig. Bettenaufbereitung alternativ durch Wischen der Flächen auch aller Bettzubehörteile an der Abteilung – dabei auf körperschonendes Arbeiten achten (Betthöhe passend zur Körpergröße einstellen). Ein Infektionsrisiko durch zuvor entlassene Patient*innen darf sich durch das Bett nicht ergeben (HICPAC Kategorie IB). Bei MRSA etc. muss nach Ernst (2007) täglich nach der antiseptischen Waschung die Bettwäsche gewechselt und eine Flächenwischdesinfektion durchgeführt werden; Staubentwicklung dabei minimieren.

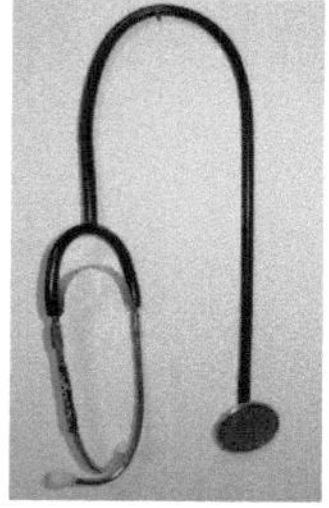

ABB. 31
STHETOSKOP

KLEINGERÄTE, Z.B. BLUTDRUCKMANSCHETTE, STETHOSKOP - Membran und Oliven. Letztere müssen vor dem erneuten „am Ohr ansetzen" frei von DM-Rückständen sein. Die Membran von 355 Stethoskopen war bei 234 Stück mit zwei Bakterienarten besiedelt, zu 85% war die Membran mit nicht oder schwach pathogenen Bakterien kolonisiert. Die Studie bestätigte, dass Keime möglicherweise auf andere Patient*innen übertragen werden könnten

(Bernard, 1999). In einem Kinderkrankenhaus wurden 9,5% Staphylococcus aureus und 21% von verschiedenen gram-neg. Erregern an der Membran gefunden. In einem Amerikanischen Krankenhaus war die Häufigkeit der Kontamination mit MRSA umso höher, je länger das Stethoskop nicht desinfiziert wurde. Zur Membranbehandlung wurde einerseits ein Händedesinfektionsmittel verwendet, versus spezielle Wischtüchlein. Letztere hatten signifikantere Vorteile. Empfehlung für die Intensivstation: Wischdesinfektion einmal pro Dienstschicht, an allgemeinen Bettenstationen: Vor und nach dem Dienst (Panknin, 2011).

EDV-KOMPONENTEN: Spritzwasserschutz an Tablet-PC, Tastaturen und PC-Mäuse. Sie sind - u.a. bei der elektronischen Pflege-Dokumentation - ein fixer Bestandteil der Ausrüstung geworden. Lt. Karner und Aspöck (2011, S. IV) sind vor allem im patient*innennahen Bereich, Intensiv und OP, EDV-Komponenten häufig besiedelt. Lt der Originalarbeit: „Ist eine Schnelldesinfektion von mobilen elektronischen Geräten ohne Schäden möglich?“ wird lt. Bloß et al. (2013): Wenn ein passendes Produkt mit niedrigalkoholischer Zusammensetzung verwendet wird, ist eine Schnelldesinfektion alkoholempfindlicher Oberflächen, z.B. Smartphons, Touchscreens, Displays, Flachbildschirme, Mobiltelefone etc. schonend möglich.

3.7.6 Bodenaufbereitung

Böden tragen nicht zum Anstieg der nosokomialen Infektionen bei und werden daher nur gereinigt. Das gilt für die Bettenstationen in einem Krankenhaus, in Senioren- Wohn- und Pflegeheimen.

Desinfiziert werden die Böden in Risikobereichen, z.B. Intensivstationen, OP etc. Zusätzlich auch dort, wo sich Patient*innen und Heimbewohner*innen mit einer MRSA Infektion befinden, und dort, wo es, z.B. bei Inkontinenz, zur Kontamination des Bodens kommen kann.

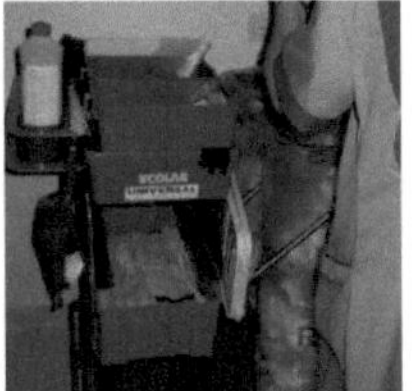

ABB. 32 BODENAUFBEREITUNG: EIN-EIMER-SYSTEM

Empfohlen wird die Einwegmoppmethode, die Ein-Eimer-Methode. Hierbei bleibt die Gebrauchslösung rein. Der Mopp muss regelmäßig abgeworfen, später sachgerecht wiederaufbereitet und trocken gelagert werden.
Bei der Zwei-Eimer-Methode, die nicht mehr empfohlen wird, ist auf regelmäßigen Wechsel der Wischflotte - nach 30m^2 Bodenfläche - zu achten.

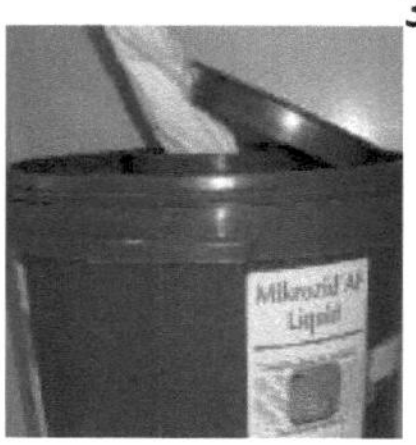

Abb. 33 Feuchttuch-spendersystem: Deckel immer gut verschliessen:

3.7.7 Praktische Durchführung bei der Kontakt-Flächenaufbereitung

- Einweghandschuhe tragen, oder – fallweise besser geeignet - Arbeitsgummihandschuhe
- Putzrichtung von „sauber" Richtung schmutzig
- der Scheuer-Wisch-Vorgang ist dem Sprühen vorzuziehen
- überschüssiges Produkt aufnehmen
- kein Nachwischen innerhalb der Einwirkzeit (Ausnahmen dort beachten, wo so behandelte Gegenstände mit der Schleimhaut in Berührung kommen können, z.B. durch ein Ablecken)
- Putztücher häufig erneuern oder wiederholt auswaschen
- Wischtücher nicht außerhalb einer Gebrauchslösung lagern
- farbig unterschiedliche Tücher für spezielle Einsatzbereiche

Bei der Flächenbehandlung von unbelebter Materie sterben innerhalb der Einwirkzeiten auch nach dem Trocknen die Keime ab. Vorausgesetzt, die Verschmutzungen wurden vollständig entfernt.

Feuchttuchspendessystem (Einmaltuchspendereimer, ...) können vermehrt zum Putzen motivieren. Auf die Zulassung der ÖGHMP, das Expertisenverzeichnis, achten. Längere Standzeiten als 28 Tage von Wischtüchern in Vortränksystemen erfordert eine Überprüfung auf die Wirksamkeit (VAH, 2013). Deswegen nach 28 Tagen: Erneuerung.
Bag-in-box-System: Die getränkten Wischtücher werden mit dem Beutel in den Überbehälter gestellt. Mikrobiologische Untersuchungen ergaben keinerlei Keimwachstum. Auch konnte durch Gewichtsmessung am einzelnen Wischtuch nachgewiesen werden, dass es zu keiner Verdunstung gekommen war. D.h, es bestand eine aufrechte und ausreichende Feuchtigkeit des Tuches mit dem Desinfektionsmittel für die zu bearbeitende Fläche. Letzteres kann durchaus ein Problem sein, besonders wenn vergessen wird, den Behälter jedes Mal sorgsam zu verschließen (Parohl, 2016) – was nicht selten beobachtet wird!

Im Kapitel IV „Antiseptika" wurde bereits Folghendes beschrieben:
„Epidemiologischen Bulletin" des RKI vom 23.5.2016: „Zu spezifischen Fragen bezüglich Rekonstitution, Zubereitung und Applikation von Antiseptika und Infusionslösungen sowie zur Hautantiseptik." Probleme bzgl. mikrobieller Kontamination stellen auch die Spendersysteme für Desinfektionstücher dar – die fallweise kontaminiert sind. Beachte auch das beim Thema: 3.4.3.1 Geschriebene!

ÖGHMP = Österr. Gesellschaft für Hygiene, Mikrobiologie und Präventivmedizin: http://expertisen.oeghmp.at/

3.7.8 Desinfektion im Haushalt

Routinemäßig eingesetzt sind Desinfektionsmaßnahmen in der häuslichen Umgebung grundsätzlich abzulehnen. Folgendes nach Kampf, Dettenkofer (2011, 8-11). Für die Händedesinfektion (HD) gibt es im Anlassfall viele Anwendungsnotwendigkeiten, was im Kapitel III beschrieben wird.

Empfohlen ist eine gezielte Flächendesinfektion bei Infektionskrankheiten, wenn durch Erbrochenes, Atemwegssekrete oder durch Niesen und Husten eine teilweise hochgradige Kontamination verursacht wird.

Infektionserreger überleben teilweise monatelang. Einfache Haushaltsreiniger reduzieren die Keime nur gering, daher ist eine gezielte Desinfektion dort sinnvoll, wo Hände Krankheitserreger aufnehmen und verbreiten könnten. Feuchttuchspendessysteme werden empfohlen. Auf Schutzmaßnahmen sollen die im Haushalt Tätigen hingewiesen weden. Keinen Nutzen bringt die Desinfektion an WC-innenseite und Fußboden.

Lt. Bockmühl (2011, 12-18) ist Hypochlorit Bestandteil vieler beworbener Produkte. Eine schädigende Wirkung auf die Atmungsorgane ist bekannt, andererseits ist es „eines der am besten wirksamen Desinfektionsmittel für den häuslichen Gebrauch, dessen Nutzen gerade bei ernst zu nehmenden Infektionsrisiken diese Nachteile aufzuwiegen vermag."

Haushaltswaschmaschine: Sehr wichtig sind in haushaltsüblichen Reinigungsmitteln die QAV (siehe auch im Kapitel: 3.2.1), die gute Wirksamkeit in sehr geringen Konzentrationen haben. Bzgl. Waschmaschine: Wegen Kompatibilitätsproblemen mit anionischen Tensiden erst in den Nachspülgang geben. Bei dezidiertem Infektionsrisiko ist die Nutzung von Bioziden durchaus sinnvoll. Eine ausschließlich tensidbasierte Reinigung genügt dann nicht. Im Gegenteil, diese kann durchaus auch „... zur Verbreitung von Pathogenen beitragen".

3.8 Instrumentenaufbereitung

Instrumentenkreislauf: "KLEIN" = Vorreinigung, ggf. Entsorgung, Reinigung, Desinfektion, Funktionsprüfung, Freigabe und Dokumentation.

"GROSS" = zusätzlich: Verpackung und Kennzeichnung Sterilisation, Freigabe und Dokumentation. Lagerung. Der Aufbereitungsprozess muss validiert, der Erfolg nachvollziehbar und reproduzierbar sein; Es müssen „saubere, desinfizierte bzw. sterile Produkte" für die Anwender vorliegen (Aspöck, 2011, 1-4).

Einmalmaterial darf nicht wiederaufbereitet werden.

Medizinprodukte (MP) werden bzgl. ihrem Anwendungsbereich am Organismus (Menschen) in drei Kategorien eingeteilt: unkritisch, semikritisch, kritisch - siehe Kapitel 1.3.2.

Die Aufbereitung von Medizinprodukten soll bevorzugt thermisch im RDG erfolgen – das Einlegen in chemische Desinfektionsmittel („Tauchbad") sollte die Ausnahme darstellen (Suchomel, 2014).

3.8.1 Aufbereitungszyklus der Medizinprodukte (MP): Nach der Verwendung bis zur erneuten Bereitstellung

Beim Aufbereitungszyklus von MP auf die Reihenfolge achten.

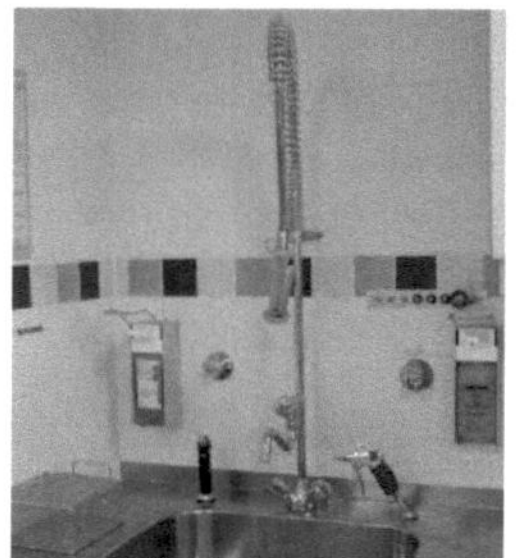

Abb. 34 Instrumentenbecken mit Brause, 'Pistolen' für Wasser und Druckluft, Eurospender für Seife und HD-Mittel

- Entsorgung (unmittelbar nach Gebrauch): trocken oder nass
- MP nicht in Kochsalz liegen lassen: Gefahr derLochkorrosion
- Vorbehandlung / Reinigung
- Abschlussdesinfektion (bevorzug maschinell)
- Klarspülung (im RDG automatisiert)
- Trocknung (erfolgt fast vollständig im RDG)
- Kontrolle auf Sauberkeit
- Pflege, Funktionsprüfung, Sortierung
- kontaminations- / staubgeschützte Lagerung bzw.
- Verpackung und
- Sterilisation
- geschützte Lagerung

3.8.2 Materialbehandlung von MP

Die Elimination von Schmutz und Mikroben muss bei möglichst geringer Verletzungsgefahr für die Betreiber erfolgen. Gleichzeitig ist zu garantieren, dass auch schwer zugängliche Stellen - verwinkelte, enge Bereiche, Hohlräume - so aufbereitet werden, dass sie keine Gefahr bei neuerlicher Anwendung darstellen. Bei der Wiederaufbereitung (WA) von Metall und anderen hochwertigen Instrumenten hat die Zusammensetzung des Leitungswassers (Gefahr von Lochkorrosion), die Vermeidung von Wasserflecken (Nachspülung mit vollentsalztem -VE- Wasser) große Bedeutung. Nach guter Trocknung erfolgt die Pflege der Instrumente (für Gelenksbereiche Paraffinöl – Spray einsetzen), anschließend Funktionskontrolle.

Vorzugsweise soll die Wiederaufbereitung von Medizinprodukten maschinell - wenn möglich thermisch - erfolgen.

3.8.3 Entsorgung nach Verwendung von Medizinprodukten

... erfolgt direkt dort, wo die Patientin, der Patient versorgt wird.

SCHUTZ soll gewährleistet werden für:

- das Personal: Verletzungs-, Infektionsgefahr
- Patient*innen: Zweifelsfreie Maßnahme setzen, damit immer erkannt wird, dass das MP verwendet wurde
- die Medizinprodukte: bzgl. Oberflächenvergütung, Mechanik
- die Umgebung: Kontaminations-, Anschmutzungsvermeidung
- Finanzen: Verlust durch irrtümliche Vernichtung im Abfall vermeiden.

Deswegen nach Möglichkeit: Medizinprodukte (Pinzetten, Nierentassen, OP-Instrumente ...) nach Gebrauch ehest in ein RDG einlegen. Alternativ in eine Instrumentenwanne – was primär nicht empfohlen wird.

Medizinprodukte die keine optische Verschmutzung aufweisen können in einer Instrumentenwanne o.ä. (Nierentasse) „TROCKEN ENTSORGT" werden – oder sofort im RDG. Optisch verschmutzte MP kommen i.d.R. in die „NASSENTSORGUNGS"-Wanne. Bzw. sofort in ein RDG oder zur Vorbehandlung in ein Ultraschallbad. Außer sie müssen durch händische Reinigung mittels Druckstrahl, Bürsten etc. von optischer Verschmutzung befreit werden (dabei Selbstschutzmaßnahmen, inkl. Gesichtsschutz, einsetzen). Vor dem gezielten Abwurf Entfernung von organischen Verschmutzungen (Gewebe, Faezes ...) durch Tücher bzw. Zellstoff. MP nicht in Kochsalz-feuchter Umgebung belassen – Gefahr der Lochkorrosion.

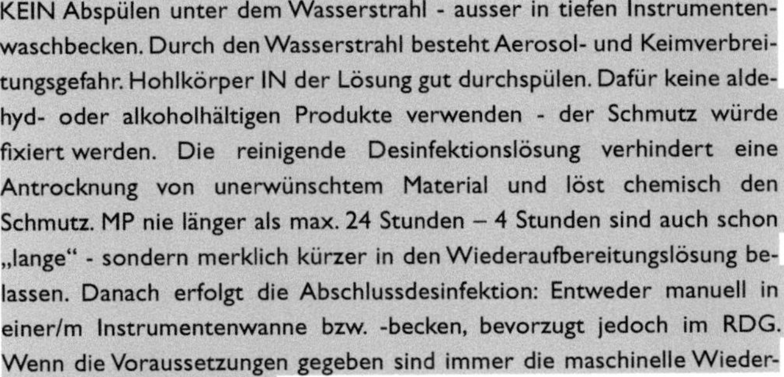

KEIN Abspülen unter dem Wasserstrahl - ausser in tiefen Instrumentenwaschbecken. Durch den Wasserstrahl besteht Aerosol- und Keimverbreitungsgefahr. Hohlkörper IN der Lösung gut durchspülen. Dafür keine aldehyd- oder alkoholhältigen Produkte verwenden - der Schmutz würde fixiert werden. Die reinigende Desinfektionslösung verhindert eine Antrocknung von unerwünschtem Material und löst chemisch den Schmutz. MP nie länger als max. 24 Stunden – 4 Stunden sind auch schon „lange" - sondern merklich kürzer in den Wiederaufbereitungslösung belassen. Danach erfolgt die Abschlussdesinfektion: Entweder manuell in einer/m Instrumentenwanne bzw. -becken, bevorzugt jedoch im RDG. Wenn die Voraussetzungen gegeben sind immer die maschinelle Wiederaufbereitung durchführen!

3.8.4 Abschlussdesinfektion MANUELL

Prinzipiell gelten bei der manuellen Abschlussdesinfektion auch Aspekte der „Nassentsorgung“.

- MP mit Handschuhen spritzfrei in die noch intakte Lösung geben.
- Alle Teile mit der Lösung vollständig bedecken.
- Englumige Teile, z.B. Schläuche und Hohlkörper, mit der Lösung blasenfrei füllen: eine Spritze ist dabei hilfreich.
- Scheren, Klemmen, Ventile etc. öffnen.
- Die EWZ einhalten. Fest haftender Schmutz schützt die Mikroben vor der Abtötung. Ggf. IN der Lösung (sonst Spritzkontaminationsgefahr) mit einer Kunststoff-Bürste arbeiten.
- Die EWZ für alle in der Lösung befindlichen Gegenstände beginnt dann, wenn das letzte Medizinprodukt in die Gebrauchslösung gelegt wurde.
- MP nicht zu lange in der Lösung belassen (EWZ einhalten, z.B. nach 4 Stunden, spätestens nach 24 Stunden das MP heraus nehmen).
- Die Lösung möglichst „sauber“ halten und bei außergewöhnlicher Verschmutzung oder bei Standzeitende erneuern.
- Kontrolle der MP auf Sauberkeit nach Ende der EWZ. Sollten sich noch Verschmutzungen zeigen, sind diese ohne Spritzkontamination zu entfernen. Jetzt beginnt die gesamte EWZ erneut!
- Klarspülung danach, um DM-Reste zu entfernen.
- Weiter wie beim Thema 3.8.1 beschrieben

Nach Möglichkeit die Verwendung von Gebrauchslösungen vermeiden, weil: Sie ökologisch und ökonomisch mehr belasten als der Betrieb des RDG, Arbeit verursachen (bei Herstellung und Entsorgung), und: WER will die Lösung zeitgerecht erneuern, davor die Instrumentenwanne reinigen und desinfizieren?

3.9 MASCHINELLE Wiederaufbereitung

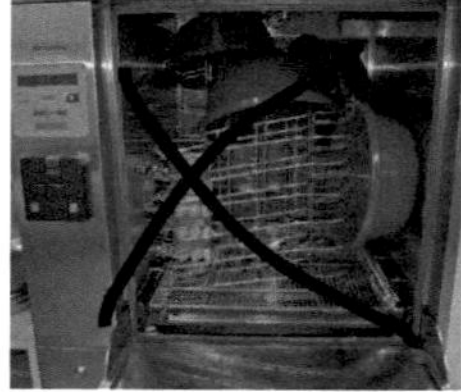

ABB. 35 RDG, BELADEWAGEN: **NICHT** KORREKT

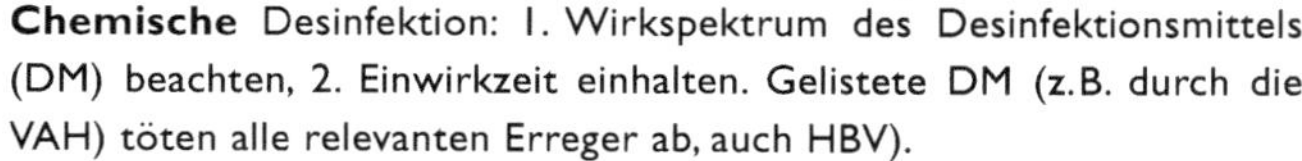

Chemische Desinfektion: 1. Wirkspektrum des Desinfektionsmittels (DM) beachten, 2. Einwirkzeit einhalten. Gelistete DM (z.B. durch die VAH) töten alle relevanten Erreger ab, auch HBV).

Thermische Desinfektion (soll bevorzugt verwendet werden) - in einem Reinigungs- Desinfektionsgerät (RDG) = Thermodesinfektor: Nach den Programmschritten (Reinigung, Neutralisation, Spülung) tötet heißes Wasser die Mikroben ab. Um zu gewährleisten, dass u.a. auch der HB-Virus eliminiert wird, sind die HALTEZEITEN wichtig, z.B.: <u>Temp./Zeit Relationen:</u>

95°C/1,6 min; 93°C /2,5min; 90°C /5min; 87°C /10min.

Alle RDG müssen regelmäßig und nach Reparaturen überprüft werden.

3.9.1 RDG-S: Für Steckbecken und Harnflaschen

Steckbeckenspüle (syn. Leibschüsselautomat, Steckbeckendekontaminationsgerät) für Steckbecken (syn. Leibschüsseln, Bettpfannen ...) und Harnflaschen müssen, wie alle anderen Gerätschaften für die Wiederaufbereitung, einmal jährlich geprüft werden, ob sie ausreichend reinigen und desinfizieren (Testanschmutzung, Temperaturmessung ....). Die RDG-S (Reinigungs- und Desinfektionsgerät für Steckbecken) arbeiten vollautomatisch. Ao Wert = 60 (siehe auch beim Thema 2.3.1). Die Programmwahl ist denkbar einfach, die Wiederaufbereitung erfolgt, je nach Temperatureinstellung, schnell.

Vorgang: 1. Öffnen der RDG-S Klappe (mit sauberer Hand) / 2. Harnflasche oder Steckbecken **INKLUSIVE** INHALT passgenau in die Haltevorrichtung stecken / 3. größere Papiermenge mit Handschuhen entnehmen und im „medizinischen" bzw. Rest-Abfall entsorgen / 4. Handschuh ausziehen / 5. Klappe schliessen (dabei entleeren sich die Ausscheidungen – kontaminationsgeschützt - selbsttätig!) / 6. RDG-S starten / 7. Hände desinfizieren.

Wenn keine spezifische Halterung vorhanden ist (die im RDG-S eingesetzt werden kann), dürfen weder Nierentassen, Harnkübel, Saugergläser oder Anderes eingelegt werden! Das RDG-S könnte beschädigt werden, die Klappe klemmen, der Reinigungs- bzw. Desinfektionserfolg ist fraglich.

3.9.2 Temperaturverträglichkleit der Medizinprodukte (MP) abklären; Temperaturen im RDG; Programmwahl

Thermolabile MP: bis 60°C = chemo-thermisches Programm, z.B. Atemmasken, diverse Kunststoffe.
Nach Möglichkeit soll das thermische Programm verwendet werden (= Resistenzstufe 2). Thermostabile MP: bis 90-93°C = thermisches Programm, z.B. Metallgegenstände.

3.9.3 Beladewagen: passenden auswählen

Wichtig: Kontaminationssicherer Transport gebrauchter Medizinprodukte zum RDG. Beladewagen für Anästhesieutensilien = Anästhesiewagen: mit vielen Düsen / Schlauchwagen: für z.B. Atemgas führende Schläuche / OP Wagen: für große Siebe / Wagen für OP Schuhe / Großkörbe für sperriges Material: kl. Waschschüsseln, Seifen- etc. Spender / Kleingerätesiebe mit Deckel.
Auf materialspezifische Desinfektion achten: Siehe Herstellerangaben.

3.9.4 Beladung / Beschickung" des RDG

- Selbstschutzmaßnahmen einhalten
- geeigneter Beladewagen - Temperaturbeständigkeit der MP beachten
- keine Abfälle einbringen
- stabiles Positionieren der MP
- Sifonbildung (Durchhängen) bei Schläuchen vermeiden
- Hohlkörper auf Düsen stecken (innenspülung): mit der Öffnung nach unten
- Ventile, Scheren etc. nur in geöffnetem Zustand einlegen
- Sprühschatten vermeiden
- Kleingerätesieb fallweise verwenden
- nicht überladen
- Trocknungszeit ev. zusätzliche einstellen

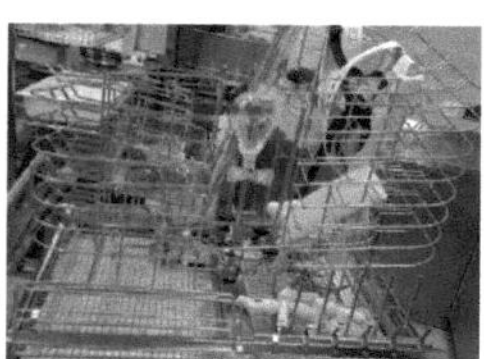

ABB. 36 RDG, AUFBEREITUNG VON MEDIZINPRODUKTEN

3.9.5 Nach Programmende des RDG

1. Maschinentüre einen Spalt öffnen, Dampf abziehen lassen (wenn nicht automatisiert geschehen)
2. später Maschinentüre ganz öffnen
3. jetzt Hände desinfizieren, Beladungswagen herausziehen
4. Kontrolle auf korrekte Position der MP - ggf. erneute Behandlung
5. Kontrolle auf Sauberkeit - ggf. erneute Behandlung

Weiter wie bei Thema 3.8.1 beschrieben. Rekontamination vermeiden.

Arbbl_Kap5-ReinDes_3.7-Gebrauchslsg,3.9-RDG_Lücktext

3.9.6 Lagerung desinfizierter Medizinprodukte

Staubgeschützt und sortiert, fallweise mit Schutzhauben abgedeckt, bzw. verpackt zur Sterilisation geben. Schläuche in belüftetem Schrank hängend lagern.

3.10 Endoskopaufbereitung

Das RKI hat 2002 in einem Zitat festgestellt, dass durch Endoskope und Zubehör KH-Keime übertragen werden können. Adäquate Reinigung und nachfolgende Desinfektion (Sterilisation) muss das verhindern, auch bzgl. einer Rekontamination vor Gebrauch. Personalschutz ist zu beachten. Die maschinelle Aufbereitung nach validiertem Verfahren ist lt. MPG zwingend. Alle heute verwendeten Endoskope (starre + flexible) müssen vollständig dicht sein, d.h. eingetaucht werden können. Gefordert ist:

STERILITÄT: Bei z.B. Thorako-, Laparo-, Mediastino- Arthroskopien etc. Thermolabile Geräte werden mit Ethylenoxid oder Formaldehyd behandelt; alternativ Einmalendoskope einsetzen.
NICHT STERIL: Für Gastrointestinaltrakt und Atemwege.

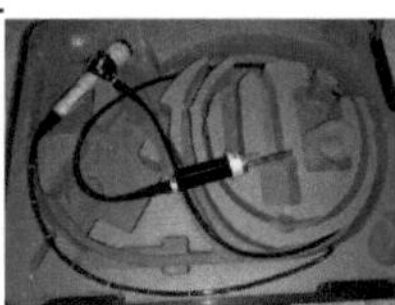

ABB. 37 BRONCHOSKOP

3.10.1 Chemo-thermische Desinfektion von flexiblen Endoskopen

Lit. von Aspöck (2007). Reinigungs- und Desinfektionsgeräte für Endoskope = RDG-E arbeiten mit dem chemo-thermischen Programm gemäß EN 15883-4. Nur bei defekten Endoskopen gibt es eine Ausnahme von der maschinellen Aufbereitung. Die Spülkanäle werden mit Enzymreiniger gefüllt und die EWZ abgewartet. Anschließend das Endoskop mit Wasser gründlich spülen. Wenn die Entfernung von belastender Verschmutzung (Blut, Sekrete) nicht vollständig erfolgt, kann eine erfolgreiche Desinfektion nicht erzielt werden, vor allem wenn peressigsäurehaltige DM zum Einsatz kommen (Wirkungsinaktivierung durch organisches Material). Lt. Martiny H. darf Peressigsäure nicht hierfür verwendet werden (Ulmer Symposium, 2015).

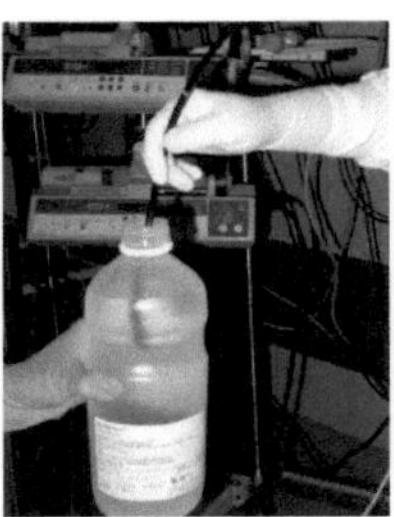

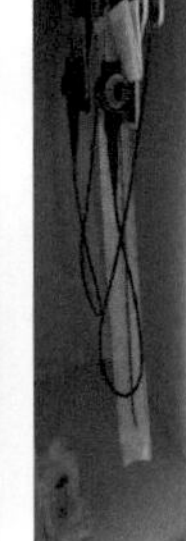

ABB. 38 + 39 ENDOSKOP LINKS: VORREINIGUNG MIT ENZYMREINIGER ODER WASSER. RECHTS: SCHUTZ NACH AUFBEREITUNG.

Bzgl. Duodenoskop - einer der problematischsten Aufbereitungsprozesse im Krankenhaus: Albarranhebel, Albarrankanal und die Distalklappe stellen besonders kritische Punkte dar (Berliner Workshop, 2015). In den kleinen Vertiefungen blieb in einem dokumentierten Fall mikrobiell belastende Flüssigkeiten und Zell-Debris zurück – nachdem die Aufbereitung erfolgt war! (Hauer, 2015).

Gründliche Reinigung ist die Grundlage, daher unmittelbar nach der Endoskopie durchführen, damit kein "Material" antrocknet. Äusserlich mit Einwegtuch abwischen, Kanäle gründlich mit ca. einem viertel Liter Enzymreiniger bzw. Wasser spülen, (kontaminationsgeschützte) Bürstenreinigung des Arbeitskanals.

Bei der maschinellen Wiederaufbereitung alle abnehmbaren Teile entfernen, Dichtigkeits- und Durchgängigkeitsprüfung geschehen in modernen RDG-E automatisch, sonst vorher mit einem Manometer händisch auf Dichtheit prüfen. Die RDG-E dokumentieren automatisch. Durch eine Verlängerung des Trockenprogrammes wird die Restfeuchte vermindert. Nach Gebrauch das Endoskop so aufheben, dass es zu keiner Rekontamination kommt: Bevorzugt hängend in einem Schrank ohne eingesetzte Ventile (zwecks besserer Durchlüftung).

ZUBEHÖR: Aufbereitet werden alle wiederverwendbaren Zusatzgeräte: Biopsiezangen, Schlingen etc., primär im desinfizierenden Ultraschallbad behandeln (mit alkalischen Reinigungslösungen, keine aldehydhalltigen Substanzen verwenden). Vor der Sterilisation im RDG (-E) weiter behandeln.
„Auch die Biofilm - Formation von Mikroorganismen, die in den Kanälen anhaften können, ist von Bedeutung“ Problematisch sind auch Restanhaftungen von Röntgenkontrastmittel (bei ERCP Untersuchung) (Shin et al. zitiert von Meyer E., 2013, S. 218).

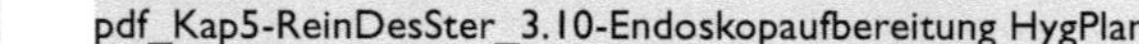
pdf_Kap5-ReinDesSter_3.10-Endoskopaufbereitung HygPlan

Auch im Falle einer Virushepatitis, Tuberkulose oder HIV-Infektion muss das Endoskop nicht sterilisiert werden, lt. Roth (2005), weil für jede Patient*in ein neu aufbereitetes Endoskop mit sterilem Zubehör verwendet werden muss. Bei Verdacht auf Creutzfeldt-Jakob-Erkrankung dürfen die Endoskope generell nicht wiederverwendet werden. Empfohlen wird, dass bei Verdacht von CJD die Aufbereitung mit 4-molarer Guanidinumthiocyanat-Lösung 2 x 30 Minuten mit anschließender Aufbereitung in einem thermischen Desinfektionsautomat erfolgt. Es gibt auch Bemerkungen, die in diesem Fall eine Wiederverwendung- und Aufbereitung ausschließen. In einer Arztpraxis wurde ein Gastroskop gefunden, das lediglich abgewischt und in den Kanälen nur mit Alkohol gespült war. Die Lagerung erfolgte offen neben dem Behandlungsplatz. Ebenso war lt. Enk (2005) in 17 von 39 besichtigten Praxen weder die ordnungsgemäße Durchführung noch die Notwendigkeit der Händehygiene bekannt.

PRIONENINAKTIVIERUNG bei Endoskopen- und Instrumentenaufbereitung: Herkömmliche Aufbereitung ist ungenügend. Autoklavenzeiten müssen unakzeptabel hoch verlängert werden. Prionen können in Natronlauge - EWZ eine Stunde - zerstört werden, die Lauge ist aber sehr materialbelastend. Empfohlen wird die Verwendung von prioneninaktivierenden Reinigern wegen ihrer reinigungsstarken Wirkung aufgrund Kombination aus Tensiden und weiteren Bestandteilen, wie z.B. Enzymen. Prionen werden abgelöst und inaktiviert, diese Methode kann „ ... zusätzlich auch die normalen Verunreinigungen wie Blut, Speichel, Schleim und Gewebereste besonders effektiv entfernen“ (Heeg, 2011, 263).

pdf_Kap5-ReinDesSter_3-Desinfektion_CJK-Richtlinie Wien
Arbbl_Kap5-ReinDesSter_3-ReinigungDesinfektion_AlleThemen-Version

1 + 2_StudierErfolgsKontr

Meyer E. (2013) weist in ihrem Beitrag auf die von HYGEA (Hygiene in der Gastroenterologie - Endoskop – Aufbereitung) erstellte Checkliste hin:

1. Manuelle Bürstenreinigung aller Endoskopkanäle, dann maschinelle Auf bereitung
2. Zur Endoskopschlussspülung immer desinfiziertes oder sterilfiltriertes Wasser bzw. Aqua dest. verwenden.
3. Endoskop vor Lagerung mit Druckluft vollständig trocknen.
4. Optikspülsystem arbeitstäglich desinfizieren oder sterilisieren und nur mit Sterilwasser befüllen.

3.11 Aufbereitung von Ultraschallsonden mit Schleimhautkontakt

Lt. der VAH (Hyg Med, 2018; 43 1-2, S. 22 ff). Einstufung als Medizinprodukt in der Kategorie semikritisch A, bzw. B, wenn es sich um Zusatzinstrumente für die Punktions- und Biopsieführung bei Transrektalsonden handelt bzw. immer auch dann, wenn Ultraschallsonden in natürliche Körperöffnungen eingeführt werden (z.B. Transvaginalsonden).

- Auf ein geeignetes Desinfektionsmittel achten.
- US-Sonden mit Biopsiekanal immer mechanisch vorreinigen.
- Gels für Ultraschallsonden können Kontaminationsquelle sein, daher Entnahme nur aus Originalgebinde (Gyn: Gefahr der HPV Übertra gung!)
- Aufbereitungsprozess: U.a. beachten, dass nur VAH-zertifizierte Tuchsysteme verwendet werden, wenn solcherart aus einer Spender box entnommen werden. Die Wischrichtung ist dann von proximal nach distal.
- TEE-Sonden: „Die sachgerechte Aufbereitung von TEE-Sonden ist ein ungelöstes Problem“ (Lit. siehe oben).
- Transrektale Sonden: „Parasiten und Wurmeier können durch Desinfektion nicht entfernt bzw. abgetötet werden. Sie werden durch sachgerecht durchgeführte Reinigung, also durch Wischen und ggf. Nachspülen mechanisch entfernt.“

4 Sterilisation

Steril: Frei von vermehrungsfähigen Keimen, bakterieller Sporen, Prionen

Sterilität bedeutet die Wahrscheinlichkeit des Vorhandenseins von einem Mikroorganismus pro 1.000.000 (10^{-6}) sterilisierter Güter = 1:1 Million.
- Sterilisiergut = Medizinprodukte (MP) ... vor der Sterilisation
- Sterilgut = MP, Instrumente nach der Sterilisation.

Sterilisationsziel = SAL 10^{-6} (SAL = sterility assurance level). Bei der Dekontamination soll die Keimzahlen soweit reduziert werden, dass vor der Sterilisation eine Keimbelastung resistenter Mikroorganismen von ± Null am Gut angenommen werden kann (D-Wert = 2,5 min. = Dezimaler Reduktionsfaktor – Maß für das Überlebensverhalten von Mikroben. Zeitintervall, in dem die überlebenden Mikroorganismen um jeweils eine Zehnerpotenz abnehmen). Um eine SAL von 10^{-6} zu erreichen, muss das Sterilisationsverfahren daher die Wirksamkeit einer Keimreduktion für hitzeresistente Mikroorganismen um 6 Zehnerpotenzen (= 6 log-Stufen) besitzen.

Maßnahmen vor Sterilisiergutverpackung: Werden noch verschmutze Medizinprodukte (z.B. Instrumente) sterilisiert, „verbrennen" die Proteine durch die große Hitze, wodurch das Instrument zerstört wird, weil sich diese Verunreinigung nicht mehr entfernen lassen.

Chargenzeit: Betriebszeit inklusive Aus- und Einladezeit.

Als Charge werden jene MP bezeichnet, die der Sterilisation unterzogen werden. Die dabei vergebene Chargen- oder Lot-Nummer wird dokumentiert und u.a. in Sterilgutversorgungszentren (ZSVG) digital erfasst.

Einflüsse auf den Sterilisationserfolg:

Ausgangsverkeimung / Verpackung / Beladung / Temperatur / Zeit.

Infobl_Kap5-ReinDesSter_4-Wiederaufbereitung von Einmalprodukten
pdf_Kap5-ReinDesSter_4-WA-Einmalprodukte_MP-Ethik
pdf_Kap5-ReinDesSter_4-Sterilisation_Validierung-Sattdampf_DGKH
pdf_Kap5-ReinDesSter_4-Sterilisation_Validierung-FO_DGKH

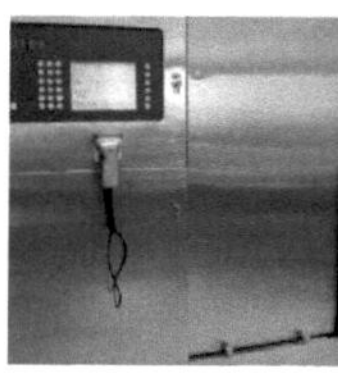

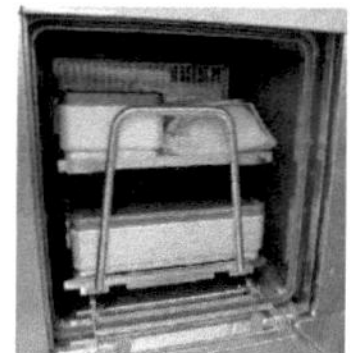

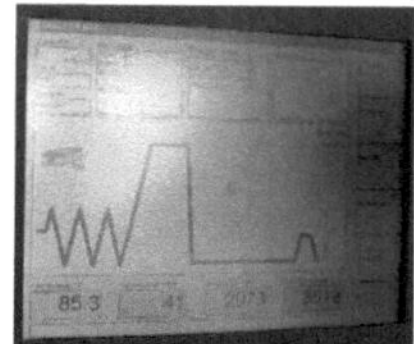

3 ABB. NR. 40 DAMPF-STERILISATOR. RECHTS: DISPLAY MIT STERILISATIONSPHASEN

Sterilisationsverfahren

THERMISCH	°C	CHEMISCH	°C
Heißluft	160-200	Formaldehyd (FA)	40-70
Dampf	110-135	Ethylenoxid (EO)	30-70
Mikrowelle (nur mit Wasser)	110-135	Wasserstoffperoxid (Plasma)	30-50

STRAHLEN	°C
Gamma- oder Beta-Strahlung	20

Thermische Sterilisationsverfahren sind der chemischen vorzuziehen.

4.1 Thermische Verfahren

4.1.1 Heißluftsterilisation

Anwendung in der Pharmazie (Öle, Puder usw.), für die Sterilisation von MP ist die Heißluftsterilisation abzulehnen. Abtötung durch Eiweißkoagulation mit 180°C / 30 min. bzw. 160°C / 200 min. Weniger effektiv als Wasser = Dampf.

4.1.2 Dampfsterilisationsarten

Die Dampfsterilisation bewirkt eine dauerhafte Inaktivierung von Mikroben. Angewandt werden Gravitations-, Vakuum-, bzw. Strömungsverfahren. Es gibt Dampf-Groß-Sterilisatoren mit einem Kammervolumen von vielen tausend Litern und Dampf-Klein-Sterilisatoren (u.a. in Arztpraxen) ab 20 Liter. „Nach DIN EN 13060 muss ein Kleinsterilisator mit einem Prozessbeurteilungssystem oder einem Registriergerät ausgestattet sein. ...“ (Dennhöfer in: Wismer und Zanette, 2013, S. 236).

Die Dampfsterilisation, im Besonderen das FRAKTIONIERTE VAKUUM-VERFAHREN, ist das sicherste Verfahren und wird am häufigsten im Krankenhaus eingesetzt.

Die gesamte Luft wird durch Dampf ersetzt (er ist ein kondensierbares Gas) = gespannter Dampf. Sättigung: Die flüssige und gasförmige Phase des Wassers ist im Gleichgewicht. Bei der Kondensation kommt es dazu, dass Wasserdampf als Gas in die Beladung eindringt. Nachdem die Dampfmoleküle kleiner sind als die Mikroben, können sie auch poröse Verpackungen durchdringen, inkl. poröses Sterilisiergut und die Mikrokapillaren.

Es gibt verschiedene Bauarten (Zyklustypen) des Dampfsterilisators (Autoklavs), den N-, B- und S-Typ. Hier wird nur der B-Zyklus für beliebiges Ladegut besprochen, der uneingeschränkt für Medizinprodukte ist, die fest, hohl, porös

(z. B. Wäsche, Tupfer) unverpackt, einzeln oder doppelt verpackt sind.

4.1.2.1 Typischer B-Zyklus:

- Vorvakuum – 3-fach fraktioniert
- Kondensationsphase
- Sterilisationsphase (Haltezeit)
- Abkühlphase
- gepulste Vakuumtrocknung

Infobl_Kap5-ReinDesSter_4.1.2.1-DampfsteriArten Funktionsprinzip

Sterilisationsphase

Plateauzeit = Haltezeit + Ausgleichszeit (plus Sicherheitszuschlag = wegen unkalkulierbarer Risiken). Die Abtötungszeit ist die zur Keimabtötung nötige Zeitspanne, abhängig von der Sterilisiertemperatur. Der Sicherheitszuschlag berücksichtigt erhöhte Resistenz der Keime und ev. Schwankungen in der Ausgleichszeit. Nach DIN: - Temperaturen / Zeiten / Drücke: 121 °C / 15 Minuten (Druck: 2,05 bar) oder 134°C / 3 Minuten (Druck: 3,04 bar), bei Prionen: 134°C / 18 Minuten.

Häufige Programme nach DIN: - Bei den meisten Sterilisatoren sind die Sterilisierzeiten VERLÄNGERT, um die Sicherheit des Verfahrens zu erhöhen 121°C / 20 Min. (CEN: 15 Min.), 134°C / 5 Min. (CEN: 3 Min.), Zur Prionenabtötung: Dampf mit 134°C / 18 Min. Sterilisierzeit. Auf temperaturlabile (max. 121°C) bzw. temperaturstabile (134°C) Medizinprodukte achten. Standard ist das Programm mit 134°C.

Abkühlphase

Druckentlastungszeit: Bis der Druckausgleich zwischen Sterilisierkammer und örtlichem Atmosphärendruck stattgefunden hat inkl. der Trocknungszeit: Das MP wird getrocknet. Die Anordnung der MP soll beim Beladen (im Sieb / Container) so vorgenommen sein, dass noch vorhandenes Kondenswasser durch die heißen Medizinprodukte aufgetrocknet wird.

Damit die Restfeuchte gut auftrocknen kann, beim Entladen das Sterilgut nicht auf kalte Flächen stellen. Schnelles Abkühlen ist zu vermeiden.

4.2 Chemische Verfahren

Erregerabtötung durch mikrobizide Gase im Niedertemperaturverfahren.

4.2.1 Sterilisation mit Formaldehyd (FA)

Das NTDF = Niederdruck-Temperatur-Dampf-Formaldehydverfahren arbeitet mit einer Standardtemperatur von 60°C. Weniger als 50°C würde sehr lange EWZ bedingen. Bei dieser Kondensationssterilisation wird heißer Wasserdampf mit Formaldehyd vermischt, das bewirkt den keimabtötenden Effekt an thermolabilen MP. Ungeeignet sind feuchtigkeitsempfindliche, poröse Materialien, Pulver, Puder, Flüssigkeiten und für die Entlüftung und Dampfdurchdringung unzugängliche Flächen. Geruch von Formaldehyd ab <0,5 ppm (= selbtwarnend: Formaldehyd wird rechtzeitig gerochen, bevor es schädigt). Die Chargenzeit beträgt, abhängig von der Beladungsmenge, zwei bis vier Stunden, inklusive der Desorbtion von Formaldehydresten (durch Dampfwäsche der Medizinprodukte inkl. Verpackung), Trocknung und Lüftung.

4.2.2 Sterilisation mit Ethylenoxid (EO)

Dieses Niedertemperatur-Verfahren wird in der industriellen Produktion viel genützt. Angewandt wird es auch dann, wenn die Dampfsterilisation nicht eingesetzt werden kann; z.B.: Faseroptische Geräte, Kameras, Katheter, empfindliche chirurgische Instrumente etc. EO dringt gut in Kunststoffe ein und hat einen ausgezeichneten erregerabtötenden Effekt: Gasförmiges EO ist sehr giftig, krebserregend und explosiv. Riechen würde man es erst ab 700 ppm – zu spät um zu überleben. Die Desorbtionszeit ist unterschiedlich lange, vom Medizinprodukt und der Verpackung abhängig.

4.2.3 Sterilisation mit Wasserstoffperoxid - Plasmasterilisation

Die Plasmasterilisation ist ein umweltverträgliches, materialschonendes Verfahren nicht nur für thermostabile, sondern auch für thermolabile und feuchtigkeitsempfindliche Materialien. In nur wenigen Minuten erfolgt die Abtötung / Inaktivierung. Die Zykluszeit beträgt lediglich eine halbe bis einer Stunde. Bei diesem Niedertemperaturverfahren kommt es zur bioziden Wirkung (an der Zellmembran von Mikroben) durch Bildung von Radikalen, verursacht von der oxidativen Eigenschaft des gasförmigen H_2O_2. Für die Verpackung sind nur spezielle (zellulosefreie) Materialien erlaubt; z.B. Klarsichtverpackungen aus der Kombination Polypropylenfolie/Tyvek oder Sterilisationsvlies aus Polypropylen (Witte Ch. in: Wismer und Zanette, 2013).

4.3 Strahlensterilisation

Mittels Gamma bzw. Beta Strahlung. Durch Anregung der Radikalbildung und Ionisation von Atomen und Molekülen (elektrisch neutrale Teilchen, aus zwei oder mehreren Atomen aufgebaut) Abtötung der Mikroben im Sterilisiergut. Wird nicht im Krankenhaus durchgeführt. Z.B. wird damit Einwegware industriell sterilisiert.

4.4 Verpackung des Sterilisiergutes: Sterilbarrieresystem - SBS

Für die Sterilisation werden nur wiederverwendbare Medizinprodukte (Medical Devices) verpackt, die: gereinigt, desinfiziert, trocken und funktionstüchtig, sortiert, kontrolliert - also intakt - sind.

Lt MPG dürfen für die Sterilisation die Medizinprodukte nur nach geprüften PACKLISTEN zusammengestellt und so sterilisiert werden. In den Packlisten steht eine genaue Auflistung, was alles sterilisiert werden soll. Z.B. Set-Verpackungen für die ZVK Anlage, Siebe / Kontainer für unterschiedlichste Eingriffe (OP, Wundverband, ...) Eine Abweichung von einmal festgelegten Packlisten ist nicht erlaubt.

Voraussetzungen für das Sterilbarrieresystem (SBS): Verträglichkeit mit dem Medizinprodukt, die Luft muss entweichen und das keimtötende Medium (z.B. Dampf) eindringen können. Es gibt Kontainer, siegelbare Klarsichtverpackungen, Papierbeutel, Weichverpackungen aus Bogenmaterialien und Tyvek (Vlies). Sterilbarrieresysteme aus permeablen Materialien (Sterilisationspapier = gekrept und Tüten = glatt) sind Einmalware, weil sich durch den Sterilisationsprozess die Poren schließen! Bei Verpackungsmaterialien muss zumindest ein Teil des SBS permeabel sein. An Filtern von Kontainern und bei der Bogenverpackung ist eine vollständige Gasdurchlässigkeit notwendig. Gas/Dampf durchlässige Ventile verschließen sich nach dem Prozess an derart konstruierten Kontainern.

Damit Gas bzw. Dampf durch Klarsichtverpackungen dringen kann, muss das verpackte Medizinprodukt mit Folie an Folie und Papier an Papier derart locker in die Behältnisse (Sieb, Kontainer) einsortiert werden „dass noch eine Hand dazwischen Platz hat"

(Schilling B., Wolf Ch., Wagner P. in: Wismer und Zanette, 2013). Eine genau festgelegte Packtechnik ist einzuhalten - wird hier aber nicht näher beschrieben.

4.4.1 Verpackungskennzeichnung

Kennzeichnung von Sterilbarrieresystemen (SBS) mit: Inhalt, Verfalldatum, bes. Hinweisen etc.

Nie auf dem porösen Verpackungsmaterial innerhalb des Füllraumes eine Beschriftung mit einem Stift anbringen.

Ein Behandlungsindikator ist Bestandteil des SBS oder muss aufgeklebt werden.

4.4.2 Heißsiegelung der Sterilbarrieresysteme

Medizinprodukte (MP) sind derart zu verpacken, dass zum Gebrauch ein aseptisches bzw. steriles Entnehmen leicht möglich ist, die MP die Umhüllung durch enges Einpacken nicht beschädigen oder die Siegel(Schweiß)naht beeinträchtigen - die Schweißnaht muss 6-8 mm betragen. Das durch die Sterilisation entstandene Kondensat darf die Verpackung nicht beeinträchtigen. Wirkgaseintritt muss gewährleistet werden. Sterilisierbehälter (z.B. Kontainer) nach Plan reinigen. Vor Verpackungsbeginn der MP ist an dem Heißsiegelgeräte ein Seal Check durchzuführen (z.B. Tintentest). Mit Überprüfung auf Unversehrtheit der Siegelnaht, inkl. Protokollierung. Peelbarkeit (das Auseinanderziehen) der Verpackung muss gewährleistet sein.

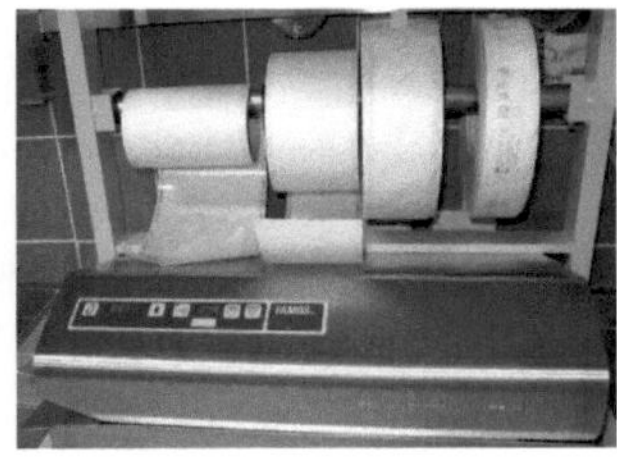

Abb. 41: Heisssiegelgerät Verpackungsmaterial

4.4.3 Transport / Lagerung

Während des Transportes darf die Qualität des Sterilgutes nicht beeinträchtigt werden.

TRANSPORTVERPACKUNG ist erforderlich, wenn zwischen zwei aseptischen Bereichen Sterilgut transportiert wird. Vor dem erneuten Einschleusen in den aseptischen Raum muss die Transportverpackung entfernt werden.

Sterilgut-SEKUNDÄRVERPACKUNG ist für eine kontaminationsfreie Sterilgutentnahme nach der Lagerung notwendig. Die Innenverpackung inklusive dem Sterilgut dabei nicht beschädigen.

Sterilgut-PRIMÄRVERPACKUNG als alleinige Verpackung darf nur dann stattfinden, wenn keine Rekontamination beim Öffnen auftritt. Praktischer Bezug zur Sterilgut-Primärverpackung z.B. an allgemeinen Bettenstationen und Ambulanzen: 1x verpackte sterile Scheren, Pinzetten, Klemmen, Nierentassen usw.

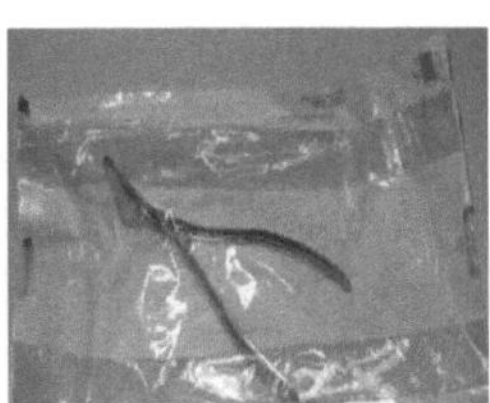

Abb. 42 Sterilgut in Klarsichtbeutel - oberer Rand: Behandlungsindikator "STEAM" nach der Sterilisation

STERIL IST NUR, WAS AUCH VERPACKT IST!

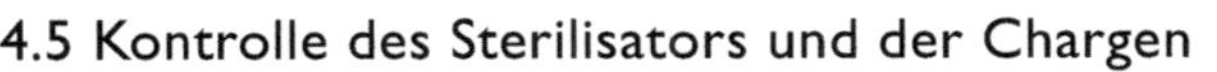

4.5 Kontrolle des Sterilisators und der Chargen

Die Wartung und Überprüfung pro Charge beinhaltet die Kontrolle der Parameter und den Einsatz von Chargenkontrollsystemen. Die Sterilisatorkontrolle erfolgt immer vor Inbetriebnahme, d.h. auch nach längerer Ruhephasen. Kontrolle und Freigabe nur durch geschultes Personal. Alle Tests (Details siehe unten: VT, BD-Test, Chargenkontrollsystem) dürfen keine Störung anzeigen. Das Chargenprotokoll muss den Vorgaben entsprechen. Prüfberichte zehn Jahre aufbewahren.

pdf_Kap5-ReinDesSter_4.4-Sterilgutversorgung MA15Wien

4.5.1 Vakuumtest - VT - (Leckagetest)

Vakuum beschreibt einen Raum, der luftleer ist. Wenn ein Leck besteht, darf bzw. kann nicht sterilisiert werden.

Der Vakuumtest erfolgt wöchentlich, je nach Institution häufiger. Die Dichtheit der Sterilisatorkammer wird geprüft.

4.5.2 Bowie & Dick Test - BD-Test

Durchführung des BD-Tests: TÄGLICH VOR BEGINN DER PRODUKTION und ev. nach einer Leercharge bzw. dem Aufheizprogramm (VT).

Abb. 43 B&D-Test. Links: Gleichmässiger Farbumschlag NACH dem Prozess. Rechts: UNBEHANDELT

Ziel des BD-Test (= Dampfpenetrationstest) ist, dass der Dampf bei 121°C bzw. 134°C gleichmäßig das Prüfpaket durchdringt und dabei am mittig positionierten Testbogen einen gleichmäßigen Farbumschlag, als chemische Reaktion, bewirkt. Bei unregelmäßigem Farbumschlag muss der Test (für den es ein eigenes Programm mit 3,5 Minuten gibt) wiederholt, bzw. der Sterilisator repariert werden

Dazu gibt es Standard-Prüfpakete oder Einmalsysteme. Auswertung und Dokumentation unmittelbar danach. Der Indikator selbst (Papierbogen oder Prüfkörper des Helix-Modells) muss nicht aufbewahrt werden. Zum Helixmodell gehört ein kleiner Streifen, der (wie das Papierblatt) nach dem Prüfvorgang am Ende eines langen, zwei Millimeter dünnen Schlauches einen - mit dem Musterbogen vergleichbaren - exakten Farbumschlag aufweist. Fehler: Wenn nicht kondensierbare Gase (NCG), z.B. Luft, auftraten.

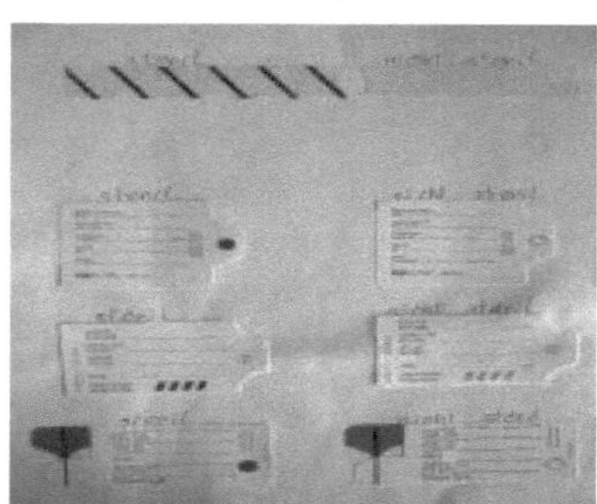

Abb. 44 Behandlungsindikatoren links: BEHANDELT, = steril rechts: UNBEHANDELT = unsteril

4.5.3 Indikatoren

Eigene Indikatoren gibt es für Dampf (Steam), EO und FA etc. Behandlungsindikatoren werden z.B. am Rand von Klarsichtbeuteln eingefügt.

4.5.3.1 Behandlungsindikatoren

Behandlungsindikatoren verfärben sich aufgrund chemischer Reaktion.

Behandlungsindikatoren geben nur Auskunft darüber, ob das MP im Sterilisator war (um Verwechslungen mit unsterilen Gütern zu vermeiden); aber keine Information über die Funktion des Sterilisators.

4.5.3.2 Chargenkontrolle

Die Platzierung des Sterilisationsindikators erfolgt unten im Sterilisator. Die Chargenkontrolle, z.B. kleine Kärtchen oder runde Plaketten, zeigen an:

ob der Dampf (etc.) das MP erreicht hat (d.h., ob der Druck, auch von Gas, ausreichte) und ob Temperatur und Halte-Zeit korrekt waren.

4.5.3.3 Bioindikatoren

Widerstandsfähige Bakteriensporen werden mittels Trägermaterial dem mikrobenabtötenden Medium ausgesetzt. Nach Kontakt mit einem Kulturmedium erfolgt die Inkubatorbation, anschließend die mikroskopische Auswertung, ob noch Erreger vorhanden sind. Zeitlich aufwändig.

pdf_Kap5-ReinDesSter_4.3-Sterilisation_Hygiene in der ZSVA
pdf_Kap5-ReinDesSter_4.3-Sterilgutversorgung OEGSV Leitlinie

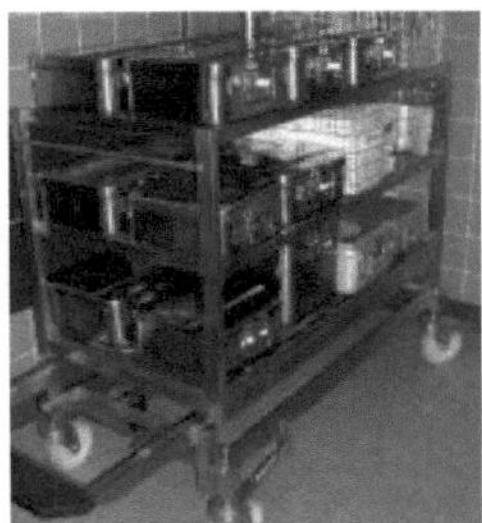

Abb. 45 Transportwagen für Sterilgut

4.6 Beladung des Sterilisators

Damit u.a. der Dampf-Zutritt zum Gut nicht behindert und das Austreiben der Luft erleichtert wird, soll schweres Gut unten (wegen des Kondensatanfalls), nach einem Belademuster positioniert werde. Bedienungsanweisungen beachten. Bei einer Normbeladung beträgt das Gewicht des Sterilisiergutes zehn kg/pro StE (Sterilisationseinheit: 30x30x-60cm = 54 Liter).

4.7 Lagerung von Sterilgut

Es gibt eigene, gut belüftete Sterilgutlagerungsräume, in denen entsprechende Temperaturen, Raumluftfeuchte und Regalbodenabstände eingehalten werden müssen. Keine Zwischenlagerung in unreinen Räumen.

4.7.1 Lagerungsarten

UNGESCHÜTZT: "oben" am Verbandwagen, offene Abstellflächen: Regale

GESCHÜTZT: Schubladen, Schränke

4.7.2 Lagerungsdauer

Die Lagerungsdauer ist von den Lagerungsbedingungen und -fristen abhängig und daher unterschiedlich. Die Lagerungsfristen gelten nicht nur für selbst sterilisierte MP, sondern auch für steril angekaufte Einmalprodukte. Prinzipiell können MP mit intakter SBS jahrelang, als steril geltend, gelagert werden. Dennoch gibt es folgende gesetzliche Einschränkung.

Ungeschützte Lagerung: ALSBALDIGER VERBRAUCH. Darunter wird die Anwendung bzw. der Gebrauch des Produktes innerhalb von maximal 2 Tagen/48h verstanden" (Schilling B., Wolf Ch., Wagner P. in: Wismer und Zanette, 2013). Diese Lagerungsart ist zu vermeiden.

Geschützte Lagerung: MP können SECHS MONATE (ggf. kürzer) aufbewahrt werden. Nicht länger als das Datum auf der Verpackung.

Sterilgutlagerverpackung (im Kunststoffbeutel): FÜNF JAHRE, wenn der Hersteller keine andere Verfallszeit angegeben hat.

4.7.3 Lagerungsbedingungen

Schutz vor: mechanischer Belastung, Verschmutzung, Staub, Feuchte, UV-Strahlen, extremen Temperaturen, Ungeziefer.

Arbbl_Kap5-ReinDesSter_4-SterilisationAlleThemen_StudierErfolgsKontr

RÜCKBLICK

Über die Zieldefinitionen Bescheid zu wissen eröffnet einen Ausblick auf Ihr Handeln, um nosokomiale und andere Infektionen zu vermeiden. Wesentlich dabei ist u.a. die Vermeidung von Anschmutzung. Die Risikostufen: Unkritisch, semikritisch oder kritisch, haben Einfluss darauf, welche Art der Wideraufbereitung Sie auswählen.

Der Sinner'sche Kreis brachte Grundlegendes auch für Dekontaminationsmaßnahmen. Mit Ultraschall lassen sich Verschmutzungen gut lösen, vor allem wenn Chemie beigefügt ist - die Wirkstoffgruppen werden erklärt. Steckbeckenspülen (RDG-S) zu bedienen ist nicht schwierig, dennoch zeigen sich Hemmnisse im Gebrauch - Sie aber werden sich jetzt auskennen!

Auch darüber, welche Resistenzstufen mit welchem Vorgang der Desinfektion / Sterilisation korrelieren. Begriffserklärungen zu Stand-, und Einwirkzeit, etc., gefolgt von der Konzentrationsberechnung und anschließender Herstellung von Gebrauchslösungen (unter Beachtung der Reihenfolge), sollen verhindern, dass Über- oder Unterkonzentrationen angerichtet werden. Dezentrale Mischanlagen werden empfohlen - sie vermeiden Konzentratkontakt. Wissen Sie noch, was Sie bei der Bedienung der Desinfektionsmittelzumischanlagen beachten müssen?

Die Flächenaufbereitung haben Sie sicher immer schon (richtig) gemacht, hier wird darauf hingewiesen, dass auf das Sprühen verzichtet werden soll, die EWZ einzuhalten ist usw. Mit der „laufenden Desinfektion" und folgenden Begriffen bekommt man Informationen, bei welchen Arbeiten es im Speziellen um Ihre Sorgfaltspflicht geht, zusätzlich gibt es vier Beispiele zur Anwendung, z.B. bei Stethoskopen.

Boden "putzen": Bis auf Spezialbereiche wird der Boden nur gereinigt - Ausnahmen gibts aber auch dazu.

Desinfektion im Haushalt: Üblicherweise genügt das Reinigen. Wann Desinfektionsmaßnahmen notwendig sind wurde erklärt, und erneut auf die Wichtigkeit der Händedesinfektion hingewiesen, wenn Patient*innen zu Hause betreut werden.

Die Instrumentenaufbereitung kann für nicht geschulte Personen schwierig sein. Auch wenn nach Möglichkeit immer ein RDG eingesetzt werden soll - dazu gehören im Detail die Be- und Entladungsvorschriften gemeinsam mit dem Aufbereitungszyklus der in Verwendung stehenden MP. Dennoch hat die manuelle Aufbereitung von MP eine große Bedeutung, nicht zuletzt deswegen, weil Sie zur Entsorgung direkt nach Gebrauch neben der Trocken- auch nicht selten die Nassentsorgung praktizieren müssen.

Einigen von Ihnen wird auch die Endoskopaufbereitung ein wichtiges Thema sein. Die (flüssigkeitsdichten) Endoskope dürfen nur maschinell aufbereitet werden, nachdem man sie sofort nach Gebrauch abgewischt und gut durchgespült hatte, bevorzugt mit einem Enzymreiniger. Achtung auf Rekontamination bei der - nach Möglichkeit hängenden - Lagerung.

Zur Sterilisation kommen nur gereinigte und desinfizierte MP, die verpackt werden müssen, bevor man sie mittels fraktionierter Dampfsterilisation behandelt, die im KH am häufigsten eingesetzt wird. Die einzelnen Phasen im Verlauf der Dampfsterilisation haben Sie verstanden? Andere Verfahren, die Sie wissen sollen, wurden kurz erklärt. Ohne Überprüfung des Sterilisators darf nie sterilisiert werden; sie erfolgt u.a. mit dem BD-Test. Sie haben gelernt, wie passende Behandlungs- und Sterilisationsindikatoren (Chargenkontrolle) dem Sterilisationsprozess ausgesetzt und danach sofort bewertet werden müssen, bevor die Dokumentation erfolgt. Welches SBS gewählt, wie das Sterilgut gelagert und später - ohne Staubbelastung - geöffnet wird, dazu gibt es genaue Anweisungen, vor allem hinsichtlich der Aufbrauchsfristen. Steril ist nur, was auch intakt verpackt ist.

REFLEXIONSFRAGEN

Wie bewerkstelligen Sie es, die EWZ bei der Flächenaufbereitung einzuhalten, wenn schon die nächste PatientIn auf ihre Behandlung wartet?

Stellen Sie sich vor, Sie sollen eine Mitschüler*in, einer in der Ausbildung stehenden Person oder einer neuen Mitarbeiter*in erklären, warum die Einteilung bei Medizinprodukten nach „unkritisch / semikritisch" etc. wesentlich ist. Wie können Sie das am verständlichsten mit Beispielen erläutern?

Das Berechnen von Gebrauchslösungskonzentraten ist Übungssache - dem einen fällt es leichter, eine andere Person knobelt länger daran. Wie ist Ihr Rechenvorgang, wenn für die 20 Liter Instrumentenwanne eine 2,5%ige Lösung herzustellen ist? Wie viel Wasser kommt hinein, und wie viele Milliliter vom Konzentrat? Was geschieht vorab mit der Instrumentenwanne?

Welche Sterilisationsverfahren gibt es, wie heißt das hauptsächlich im Krankenhaus angewandte Verfahren und die Prozesse dabei?
Welche Indiaktoren gibt es und was sagen sie bzgl. der Sterilisation aus?
Welche Bedingungen werden an SBS gestellt?

PATIENTENBEISPIEL II + III

Ihre Aufgabe: (???) im Text beantworten.

Im Patient*innenenzimmer wird nach Ihnen gerufen. Sie laufen hinein, die Stationsärztin hat bereits mit dem Verbandwechsel begonnen. Viel hat sie nicht hergerichtet - sie hält den gerade abgenommenen Verband der Patientin in Händen. Die frische OP Wunde ist sekretbeschmutzt.
- Was ordern Sie von ihrer Kollegin - die Ihnen zur Hilfe geeilt ist, wie ist Ihr Vorgehen - der Reihe nach ???

Stellen Sie sich vor; Sie sind im Nachtdienst und bereiten die MP für die Sterilisation vor. Vom Tagdienst sind in dem RDG noch MP zum Ausräumen übrig. Als Sie die Klappe öffnen, fallen Ihnen Atemgasschläuche entgegen, die nicht mehr am Düsenansatz stecken.
- *Was ist zu tun ??? Und welches Verpackungsmaterial wählen Sie in welcher Größe aus, wenn es gilt, Scheren und Pinzetten einzutüten ??? Ist ein Indikator aufgedruckt; und: benötigen Sie dafür den Steam oder den FA Indikator ??? An welcher Stelle beschriften Sie die Papierbeutel ??? Was ist später beim Öffnen der Verpackung zu beachten ???*

Kapitel VI

Probengewinnung zum mikrobiologischen Erregernachweis

1 Allgemeines

Die abgenommenen Proben so schnell wie möglich in das mikrobiologische Labor bringen - lassen, dabei die Transportmöglichkeit und den Schutz bzw. Umweltschutz am Transportweg beachten; gesetzliche Regelungen beschreiben Details. Fallweise für Kühlung der Proben sorgen. Näheres dazu wird auch im Handbuch SID (2006) berichtet. Auch Bakterien, Pilze und Protozoen werden unter dem Mikroskop identifiziert, Bakterien zuerst in Kulturen angezüchtet. Viren kann man primär mit der serologischen Methode (Blutentnahme), dann unter dem Mikroskop, eruieren.

1.1 Informationen zum Umgang mit Probenmaterial

Informationen hierzu stammen u.a. von der Kh Hyg Wien (2010). Proben können pathogene Mikroben enthalten / Selbstschutzmaßnahmen beachten / die

Probenbehältnisse nicht zu voll machen / Wattestäbchen u.a. ausreichend anfeuchten / den Patient*innen die Vorgangsweise zur Probenentnahme - wenn sie von ihnen eigenständig durchgeführt wird - verständlich erklären / Versandvorschriften und zeitgerechte Dokumentation im Patient*innentenakt beachten. Probenentnahmen erfolgen nach AVO. Auf Selbstschutz achten.

pdf_Kap6-PatProben_1.1-Verpackung-Kennz-Versand

1.2 Begleitschein

Wichtige Informationen aufschreiben bzgl.: Verdachtsdiagnose, Auslandsaufenthalte?, Abnahmezeitpunkt, genaue Lokalisation der Entnahme, bereits verabreichte Antibiotika, was soll untersucht werden? Fragestellungen am Begleitschein beachten. Bei Unklarheiten kontaktieren Sie das Labor.

Nachdem die Absterbekinetik der Mikroben unterschiedlich, aber von den Umgebungsbedingungen abhängig ist, muss auch der Transport korrekt erfolgen. U.a. hat dazu der deutschsprachige Arbeitskreis für Krankenhaushygiene Informationen bereit.

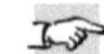

2 Arten von Proben-Entnahmen

Die Entnahme des Probenmaterials möglichst vor einer Desinfektion und vor der Antibiotikagabe durchführen.

2.1 Abstrich

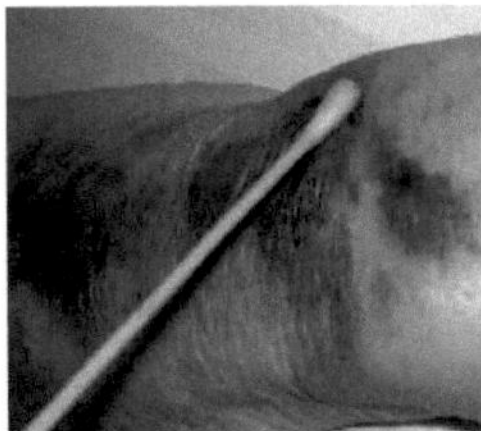

Abb. 46 Probenentnahme: Abstrich

Abstriche werden entnommen von: Haut, Schleimhaut, Wunde, Genital- Analregion, Zervix, Ohr, Auge, Nasenvestibulum, Rachen etc.

Sterilen Watteträger gut mit dem zu untersuchenden Material durchfeuchten. Ggf. den sterilen Watteträger vor der Probenentnahme mit sterilem Kochsalz 0,9% anfeuchten.

Abstriche werden u.a. dann angeordnet, wenn eine Besiedelung auf der Haut oder Schleimhaut (z.B. MRE Fragestellung) vermute wird bzw. wenn es sich um eine Wundheilungsstörung handelt etc. Transportmedien - Stichagarbehältnisse (in einem Röhrchen befindliches Nähragar, u.a. um die Aufbewahrung anaerober Mikroben zu gewährleisten) verhindern die Aus-

trocknung des Probenmaterials. Die Probennahme soll aus der Wundtiefe erfolgen: Eventuell vorhandene Salbenreste einzusenden ist weniger sinnvoll und Kontaminationskeime des Wundrandes sind auch nicht hilfreich. Eiter mit einer Spritze aspirieren.
Bzgl. der Covid-19 AG-Tests per Nase: Waagerechtes Einführen des sterilen Watteträgers bis ganz an die hint. Rachenwand, ...Beim Rachenabstrich (z.B. bei Verdacht auf Scharlach, Angina) Mund zuerst gut mit Wasser ausspülen. Eine Mundantiseptik soll sechs Stunden zurückliegen.

2.2 Respiratorische Sekrete

Sputum, Tracheal- bzw. Bronchialsekret, z.T. mittels Bronchiallavage gewonnen, kann im Labor auf eventuell vorhandene Mikroorganismen identifiziert und ein Antibiogramm erstellt werden.

2.2.1 Sputum

Vor der Sputumabgabe die betroffene Person instruieren:

Mund gut mit Wasser ausspülen, Zähne putzen. Nur Speichelabgabe nützt nichts. Am besten eignet sich ein „in der Früh Sekret". Den Schleim aus den Atemwegen „heraufhusten" lassen, ggf. mit einem sterilen Sauger (nachhelfend) das maulvolle Expektorat einsaugen.

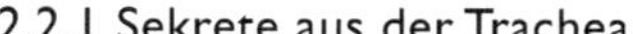

Expektorationsfördernde Maßnahmen empfohlen. Das Sekret in das Probenbehältnis verbringen, wenn es ausgehustet wurde. Die Sputumeprouvette äußerlich nicht beschmutzen bzw. kontaminieren, ggf. Desinfektion vor Weiterleitung der Probe. Wenn Menschen kein Sputum aushusten können und den Schleim geschluckt hatten, kann bei Nüchternheit durch das Ansaugen von (zuvor getrunkenem) NaCl 0,9% das Magenspülwasser als Probe aspiriert werden. Sputum innerhalb von sechs Stunden in das Labor bringen, sonst im Kühlschrank bei 4°C - 6°C zwischenlagern. Auf die TBC-Sputum-Diagnostik wird hier nicht eingegangen.

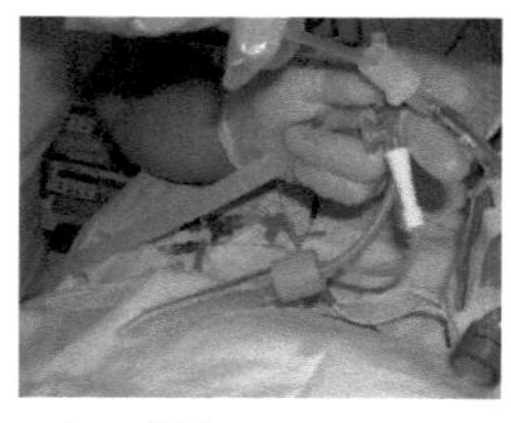

Abb. 47 Absaugvorgang durch den Tubus: Trachealsekretgewinnung

2.2.1 Sekrete aus der Trachea

Mit sterilem Einmalsauger Sekret, u.a. per Kanüle / Tubus, in die Eprouvette saugen. Bei minimalem Sekretgewinn: Mit dem Saugkatheter steriles NaCl 0,9% aufziehen und mind. zehn Milliliter in die Eprouvette saugen. Tieferliegende Atemwege - in den Bronchien - werden mittels der Bronchoskopie erreicht. Dann kann Sekret abgesaugt werden, nachdem steriles, 0,9%-iges Kochsalz eingespült wurde. Bzgl. Transport: siehe Sputum.

2.4 Harn

Analysemethoden: Eintauchnährboden und Labordiagnostik. Wobei Ersteres dann auch für eine differenzierte Analyse unter dem Mikroskop verwendet werden kann, aber nicht muss.

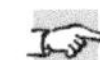

Physiologisch liegen Keime in der Höhe von 10^4 pro ml Harn vor. Bei bereits gestarteter Antibiotika Therapie kann auch eine Keimzahl von $<10^4$ Hinweis auf einen HWI (Harnweginfekt) geben.

2.4.1 Spontanmiktion Mittelstrahlharn, und Eintauchnährboden

Mittelstrahlharn - Morgenurin: ideal 3-5 Stunden nach letzter Miktion.

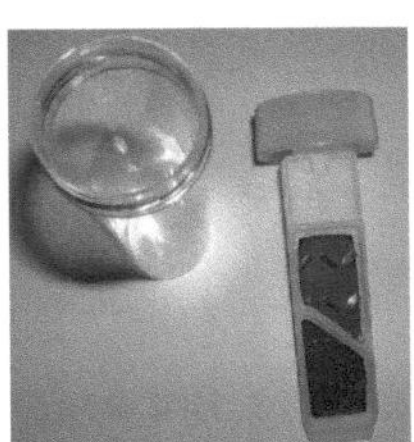

Abb. 48 Eintauchnährboden

Mittelstrahlharn bei Spontanmiktion: 1. Genital mit Wasser bzw. Syndets (chem. Seife) waschen (nicht desinfizieren, keine antiseptische Seife), 2. erste Portion in das WC urinieren, 3. kleine Portion in sterilen Becher urinieren. Alternativ kann Einmalkatheterisiert werden, bzw. eine Harnblasenpunktion steril erfolgen.

Eintauchnährboden: 4. Eintauchtests = Nährmediumträger (z.B. Uricult®) in den aufgefangenen Harn eintauchen, 5. abtropfen lassen und nach Rückführung in das Probengefäß für 16 bis 24 Stunden in den Brutschrank bei ca. 37°C legen, 6. anschließend Auswertung mittels Vergleich zu einer Standardbildkarte. Der Eintauchnährmediumträger verfügt über mehrere separate spezifische Agarmedien. CLED-Agar als Allgemeinnährboden zur Bestimmung der Gesamtkeimzahl; MacConkey-Agar für das Wachstum Gramnegativer Bakterien, Enterokokken-Agar für den Enterokokkennachweis, ... (Lit.: www.roche.de/diagnostics/, 2018-2-21). Ohne vorhergehende Bebrütung kann dieser Eintauchtest an ein bakteriologisches Labor gesandt werden.

Abb. 49 Harnprobengewinnung (auch "nadelfrei" möglich) davor Antiseptik an der Entnhmestelle

2.4.2 Urinprobenentnahme bei Menschen mit Harndauerkatheter

Labordiagnostik zur Identifizierung der Mikroben, die für eine catheter-associated urinary tract infections = CAUTI verantwortlich zeichnen. Beim, dem Harndauerkatheter (HDK) oder der Blasenfistel (bei z.B. suprapubischem Katheter) angeschlossenen Harnsammelsystem, an der dafür vorgesehenen Entnahmestelle - nahe der Konnektionsstelle! – den Harn ansaugen. Bei Einmalkatheterisierung auf ein kontaminationsfreies Abfließen des Harns achten, erste Harnportion verwerfen, bevor die Probe entnommen wird.

Bei Dauerkatheterwechsel: Abnahme aus dem neuen Katheter.

Vorgang: Die Harn-Entnahmestelle 60 Sekunden desinfizieren (bzw. nach Herstellerangaben des Haut-, Schleimhautdesinfektionsmittels). Dann den Konus der Harneprouvette in die Membran drücken (alternativ eine dünne Sicherheitskanüle einsetzen) und drei bis fünf Milliliter Harn aufsaugen. NIE Urin aus dem Sammelbeutel entnehmen! Transport schnell in das Labor: Innert zwei bis sechs Stunden, ggf. im Kühlschrank bis zu 24 Stunden zwischenlagern.

2.5 Stuhl

Walnussgrosse Portion oder zwei Milliliter flüssigen Stuhl in spezielles Behältnis geben (ohne Harnbeimengung). Pro Tag eine Probe. Drei Stühle an aufeinanderfolgenden Tagen entnehmen. Bei Durchfallerkrankungen, Salmonelloseverdacht, Darmparasiten etc. schleimige / blutige Anteile von Faezes bevorzugen.

Behälter gut verschließen. Wenn kein Stuhl gewonnen werden kann, rektalen Abstrich vornehmen. Sofort ins Labor muss der Stuhl bei Verdacht auf Lamblien oder Amöben.

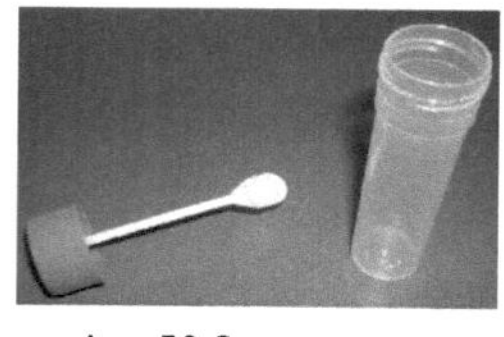

Abb. 50 Stuhlproben-behältnis

Untersuchung auf C. diffizile-Toxin wird nur aus ungeformtem Stuhl durchgeführt (lt. Probeneinsenderichtlinien der Sektion für Hygiene und medizinische Mikrobiologie, Version 4; Innsbruck).

2.5.1 Oxyuren

Analabklatsch: Vor dem zu Bett gehen den Analbereich gründlich waschen. Nach dem Aufwachen vor Stuhlgang und Waschen mit der Klebeseite eines Cellophan Klebestreifens (Tesa®) wiederholt die perianale Haut abdrücken. Den Klebestreifen jetzt auf einen Objektträger o.a. picken, diesen in ein Versandgefäß geben (Tesa-Test). Siehe auch hier auf S. 272.

2.6 Blutkultur

Details: Siehe die KRINKO Informationen des RKI von Feber 2017.

Üblicherweise erfolgt die Punktion einer peripheren Vene, bzw. die Blutentnahme aus dem ZVK (zentral venöser Katheter). Die Abnahme aus Letzterem führte in der Vergangenheit häufig zu Kontaminationen (= falsch positive Befunde). Die ersten 4-5ml Blut bei ZVK Abnahme verwerfen. Gepaarte Abnahme heißt: Blutentnahme aus peripherer Vene und aus zentralem Zugang (= 1 Set). Das ist dann wichtig, wenn eine Infektion aufgrund des ZVK vermutet wird. Es wurde nachgewiesen, dass gut ausgebildete Teams bei definiertem Standard die Blutkulturen ohne erhöhtes Kontaminationsrisiko abnahmen. Auch bei arteriellen Kathetern vorher Wischdesinfektion am Dreiwegehahn, am HUB etc.

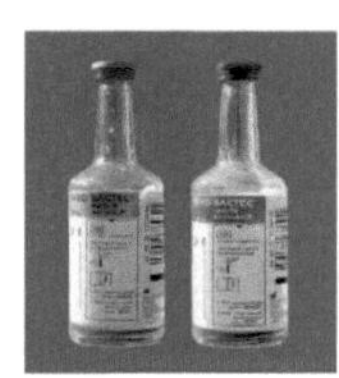

ABB. 51 BLUTKULTURMEDIEN: AEROBIC + ANAEROBIC

Zur Identifikation einer Blutstrominfektion (= BSI), d.h. CABSI (Gefässkatheterassoziierte BSI) bzw. CRBSI (catheter-related BSI = vom Katheter ausgehend).
Bei Punktion beachten: Händedesinfektion, vollständige Antiseptikum-Benetzung des Punktionsareals mittels Sprühen oder Wischen mit sterilem Gazetupfer, ggf. Wiederholung; Einwirkzeit einhalten. Bei Repalpation sterile Handschuhe tragen. Die Sicherheitskanüle nach der i.v. Punktion für die Kulturflaschenbeimpfung NICHT wechseln.
Bei Blutentnahme aus einem Katheter (ZVK bzw. pAK – periphere arterielle Kanüle): Sorgfältige (Sprüh-)Desinfektion des Katheterhubs bzw. des Abnahmekonus vom Dreiwegehahn. Den Kunststoffverschlusses der Blutkulturflasche vor Punktion desinfizieren. KEIN NFC (nadelfreies Konnektionsventil) verwenden.

Aus einer PVK (perifer venöser Katheter) kann direkt bei der Anlage, ohne Kontamination, Blut für die Blutkultur (BK) entnommen werden. Bei ZVK soll die BK nicht aus dem Line („Schenkel") abgenommen werden, über den bei der Anlage der Führungsdraht geleitet wurde. Auf das Belüften der aeroben BK soll verzichtet werden. Abnahme: 2-3 BK-Sets hintereinander (Erwachsene: meist je acht bis zehn Milliliter, bei Kindern 2-5ml). Blutabnahme z.B. bei Verdacht auf Sepsis und Temperatur um 38,5°C. Das Vakuum im BK Behälter saugt das Blut selbsttätig ein - nicht aktiv einspritzen: Spritzkontaminationsgefahr. Genaue Datum, Uhrzeit- und Abnahmeortdokumentation an den Blutkulturbehältnissen, am Begleitschein und im Patientenakt.

2.7 Mikrobiologische Untersuchung von Gefäßkatheterspitzen

Diese Untersuchung nur bei Verdacht auf eine vom ZVK (zentraler Venenkatheter) ausgehenden Infektion.

Vor der Katheterentfernung Hautantiseptik an der Insertionsstelle, Antiseptikum abtrocknen lassen, ggf. sterile Kompressen unmittelbar neben die Einstichstelle beim Herausziehen legen. Wenn z.B. die KrankenpflegerIn den Katheter herauszieht, muss eine zweite Person ca. fünf Zentimeter von der Katheterspitze mit steriler Schere abschneiden. Die Eprouvette, ohne Transportmedium, wird mit sterilem Verschluss rasch an ein Labor gesandt. Kühlung bei 4°C bis zu 24 Stunden ist möglich (Bundesgesundheitsblatt ..., 2017).

Meistens wird zur Untersuchung die semiquantitative Abrollkultur praktiziert.

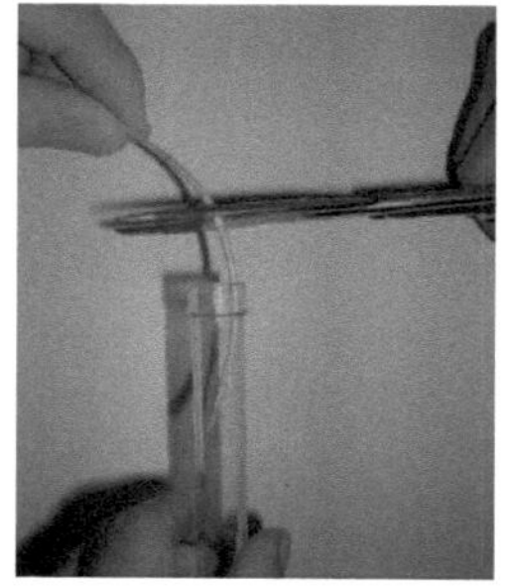

Abb. 52 ZVK-Katheterspitze als Probenmaterial

Positiv ist der Befund, wenn nach der Übernachtbebrütung eine Anzahl an Bakterienkulturen festgestellt wurde: pos. = >15 KBE (Kolonie bildende Einheit) bedeutet, dass eine signifikante Besiedelung des Katheters vorliegt. Nur 10-14% solcherart besiedelte Katheter lösen eine Infektion aus. Daher braucht es zwingend zur Interpretation dieses Befundergebnisses die klinischen Infektionszeichen und den Nachweis des gleichen Erregers in der Blutkultur für eine CRBSI (catheter-related BSI = Blutstrominfektion, die gesichert oder wahrscheinlich vom Gefäßkatheter ausgeht).

Wenn bei Infektionsverdacht der ZVK entfernt wird und sich an dessen Spitze S. aureus in entsprechender Kolonienzahl findet, wird auch bei neg. Blutkultur eine Antibiotikatherapie empfohlen. Sie reduziert bei ca. 5-7 Tage Anwendung signifikant die Bakteriämie (Bundesgesundheitsblatt ..., 2017, S. 225-226).

2.8 Punktatentnahme

Punktate aus Körperhöhlen, z.B. aus dem Gelenk, bei Pleuritis, Aszites, Pericarditis, Lumbalbereich (Liquor) etc. EWZ des Antiseptikums, welches häufig gefärbt ist, einhalten. Steril arbeiten! Proben umgehend ins Labor bringen. Flüssigkeiten, welche als Proben gewonnen werden, sind effektiver in der Aussage als Abstriche.

2.8.1 Liquor

Zur Abklärung von z.B. Meningitis. Bei Entnahme u.a. auf sterile Abdeckung achten. Möglichst vor Beginn einer Antibiotikatherapie unter streng aseptischen Bedingungen Liquor zu mind. ein Milliliter, bei Meningitisverdacht ca. fünf bis zehn Milliliter, auffangen. Diese Probe nicht kühlen (Meningokokken sind kälteempfindlich), Raumtemperatur ist ideal. Für virologische Untersuchungen jedoch gekühlt lagern und transportieren.

2.9 Gewebeproben / Biopsien

Bei Kontamination Übertragungsgefahr von Hautkeimen. Wenig Manipulation am Gewebe. Austrocknungsgefahr - ggf. steriles NaCl 0,9% zugeben.

2.10 Ausstrichpräparate

Das Präparat wird hauchdünn am Objektträger aufgebracht, an der Luft getrocknet.

2.11 Haare / Nägel

Bei Verdacht auf Pilzinfektion im sterilen Gefäß einsenden.

2.12 Serum

Nativblut in fünf Milliliter Monovette einsenden.

Arbbl_Kap6-Proben_Lücktext

RÜCKBLICK

Selbstschutz beachten, Kontaminationen vorbeugen. Die Transportbedingungen und -zeiten einhalten: Manche Proben zur mikrobiologischen Untersuchungen müssen kühl, andere hingegen bei Raumtemperatur - z.B. Liquor - versorgt werden. Weiteres sehen / erarbeiten Sie zur Wiederholung bei den Reflexionsfragen.

REFLEXIONSFRAGEN

Während eines Verbandwechsels ergibt sich Ihrer Ansicht nach die Notwendigkeit einer Probenentnahme. Ein ärztlicher Dienst ist nicht zugegen, was machen Sie jetzt, um nicht später erneut den Verband öffnen zu müssen?

CAUTI (catheter-associated urinary tract infections) Verdacht besteht: Wie praktizieren Sie das gesamte Handling bzgl. Der Urinprobe bei einem Menschen, der HDK Träger ist?

Sie befinden sich in Assistenz bei der Bronchoskopie, bzw. einer bronchoskopischen Lavage. Wie gestalten Sie es, dass möglichst viel keimhaltiges Material von der PatientIn in die Eprouvette, das Proberöhrchen, gelangt? Was ist zu

tun, ebengleich beim trachealen Absaugvorgang, wenn bei der Absaugintervention nichts Verwertbares gefördert werden kann?
BSI (Blutstrominfektion) zu identifizieren ist im Zusammenhang mit katheterassoziierten Infektionen auf exaktes hygienisches Handling angewiesen. Wie ist das Vorgehen zu bewerkstelligen? Welche Proben werden benötigt und stehen in welchem Zusammenhang?

Reflexionsfragen-ANTWORT_Kap6-PatProben

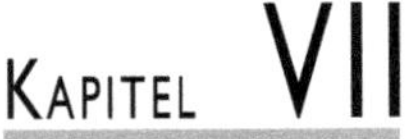

Kapitel VII

Hygienemassnahmen bei der Grundpflege

Hier werden nur hygienische Aspekte einiger Tätigkeiten im Zuge der „Körper-Grundpflege" beschrieben. Im Kapitel II - „Individualhygiene" wurden zum Teil Maßnahmen besprochen, die sinngemäß auch bei diesem Thema Relevanz haben.

1 Körpererfrischung und -säuberung

Körperpflege beim Waschecken soll nur unter fließendem Wasser erfolgen. Die Nasszell- bzw. Sanitärbereiche sind gereinigt und desinfiziert; die Räume wohltemperiert und trocken (Sturzprophylaxe). Lassen Sie ggf. das Wasser vor Gebrauch - heiß - etwas rinnen, um Mikroorganismen in den Wasserauslässen auszuschwemmen, wenn dort längere Zeit keine Verwendung stattfand. Vermeiden Sie ein Aufweichen der Haut, das würde die residente Flora irritieren. Eine Reihenfolge beim Waschen des Körpers berücksichtigt, dass die rekto-genitale Region „separat" gepflegt wird. Auch bzgl. Fußpilz-Gefahr eine Kontamination durch Wasser- und/oder Waschlappenwechsel vermeiden.

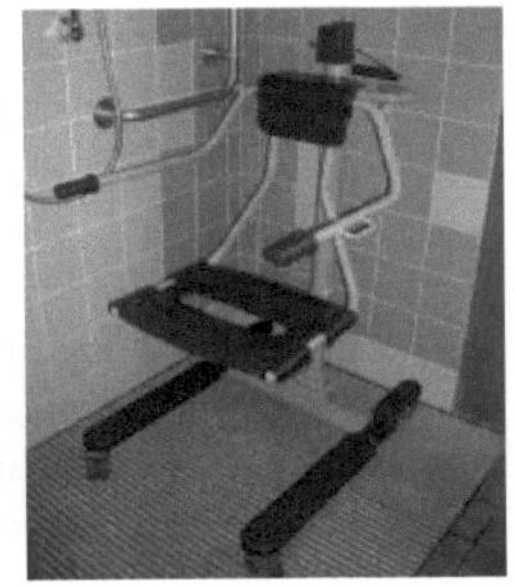

Abb. 53 Nasszelle: Dusche, Duschwagen-Lifter

Wiederholtes Wasserwechseln in Waschschüsseln könnte auch unterbleiben: Vorausgesetzt, die Wassertemperatur bleibt angenehm, und das Wasser wurde nicht durch Auswaschen von Waschlappen verschmutzt / kontaminiert. In diesem Fall müssen Sie ausreichend frische Waschlappen vorbereitet haben. Üblicherweise wäscht man mit klarem Wasser. Werden Seifen, s.g. Syndets (= synthetische Detergentien) verwendet - die besser sind als Seifen - müssen sie auch wieder von der Haut abgewaschen werden! Außer es wurden lt. AVO Präparate angewendet, wie z.B. Balneum hermal®. Darauf achten, dass die Intimpflege gründlich erfolgt, in aller Behutsamkeit. Männer waschen sich nicht immer gründlich unter der Vorhaut, wenn vorhanden. Transurethrale Harndauerkatheter vorsichtig mit Wasser etc. mit abwaschen. Dabei ist die Richtung immer weg vom Körper. Bei starker Stuhlverschmutzung der Scheide kann z.B. mit 1:1 verdünnter PVP-Lösung gewaschen werden.

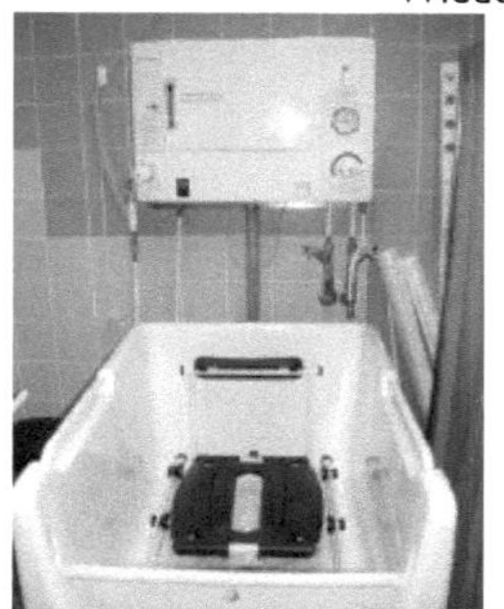

Abb. 54 Wanne mit Lifter. Oben li.: Desinfektionsanlage

Wunden werden nach dem Waschen versorgt.

Infektionsquellen können, abgesehen von unseren Händen, feuchte Waschutensilien und Stückseifen sein = diese NICHT verwenden! Handschuhe (nur) dann tragen - und wechseln, wenn Kontaminationsgefahr besteht: z.B. auch in Intimbereichen, Füßen, der Mundhöhle. Rekontaminationen vermeiden – entsprechenden zeitlich passenden Wäschewechsel bei z.B. immobilen Patient*innen, Heimbewohner*innen, Klient*innen, Kund*innen planen.

Nach dem Stuhl / Harn absetzen soll jeder Mensch die Möglichkeit haben, sich im Intimbereich zu waschen, leisten Sie dabei ggf. Hilfe. Waschrichtung bei der Frau von der Symphyse Richtung Rektum einhalten.

Harnflasche bzw. Steckbecken (Leibschüssel, "Bettpfanne") nicht auf den Boden stellen, nur geschlossen transportieren und MIT (!) den Ausscheidungen in die Steckbeckenspüle (RDG-S) einlegen (größere Papiermengen mit HS entfernen). Reinigung und Desinfektion erfolgen automatisiert.

Bei inkontinenten Heimbewohner*innen (HB) bzw. Patient*innen die Ein- bzw. Vorlagen unmittelbar nach der Entfernung im Abfall abwerfen, nie auf den Boden fallen lassen, nicht ins Waschbecken geben oder, „zusammengerollt", auf Tischchen etc. ablegen. Deswegen den Abfallbehälter rechtzeitig in Reichweite vorbereiten.

Menschen, die Sputum auswerfen, über den sorgsamen Umgang mit den dann benützten Tüchern aufklären. Für Abfallbehälter direkt bei den Betroffenen sorgen. Darauf hinweisen, dass die Händedesinfektion durchgeführt werden soll: Von den Betroffenen selbst!

Körperwaschung: „Infektionsprävention mit Octenidin-getränkten Waschtüchern: Variabler Effekt auf 17 Berliner Intensivstationen", dieser Beitrag erschien von Panknin in Hyg Med 2016; 41 – 7/8, S. 196-197. Unabhängig vom Besiedelungsstatus wurden die Patient*innen tgl. mit Obigem abgerieben. Weniger nosokomiale Blutstrominfektionen = 31,1%, ließen sich lt. einer Studie an der US-Ostküste erzielen. Die Waschungen erfolgten während des gesamten Intensivaufenthaltes, zusätzlich noch ab dem 5. Aufnahmetag Octenidion-Nasengel.

Hautproblematik bei inkontinente Personen: „Inkontinenz assoziierte Dermatitis (IAD) – hygienische Aspekte, Prävention und Behandlung" – Info vom 11. Ulmer Symposium Krankenhaushygiene, April 2015. Im Unterschied zum Dekubitus betrifft die IAD den Intimbereich und ist eine oberflächliche Wunde. Bei der Kontinenzpflege werden Waschschüsseln als ein großes Problem erachtet. Die Einmalwischtücher sind aus sehr weichem Material und schnelltrocknend. Cavilon® Langzeit Hautschutz Creme wird empfohlen wegen der Barrierefunktion, ist fallweise bis 24 Stunden anhaltend, dauerelastisch, kein brennen, klebt nicht und ist durchsichtig, …

1.1 Waschschüssel, Badewanne - Wiederaufbereitung

Nach Gebrauch die (kleine) Waschschüssel in ein RDG (Reinigungs-, Desinfektionsgerät) zur thermischen Wiederaufbereitung (WA) geben. Alternativ händisch mit Wischdesinfektion arbeiten – über die EWZ der dafür eingesetzten Desinfektionsmittel Bescheid wissen! Von der DGKH wird auf die Empfehlung der Kommission für Krankenhaushygiene und Infektionsprävention beim Robert-Koch-Institut (RKI) hingewiesen. Das Waschwasser im Ausguss bzw. im WC entsorgen.

Bei Badewannen kann, was bei Waschschüsseln auch möglich ist, durch das Auslegen mit einer dünnen Folie ein zusätzlicher Kontaminationsschutz hergestellt werden. In der Wanne danach zum Wasserablassen die Folie an geeigneter Stelle einreißen. Die Wanne zuletzt z.B. mit der Desinfektionsdusche absprühen. Spätestens vor der Neubenützung eine Klarspülung vornehmen.

1.2 Hilfsmitteln - Wiederaufbereitung

Patientenlifter, Duschlifter u.ä. hydraulische oder elektrische Hilfen so einsetzen, dass an den zu „pflegenden" Personen kein Schaden entsteht. Deswegen überzeugen Sie sich vor Gebrauch, dass keine Kontaminationsgefahr besteht, und bereiten Sie den Gegenstand unmittelbar nach dem Einsatz lt. Hygieneplan auf. Am besten mit einer, bei den meisten Badewannen vorhandenen, dezentralen Desinfektionsmittelzumischanlage mit Brause.
Wissen Sie dbzgl., welches Produkt zur Wiederaufbereitung verwendet wird, in welcher Konzentration und was für eine EWZ einzuhalten ist?

2 „Kleine Pflegen" im Gesicht

Nach Möglichkeit die betroffenen Menschen selbst tätig werden lassen (dabei können meine Hände nicht kontaminieren), bzw. s.g. „geführte" Hilfestellungen - denke an Kinaesthetics und die Basale Stimulation in der Pflege® - anleiten. Händedesinfektion ist obligat, nach Bedarf Handschuhe tragen. Die Utensilien in ausreichender Menge (aber nicht zu viele) staubgeschützt vorbereiten. Einwegsets erleichtern die Arbeit.

2.1 Mund

In der Früh vor dem Essen durchgeführt könnte bewirken, dass manchen Menschen das Essen besser schmeckt. Immer nach dem Essen Mund-Zahnpflege, die Prothesenpflege beachten. Die Mundpflegeutensilien sollen vor Benützung trocken sein. Arbeiten Sie mit kleinen Taschenlampen, dann könne Sie ev. Schleimhautaffektionen bzw. Entzündungen sicherer feststellen. Beläge behutsam aufweichen und entfernen. Utensilien nach Gebrauch reinigend abspülen bzw. zur Desinfektion geben. Bei Entzündungen Einmalmaterial verwenden. Wasser bzw. Lösungen in frischem Behälter jeweils neu anrichten, nicht nur nachfüllen. Achtung auf ev. kontaminierte Lösungen.

2.2 Nase

Eine Pflege in der Nase ist meist nur bei Träger*innen von nasogastral angelegten Magensonden notwendig, und bei Personen, die Sauerstofftherapie über die Nase erhalten. Reinigung mit Wasser oder NaCl 0,9% mit Hilfe von Wattestäbchen. Zwischen den O_2 Therapien eine Salbe dünn auf die Nasenschleimhaut auftragen um ein Austrocknen zu vermeiden, das zu Entzündungen begünstigen könnte.

2.3 Auge

Inkompletter Lidschluss kann zur Hornhautaustrocknung führen. Die Folge kann eine Verklebung des Augenlids sein. Das ist besonders in der Früh spürbar. Dann mit sterilen Tupfern und NaCl 0,9% aufweichend wirken und Augen von außen nach innen reinigen. Bei erstmaligem Auftreten den Augenarzt verständigen. Immer Handschuhe tragen - nach HD. Salbe nach Vorschrift in den Bindehautsack einbringen. Auf der Salbe das Anbruchdatum schreiben und nur Personen-spezifisch einsetzen.

2.4. Ohr

Nicht mit Wattestäbchen im Ohr herumstochern, nur die Ohrmuschel pflegen. Auch ein „dahinter" gibt es, Richtung Haare. Nur mit einem dünnen Textilteil den äußeren Gehörgang reinigen / trocknen. Dünne Fettansammlungen im Ohr sind physiologisch.
Hörgeräte auch abwischen, Cerumenpropfen mit dem speziellen Werkzeug aus den Hörgeräteöffnungen entfernen.

2.5 Haare und Bart

Zweimal wtl. die Haare waschen genügt, je nach Gewohnheit der Betroffenen. Ölhauben können Verkrustungen lösen. Kopfläuse nach AVO behandeln; medizinische Haarshampoos helfen gut. Der Ungezieferbefall sollte spätestens von Ihnen entdeckt werden, wenn diese Lästlinge nicht schon bekannt waren. Zur Bartpflege haben die meisten den persönlichen Apparat in Verwendung. Andernfalls bei der Trockenrasur die Scherköpfe vor Wiederverwendung in DM-Lösung einlegen. Bei der Nassrasur Einwegrasierer verwenden, damit bei einer Schnittverletzung keine nosokomiale Infektion geschieht.

3 Nagelpflege

Nagelschere, Feile etc. nur nach akribischer Reinigung und Desinfektion nach vollständiger Trocknung verwenden. Aufgeweichte Nägel sind leichter zu pflegen. Nägel kurz halten. Fallweise Spezialisten an den (Fuß)Nägel arbeiten lassen. Für die Berufsgruppe der fuß- bzw. nagelpflegenden Personen gibt es detaillierte hygienische Vorschriften.
Fußpflege: Podologen und Personen die solche Tätigkeiten ausüben seien an die korrekte Aufbereitung der Medizinprodukte erinnert. Vespermann und Hoppe schreiben 2014 darüber im Detail. U.a.: Risikobewertung vornehmen! Z.B. Verbandschere = unkritisches MP (Medizinprodukt), Nagel-, Ecken- und Hautzangen = semikritisches MP. Als kritisches MP eingestuft werden Mate-

rialien, welche - u.a. auch zufällig - mit Blut, inneren Geweben etc. in Kontakt kommen können; z.B. Skalpellklinge, Excavator, Schleifer, Fräser.

4 Wäsche

Wäsche NIE auf den Boden fallen lassen! Wäsche sofort im – mitgeführten - Wäschesack entsorgen.

Fahrbare Wäschesammler in geeigneter Größe immer direkt zur HeimbewohnerIn und zur PatientIn mitnehmen! Sonst landet die Wäsche ev. am Boden, im Waschbecken, in Waschschüsseln, auf div. Ablagen, die dafür nicht vorgesehen sind. Ausnahmen gibt es keine. Äußerlich sollen die Wäschesammler gut abwischbar, also glatt, sein. Frisch- und Gebrauchtwäsche trennen. HD vor dem Hineingreifen in frische Wäschestapel. Die Gefahr, dass leicht zu übertragende bzw. schwerer abzutötende Mikroben über den Boden etc. verteilt werden und andere Menschen infizieren können, ist evident. Z.B. Verbreitung des Noro Virus.

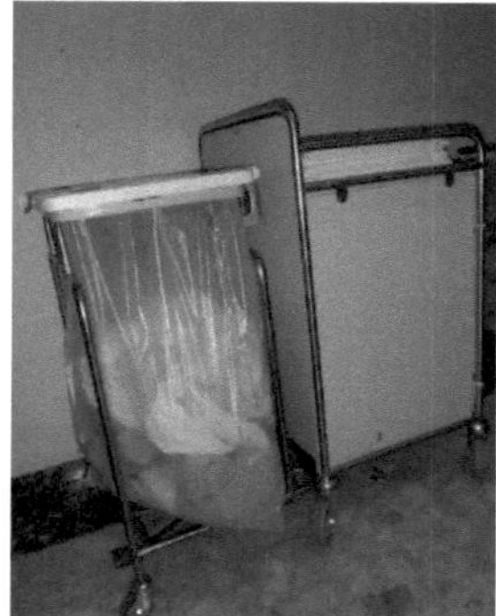

Abb. 55 Wäsche-Wagen

Häufig frische Wäsche "ermöglichen". Gelagert wird sie geschützt, vor allem die Bettwäsche und die Handtücher etc. Sollten Wäschewagen eingesetzt werden, jene bei Nichtgebrauch abdecken und nur in einem sauberen Raum abstellen, aber nicht im Frischwäschelager. Wäsche, die bei septischen etc. Personen gelagert wurde, muss auch bei Nichtgebrauch dann zur Wäsche gegeben werden, wenn sie nicht mehr benötigt wird.

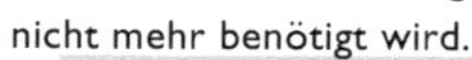

Keine Wäsche aus den Zimmern in das reine Wäschelager zurück tragen!

Händedesinfektion beim Betten vor allem immer dann, wenn es sich um kontagiöse / infektiöse Patient*innen handelt bzw. wenn die Menschen immunschwach sind. Beim Betten unnötige Staubaufwirbelung vermeiden. Gebrauchte Wäsche ist mit 90°C in Maschinen zu „kochend" zu waschen, bzw. chemo-thermisch dort aufzubereiten.
Bei der Hauskrankenpflege darauf achten, dass Mitbewohner der zu betreuenden Klient*innen oder Patient*innen nicht mit der Wäsche "spielen". Daher unmittelbar in die Waschmaschine geben.

5 Wohn- und Pflegeheime

Die „Hygiene" in Wohn- und Pflegeheimen, in Seniorenresidenzen, folgt ähnlich den bisher gemachten Äußerungen. Jene Institutionen weisen aber im

Speziellen einige Besonderheiten auf, die es hier zu beschreiben gäbe, was aus Platzgründen nicht erfolgt. Ich erlaube mir, Sie auf folgende Literatur zu verweisen.

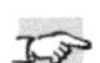

Empfehlung zu „Infektionsprävention in Heimen" vom RKI. Bundesgesundheitsbl-Gesundheitsforsch-Gesundheitsschutz 2005 48:1061-1080, Springer Verlag 2005. Lit. und Auskünfte beim Autor.

Langjährige Tätigkeit mit Auszubildenden in diesem Bereich hat u.a. dazu geführt, Hygienepläne für ein mehrgeschoßige Alten-, Wohn-, Pflegeheim zu erstellen. Es zeigte sich, dass die Umsetzung nach Kontakt mit dem Hygieneinstitut und verschriftlichten Empfehlungen, nicht unmittelbar, aber durch guten Willen schlussendlich meist konsistent durchgeführt wurde.
„Grundlage für ein erfolgreiches Hygienemanagement ist ein Hygieneplan ..." (Werner, 2005, S. 360-363). Die Autorin weiter: "Gerade routinierte Mitarbeiten ohne Schutz z.B. beim Wechsel von Inkontinenzmaterial, Intimpflege und Verbandwechsel. „Insbesondere Einmalhandschuhe müssen in angemessener Anzahl und den benötigten Größen zur Verfügung stehen."

6 Pflegerelevanz bzgl. der auf Antibiotika resistenten Erreger

(Siehe dazu auch im Kapitel I, bei 4.2.) Auch - und gerade - in Wohn- und Pflegeheimen leben fallweise Menschen, die monate- und jahrelang mit MRSA / MRE kolonisiert sind. Das ist in diesem Umfang nicht immer bekannt.

Mohr Edokpole (2011, S. 81) schreibt über MRE in Langzeitpflegeeinrichtungen: „Durch den häufigen Transfer von Bewohnern mit chronischen Grunderkrankungen zwischen Langzeitpflegeeinrichtungen und Akutkrankenhäusern besteht ein gewisses Risiko, die MRE von einer Institution auf die andere zu übertragen." Die Übertragung von ESBL erfolgt überwiegend über die Hände, eine untergeordnete Rolle spielt die Fläche in der Patientenumgebung. Nachdem man nicht immer weiss, ob jemand MRE-Träger ist, kann man sich so verhalten, dass wir und die Heimbewohner*innen etc. vor einer Transmission geschützt sind.

Eine relevante Pflegemaßnahme ist die tägliche Ganzkörperwäsche inklusive Haarwäsche durch ein anerkanntes Präparat gegen resistente Erreger. Den (Bett)-Wäschewechsel so planen, dass keine Rekontamination geschieht. Unmittelbar an die Körperpflege soll auch dabei die lokale Therapie, z.B. mit

Mupirocin® Nasensalbe, erfolgen. Nicht immer muss isoliert werden. Sehr wohl aber, wenn sich MRSA auf der Haut bzw. im Trachealsekret befindet. Die Schutzmaßnahmen sind in den Richtlinien immer konsistent beschrieben: Kittelpflege (Mantel), Haube, MNS, Handschuhe, häufig Händedesinfektion, öfter als üblich mit einem Desinfektionsmittel den Staub in der Patientenumgebung entfernen.

Patientenbezogene Utensilien verwenden und dort belassen (z.B. Stethoskop, Blutdruckmanschette, Fieberthermometer ...). Das Einzelzimmerisolierung und Händehygiene eine Senkung der Transmission von MRSA leistet, schreibt Panknin (2011) unter Bezugnahme auf Studien von Cheng et al. von 2010.

RÜCKBLICK

Bei der Körperpflege Hilfe zu leisten erfordert viel Respekt vor dem Menschen, dem man hilft. Nähe geschieht durchaus in einem Maß, das keinem der Betroffenen gefallen muss. Aus Gründen der Hygiene wäre ein Abstandhalten ohnehin zu begrüßen - doch in unserem Berufsalltag nicht immer zu verwirklichen. Beachten Sie deswegen die Schutzmaßnahmen vor Durchnässung, Verschmutzung bzw. Kontamination.

Bringen Sie alle Utensilien nach Gebrauch unmittelbar dorthin, wo sie dann verbleiben. Kein Umfüllen von Abfall, reduzieren Sie das zumindest auch mit der Wäsche. Nach Gebrauch der Gegenstände, z.B. Waschschüsseln, diese so aufbereiten, dass sie unbedenklich wieder angewandt werden können, nach einem Klarspülen jeweils. Besonders die Utensilien für die Nagelpflege mit größter Sorgfalt reinigend desinfizieren und trocken lagern, bzw. sterilisieren. Verschmutzungen und auch nicht sichtbare Kontaminationen können die Umgebung mit Erregern behaften, die verschleppt würden. Diese Transmissionen haben zu unterbleiben. Daher nichts auf den Boden bringen: Keine Wäsche, keine Vorlagen, keine Gegenstände mit Ausscheidungen.

Auch im OP soll die gebrauchte Wäsche sofort in den passenden Wäschesammlern abgeworfen werden, im Heim in die fahrbaren Wäschesammler, die Sie hoffentlich immer mit in die Zimmer hinein nehmen können.

Resistente Erreger: MRE, MRSA, ESBL, VRE, 3 MRGN, 4 MRGN etc. finden sich an Patient*innen und Heimbewohner*innen, wo wir es oft nicht vermuten. Hier ist eine Information im "Kranken"-Akt wichtig, bzw. die mündliche Bekanntgabe. In der Regel passiert Ihnen selbst durch MRE nichts, Sie können aber zum Träger werden und andere Menschen anstecken!

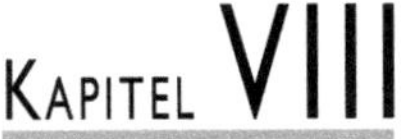

Hygienemassnahmen bei Medikamenten: oral, dermal, usw. Sondennahrung

Hier wird nur auf die hygienischen Aspekte eingegangen, nicht auf pflegetechnische, rechtliche etc. Medikamente und sterile Lösungen zur parenteralen Anwendung werden im Kapitel VIII besprochen.

1 Vorbereitende Maßnahmen

Primär Hände- und Arbeitsplatzsdesinfektion, saubere bzw. desinfizierte Behältnisse für Medikamentenzuteilung und -verabreichung, z.B. Dispenser, Aerosolbehälter. Kontamination vermeiden. Vorrichtungen zum Zerkleinern von Medikamenten (Mörser) rückstandsfrei putzen. Anbruchsdatum auf Behältnisse schreiben. Kontrolle, ob der Medikamentenkühlschrank im Bereich von 2°C - 8°C kühlt, lt. Hygieneplan monatlich geputzt wird und von „abgelaufenen" Medikamenten befreit ist.

2 Orale Medikamente: Fest und flüssig

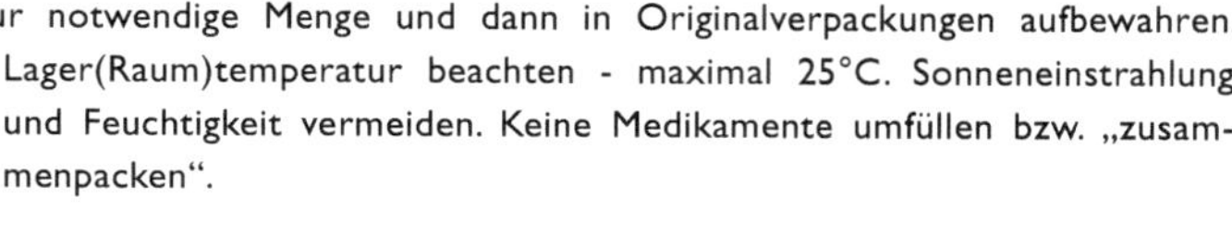

Nur notwendige Menge und dann in Originalverpackungen aufbewahren. Lager(Raum)temperatur beachten - maximal 25°C. Sonneneinstrahlung und Feuchtigkeit vermeiden. Keine Medikamente umfüllen bzw. „zusammenpacken".

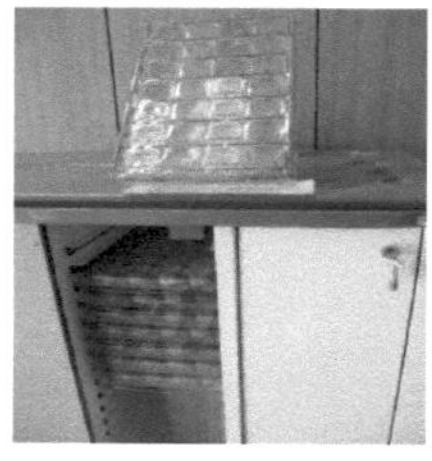

Abb. 56 Medikamentenmanagement von der Apotheke: „Biodosen" für Tbl. / Tropfen etc.

2.1 Tabletten, Dragee, Kapseln. etc.

Nach Möglichkeit diese Medikamente im Blister belassen. Unsauber gewordene Medikamente fachgerecht entsorgen. Tages- oder Wochendispenser von Patient*innen / Heimbewohner*innen mit ansteckenden Krankheiten nicht mit Anderem zusammenbringen - Kontaminationsgefahr. Eine Bestückung soll im getrennten Arbeitsgang vor sich gehen.

2.2 Tropfen, Lösungen und Tee als oral einzunehmende Medikamente

Tropfen etc. erst unmittelbar vor Gebrauch herrichten. Mit Wasser verdünnte Medikamente in zudeckelbaren Kunststoff- oder Glasstamperl anbieten.
Säfte: Kühlung und Aufbrauchfrist (14 Tage sind empfohlen) nach Herstellerangaben. Sirup wird kühl gelagert. Tee im dunstfreien Bereich und luftdicht, seine Haltbarkeit ist i.d.R. sechs Monate.
Kontaminierte Augentropfen können Bindehautentzündung verursachen.

Dispenser und kleine Behältnisse für Tropfen / Lösungen können in der Geschirrspülmaschine mit 85°C aufbereitet werden (auf Temperaturverträglichkeit achten).

3 Suppositorien

Zäpfchen gibt es zur rektalen oder vaginalen Anwendung - das muss bei Applikation durch die Patientin eindeutig sein. Auch, dass die Supp. nicht geschluckt werden dürfen. „Ausgepackt wirken sie wesentlich besser", dafür ist ein Schutz der Hände bzgl. des Fettes der Supp. und vor allem vor Verschmutzung und Kontamination hinsichtlich rekto-genitaler Keime zu bewahren. Daraus ergibt sich folgende Empfehlung, für Personal UND Patient*innen:

An Händedesinfektion denken / Handschuhe bereit stellen - sie dann auch verwenden! / Zellstoff zum sicheren Halt des angefeuchteten Medikaments beim Einführen / Abwurfbehälter für HS und Zellstoff bereit stellen.

4 Applikation von Salben, Cremen etc., Puder

Salben / Cremen / Gele bei Raumtemperatur lagern (sie könnten ranzig werden), am besten direkt bei Patient*innen / HB belassen oder mit sauberem Spatel in Tiegel abfüllen. Keine dbzgl. Utensilien im Bett ablegen, wenn man „beim Betten von einem zum anderen" geht. Kontaminationen vermeiden.
Mit Spatel, Tupfer o.ä. die Salbe entnehmen, bzw. den Fettstrang durch Schwerkraft von der Tube lösen lassen. Augensalben immer nur personenbezogen verwenden und das Ablaufdatum (nach Öffnung der Tube) beachten; daher zu Therapiebeginn auch hier das Datum auf die Tube schreiben
Puder: Sekretstau auf der Haut vermeidet man dadurch, dass Puder nur auf trockene Areale kommt. Steriler Puder bei lokaler Anwendung. Puderbehältnisse verschlossen halten. Überschüssiges Reispulver (zur Intertrigoprophylaxe bestens geeignet) nicht in den Behälter zurück geben.

Tuben nicht einrollen (Leckgefahr) / Verschluss geschützt ablegen / Tubenöffnung nicht berühren, weder mit der eigenen Hand noch mit der Haut der PatientIn / KlientIn / HeimbewohnerIn / nach Gebrauch Tuben verschließen und desinfizierend abwischen. Ein Puderrest auf der Haut kann Grundlage für Keimbesiedelung sein.

5 Inhalationsutensilien

Mundstücke von Dosier-Aerosolen und Medikamentenaufsatz von Inhalatoren etc. nur patientenbezogen verwenden. Nach Gebrauch genügt eine Reinigung, bzw. das Ausspülen mit Wasser. Hygieneplan für die Wiederaufbereitung beachten. Behältnisse, in denen sich durch Ultraschall oder Druckluft erzeugte Aerosole befinden, nach Herstellerangaben aufbereiten, trocken und geschützt lagern. Im Kapitel XI wird die Wideraufereitung und das Handling mit Atemgas führenden Utensilien beschrieben. Bei Verwendung von Medikamentenverneblern nach Gebrauch eine chemische Desinfektion vornehmen und anschließend den Vernebler mit sterilem Wasser frei spülen.

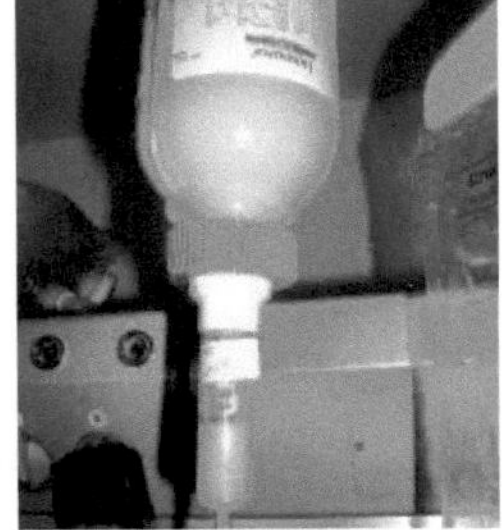

Abb. 57 Sondennahrung mit Applikationsset

6 Sondennahrung/s - Material

Enterale Ernährung wird auch über Sonden vermittelt. Menschen, die über naso-, orogastrale oder Jejunalsonden bzw. PEG / Buttons verfügen, könnten auch mit Abwehrschwäche disponiert sein. Unabhängig davon kann jeden Menschen der mit Lebensmitteln Verderbtkeime zu sich nimmt, ein Unwohlsein befallen. Im Zusammenhang mit einer Grundkrankheit kann das schwerwiegende Folgen haben. Deswegen Wechselintervalle und hygienischen Umgang mit der Sondennahrung selbst, samt den Applikationsutensilien sind einzuhalten.

6.1. Sondennahrung

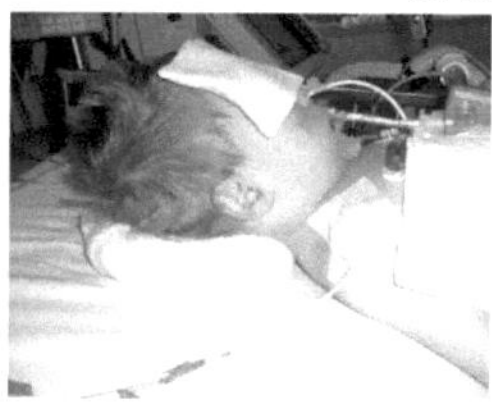

Abb. 58 Magensonde nasogastral angelegt bei orotracheal intubiertem Kind

Nahrungsmittel sind prinzipiell ein guter Nährboden für Mikroben, in unserem Fall handelt es sich um Sondennahrung. Je länger Nahrungsmittel (Raum-warm) aufbewahrt werden, desto massiver ist eine Keimbildung. Industriell gefertigte Sondennahrung (SN) ist steril. In Flaschen, Tetra Pack, Kunststoffbeuteln konfektioniert, muss sie, einmal angebrochen, innerhalb von 24 h aufgebraucht werden. Das aber nur wenn eine Lagerung im Kühlschrank erfolgte. Applikation dann natürlich nur mit angepasster Temperatur. Die Dokumentation am Behältnis von Datum und Zeit ist obligat. Gründe für Sondennahrung Unverträglichkeit, verursacht durch Bakterienwachstum:

Verunreinigung der Hände / zu langer Verbleib bei Raumtemperatur, z.B. bei zu geringer Eintropfrate: deutlich >24 Stunden / Umfüllung von SN / mangelhafte Durchspülung der Überleitungssysteme / Reste in schlecht ausgespülten Flaschen etc.

6.2 Überleitungssysteme für Sondennahrung

Relevant sind Beutel und Flaschen in die Wasser / Tee / SN gefüllt wird, Schlauchsysteme mit und ohne Pumpeneinsatz, Spritzen.

Deren Entsorgung erfolgt nach 24 Stunden, ggf. früher.

Freispülung von Sonden nach Abschluss der Nahrungs-, Medikamentenapplikation gewährleisten deren Funktion. Die keimarme Spülflüssigkeit (in sauberen Behältnissen) soll weder reizen noch die Sonde selbst beeinträchtigen. Kurz vorher abgekochtes und abgekühltes Wasser wird empfohlen. Vorsicht mit Teespülungen bzgl. diverser Unverträglichkeiten oder Reizstoffe. Nach Magensaftaspiration mit Spritzen müssen diese sofort entsorgt werden. Den Sondenansatz tgl. mit Wasser reinigen (einer Bürste ist dabei hilfreich).

Menschen, die nicht auf herkömmlichem Weg essen und trinken können, bedürfen einer besonderen Mundpflege. Sonst würden Keime in die Trachea gelangen, was Atemwegsinfektionen begünstigen kann. Deswegen sollen auch alle Personen mit Sondenanlage (z.B. transnasal bzw. orogastral) auf eine Oberkörper Hochlage von 20-30 Grad achten, damit der Reflux reduziert wird!

6.3 PEG

PEG (oder Button) Eintrittstelle: Verband so lange, bis die Wunde gut verheilt ist (bis zu sieben Tagen).
Nach Verheilung der Einstichstelle wird kein Verband unter der hautfreundlichen Halteplatte getragen. Tägliche Inspektion, das Waschen mit Waschlappen und Wasser ist obligat. Antiseptik und Mullkompressenanwendung nicht erforderlich, so lange sich keine Entzündungszeichen zeigen.

RÜCKBLICK

Der Umgang mit Medikamenten die parenteral verabreicht werden, unterscheidet sich selbstverständlich von denjenigen mit Substanzen, die per Injektion verabreicht werden oder direkt in eine Vene einrinnen. Sauberkeit, Kontaminationsvermeidung, Händehygiene, Arbeitsfläche sauber halten, usw., alles das gilt beim Umgang mit Tabletten, Zäpfchen, Salben, Gelen, Sprays etc. Für Sauberkeit der Medikamenten-Dispenser ist zu sorgen.
Beim Einführen der Suppositorien auf Selbstschutz (Einweghandschuhe gleichzeitig mit den Suppositorien „mitliefern") achten. Diese Situation lässt sich erfolgreich den Patient*innen und HB erklären. Den Abfall danach sachgerecht entsorgen.
Auf die Haltbarkeit diverser Flüssigkeiten, besonders wenn sie geöffnet wurden, achten.
Auch Salben, Cremen etc. haben ein Ablaufdatum. Man soll sie nicht zu warm lagern, am besten direkt bei HB / Pat. belassen - z.B. abgefüllt in kleine Tiegel. Tuben nie knicken / einrollen, der Inhalt könnte aus-, Keime eintreten. Tubenöffnungen vor Kontamination bewahren, den Schraubverschluss mit der sauberen Seite nach oben ablegen.
Aerosol erzeugenden Gerätschaften - hier nur bei Dosier-Aerosolen beschrieben - genügt bei personenbezogenem Einsatz das Auswaschen und anschließendes Trocknen.

Einmal geöffnete Sondennahrung (SN) muss in einem Tag verbraucht werden. Auch wenn die industriell hergestellte SN im Kühlschrank vor Verkeimung bis 24 Stunden weitgehend bewahrt wird, ist sie natürlich nur bei Raumtemperatur zu verabreichen. Davor ist die Sonde auf ihre exakte Lage zu kontrollieren. Dazu werden auch Spritzen verwendet, die nach Magensaftaspiration sofort in den Restabfall zu geben sind. Für alles andere gilt eine maximale Stand- bzw.

Wechselzeit von 24 Stunden. Lebensmittel Verderbtkeime können Durchfall bedingen.
Hände und Arbeitsflächen immer desinfizieren. Beim Durchspülen der Gerätschaften für Sauberkeit sorgen und Kontamination vermeiden.

REFLEXIONSFRAGEN

In der Hauskrankenpflege bzw. im Altenwohn- oder Pflegeheim betreuen Sie eine Person, die ausschließlich mit Sondennahrung versorgt wird. Sie erfahren von Angehörigen, dass das Geld, die Sondennahrungsbeutel etc. täglich zu wechseln, nicht vorhanden ist. Wenn man den "Beutel" etc. auswäscht, genügt ein Wechsel wöchentlich oder noch später auch? Was fallen Ihnen dazu für Gegenargumente ein?

Das Eincremen an Hautbereichen von HB ist eine wohltuende Tätigkeit, vor allem, wenn Sie dazu ein Ö/W Präparat verwenden. Unerwartet brauchen Sie noch mehr von dem Produkt, als Sie es sich vorbereitet hatten, auf dem Leintuch der HB. Sie erreichen die noch offene Tube, pressen das Notwendige auf die Haut und streifen den Überhang an der Haut der Heimbewohnerin ab. War Ihr Handeln in allem korrekt?

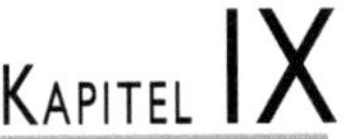

HYGIENEMASSNAHMEN BEI GEFÄSSKATHETERN, INFUSIONEN, STERILEN LÖSUNGEN PUNKTIONEN, BLUTENTNAHMEN

BEI ALLEN MASSNAHMEN, VOR ALLEM IM ZUSAMMENHANGE MIT GEFÄSSKATHETERN GILT, DASS PFLEGERISCHE UND ÄRZTLICHE FÜHRUNGSKRÄFTE NACH VERBINDLICHEN STANDARD VORGEHEN, DIE VERHALTENSREGELN AKTIV **VORLEBEN** UND VON IHREN MITARBEITER*INNEN EINFORDERN!

1. Materialien / Medikamente für die parenterale Anwendung

Vor allen Tätigkeiten Arbeitsplatzdesinfektion, Händedesinfektion und Selbstschutzmaßnahmen einhalten. Einweghandschuhe tragen u.a. bei Punktionen, bei Verschmutzungs- und Kontaminationsgefahr. Kanülenabwurf unmittelbar am Einsatzort.

Händedesinfektion UNMITTELBAR vor dem Umgang mit sterilen Substanzen und unmittelbar vor dem Handling an Gefässkathetern.

1.1 Spritzen, ...

Sterile Spritzen, Sicherheits-Kanülen, Infusionssysteme - auch für Medikamentenpumpen - und Utensilien für Überleitung und Verteilung von Medikamenten so aus der verschweissten Verpackung nehmen, dass eine Kontamination am sterilen Konnektionsteil vermieden wird. Dafür die Packung am Rand auseinanderziehen (peelen), das Medizinprodukt nicht durch das Papier-Folienmaterial drücken. Einmalspritzen nur EINMAL verwenden. Spritzen, Schlauch- und Infusionssysteme immer im medizinischen Abfall abwerfen (in Senioren-Pflegeheimen und bei der Hauskrankenpflege im Restabfall). Stichgefährdendes davor in dafür vorgesehene dicht verschließbare Behältnisse geben – diese maximal zu ¾ befüllen (sonst Verletzungsgefahr). Verpackungsmaterial und saubere „Plastik"-Infusionsflaschen im Kunststoffabfall (‚Leichtfraktion') entsorgen.

1.2 Infusionssysteme

Infusionssysteme verfügen meistens über einen bakteriendichten Druckausgleich-Filter. Er darf nicht durchstochen werden. Es wird empfohlen, Kunststoffinfusionsflaschen – anstelle Glasflaschen- einzusetzen und dabei auf eine Verwendung des Druckausgleich-Filters (Kat. II) zu verzichten (KRINKO, S. 187). Bzgl. der Umsetzung von aktuellen RKI-Empfehlungen heißt es u.a.

„Während die Kommission für Infusionssysteme außer bei Lipid- und Blutgabe keine Wechselintervalle mehr definiert (Wechsel ≥96 h), empfiehlt Dr. Tatzel für lipidhaltige Mischinfusionen/TPN-Lösungen aus seiner Erfahrung einen Wechsel nach 24 Stunden, für reine Lipidlösungen nach jeder Infusion" (Trautmann, Tatzel zitiert von Mohr, 2017, S. 69; Bundesgesundheitsblatt, Teil 1, 2017).

1.3 In-line Filter

„Bakterien- und Endotoxinfilter (0,2 ym Filter) im Infusionssystem zur Prävention von Infektionen werden nicht empfohlen (Kat. III). Bei intensivmedizinischen Patienten sollen Partikelfilter im Infusionssystem eingesetzt werden (Luftabscheidung, geringere systemische inflammatorische Response-Reaktion) (Kat. II)" (Gilles, 2017, S. 188).

1.4 Dreiwegehähne

DESINFEKTION (Sprüh- oder Wischdesinfektion) - mit einem Antiseptikum - von Katheterhub und Zuspritzstelle vor JEDER Manipulation,

... weil in Studien gezeigt wurde, dass 5-20% der Dreiwegehähne und des Katheterhubs – in Gebrauch befindlich - mikrobiell besiedelt werden kann (AWMF, 2016). HUB = verdickte, patientenfernes Ende von Venenverweilkanülen, zentralen Gefäßkathetern und Verlängerungsleitungen. Die Wechselfrequenz ist ident mit dem bei den Infusionssystemen Gesagtem. Nach Möglichkeit die Anzahl der Dreiwegehähne an den Venenkathetern auf das notwendige Muss reduzieren. Am PVK (peripherer Venenkatheter) – wenn möglich mit einer ca. zehn Zentimeter Verlängerung – angesteckt, begünstigen Sie den Verzicht auf das – nicht erlaubte - Einspritzen von Substanzen durch die Zuspritzpforte auf dem PVK.

Panknin (2017) schreibt zu dem Thema: „Desinfektion von Dreiweghähnen: Was leistet eine neue antiseptische Verschlusskappe?" Diese Einwegkappen enthalten im Inneren ein mit 70% Isopropanol getränktes Schwämmchen, welches den Katheterhub bzw. den Dreiwegehahn permanent desinfiziert. Damit ist garantiert, dass ein Ansatzkonus immer desinfiziert ist. Sieben Studien wurden dieser Aussage zugrunde gelegt mit der Fragestellung, ob der Effekt einer Reduktion von Gefäßkatheter-assoziierten Septikämien eintrat. Das Resultat war signifikant und positiv. In der aktuellen US-Richtlinie wurde das Vorgenannte mit Kategorie I empfohlen!

Vom Autor wird beobachtet (2018-12-4), das nicht immer eine Konusdesinfektion durchgeführt wird, bevor Therapeutika verabreicht werden! Bei jeder Diskonnektion hat sie zu erfolgen. Prof. Trautmann (Krankenhaushygiene Stuttgart) erklärt in seiner Stellungnahme zu diesem Thema, dass mit einer Wischdesinfektion NICHT das Innere des Konus erreicht wird, daher das Sprühen wirkungsvoller ist. Vorausgesetzt, man klopft den damit eingebrachten Alkohol wieder heraus und wartet Einwirk- bzw. Trocknungszeit ab (Panknin, Hyg Med 2017; 42-4, S.60). Ein Wechsel des Dreiwegehahnes soll nicht häufiger als alle 96 Stunden erfolgen (Gilles, 2017).

1.5 Verschlusskappen / Antiseptische Verschlusskappen / NFC

Zum Verschließen des Katheterhub / des Dreiwegehahns nur sterile Verschlusskappen verwenden. NFC: Hinsichtlich eines infektionspräventiven Effektes gibt es bei den nadelfreien Konnektionsventilen = NFC (die u.a. am Gefäßkatheterende aufgeschraubt werden - 2019) keinen eindeutigen Nachweis.

Die NFC (nadelfreien Konnektionsventilen) müssen vor jeder Konnektion mit einem Antiseptikum desinfiziert werden – Einwirkzeit einhalten.

Das Handschuhtragen ist beim Konnektieren per NFC entbehrlich, weil kein Blut etc. austreten kann. Das spart Material, Zeit und reduziert Abfall. I.d.R. können mit dem NFC 400 Konnektionen gehandhabt werden. Ein Wechsel des NFC soll nicht häufiger als alle 96 Stunden erfolgen (Gilles, 2017).
Antiseptische Verschlusskappen enthalten im Inneren ein Schwämmchen, getränkt mit 70% Isopropanol (auf "Listung" achten!) -Einmalmaterial! Diese Verschlusskappen garantieren Desinfektion am HUB ... (Panknin HT, PflegeIntensiv 4/17, S. 36), wenngleich bei einer Studie von Wright et al. (2013) ein infektionspräventiver Effekt nachgewiesen werden konnte (AWMF, 2016).

1.6 Medikamentenapplikation und Folgehandlungen

Vor allen Manipulationen an Zuspritzstellen und am Katheterhub bzw. Dreiwegehahn, unmittelbar vorher eine hygienische Händedesinfektion durchführen. Nach Applikation von Medikamenten etc. durchspülen mit steriler Kochsalzlösung 0,9% (AWMF, 2016) Hierfür werden sehr häufig vorkonfektionierte Spülspritzen eingesetzt. Die haben immer einen Spüldruck einer zehn Milliliterspritze, auch wenn sie mit weniger Millilitern steril angeboten werden. Nach Gebrauch dieser Einmal-Spülspritzen den Rest entsorgen.

IMMER vor der JEDER Applikation von Therapeutika am Katheterhub bzw. dem Dreiwegehahn lt. RKI, eine Ansatzkonus-Desinfektion durchführen.

Bislang ist das möglich, indem man den Ansatzkonus mit einem Antiseptikum ansprüht (Reste von Alkohol sofort wieder aus dem Konus schütteln und den Alkohol abtrocknen lassen, oder den Ansatzkonus mit einer zuvor mit Alkohol getränkter Gazekompresse abwischen. Einsatzfähige Desinfektionstücher, die mit Isopropanol vorgetränkt sind, können per Einzelverpackung genützt werden. So lange man nicht über Desinfektionskappen zum Verschließen eines Ansatzkonus verfügt, MUSS man dieses, doch einige Minuten Zeit in Anspruch nehmendes Handling, praktizieren (Panknin, 2017). Mohr (2017) berichtet vom 12. Ulmer Kongress, dass bei häufigem Zuspritzen am Dreiwegehahn die Nutzung von Desinfektionskappen für Konnektorventile einen Rückgang von Katheter-assoziierten Blutstrominfektionen (BSI) von 1,43 auf 0,69 pro 1000 ZVK Tagen ergab.

2. Periphere Venenverweilkanülen

Periphere Venenverweilkanüle (PVK) erst dann anlegen, wenn sie unmittelbar in Verwendung geht und nur so lange belassen, wie unbedingt notwendig. Im Notfall angelegte PVK baldmöglichst entfernen. PVK sind nur zur Kurzzeitanlage vorgesehen. Entfernung bei Auftreten von Symptomen (RKI, 2017). PVK ohne Zuspritzpfort sind zweierlei weniger gefährlich: 1. Keine Luftemboliegefahr durch Spritze als Spielzeug (Anlassfall 21.12.2007 als sich ein Kind spielend Luft einspritzen wollte) und 2. darf die Zuspritzpforte nur das 1. Mal nach Anlage verwendet werden, dann nie mehr - aus infektiologischen Gründen. Mehrere Länder verwenden seit Längerem PVK nur noch OHNE Zuspritzpforte.

Panknin und Trautmann schreiben in „Kinderkrankenschwester" (2018) zur Entstehung schwerwiegender Septikämien durch PVK, dass sich die Rate weit unter 1% bewegt. Aber mit der Botschaft, dass bei einem Nachweis von S. aureus in der Blutkultur, auch dann, wenn die PVK wegen Lokalsymptomen schon entfernt wurde, die Angelegenheit ernst genommen werden muss. Eine Antibiotikatherapie sollte dann mindestens 14 Tage dauern. Zur Analyse wurde eine Ausrollkultur bei der PVK gemacht, was zur Standarddiagnostik gehören soll.

2.1 Anlage PVK

Periphere Venenverweilkanüle bei voraussichtlich mehrtägiger Verweildauer bei Erwachsenen am Handrücken anlegen – nicht an unteren Extermitäten, Oberarm oder Ellenbeuge. Bei Kleinkindern an der Hand, Unterarm oder Fuß. Bei Säuglingen an den Venen der Kopfhaut (Bundesgesundheitsblatt, 2017).

Speziell geschulte Katheterteams zur Anlage und Pflege, auch bei PVK, konnten laut einem Expertenkonsensus (HICPAC Kategorie IB) signifikant zeigen, dass eine Phlebitidenreduktion stattfand.

Nur Sicherheitskanülen verwenden und erst unmittelbar vor Gebrauch aus der sterilen Verpackung nehmen. Durchmesser der PVK: Ø = 1/3 des Gefäßlumens, das punktiert werden soll. Vorgang: 1. Händedesinfektion, 2. Handschuhe tragen, 3. mit steriler Mullkompressen Antiseptikums einmal wischend auftragen, 4. EWZ und Trocknungszeit einhalten, keine Nachpalpation - wegen Rekontaminationsgefahr. Alternativ sterile Handschuhe tragen. 5. Steriler Verband, bevorzugt aus transparentem Material. Leitungszug verhindern durch kurze flexible Verbindungsstücke. Wenn die nicht schon „vorkonfektioniert" sind (Extensionsset) wird ein sofortiges Zusammenstecken empfohlen. Damit können Bewegungsirritationen an der Einstichstelle fast gänzlich vermieden werden.

Prävention EXTRALUMINALER Infektionen: „Unter den Eintrittspforten von Keinem bei Gefäßkatheter-assoziierten Infektionen habe die Haut mit 45 Prozent den größten Anteil, gefolgt vom Ansatzkonus mit 25 Prozent" (Trautmann und Tatzel zit. von Mohr, 2017).

Sofort nach Anlage NaCl 0,9% Spülung vornehmen. Vorgefüllte Spülspritzen initiieren weniger Kontaminationsgefahren. Wenn ein nadelfreien Konnektionsventil (NFC) angeschlossen wird, kann Blutverschmutzung / Keimkontakt effektiv vermieden werden etc.

2.2 Pflege PVK

Tägliche Kontrolle. Webster et al. (2015) empfehlen die Verbandkontrolle einmal pro Schicht (Bundesgesundheitsblatt, 2017). Kein routinemässiger Verbandwechsel, aber bei nicht intaktem Verband sofort. Bei Gazeverband: täglich, wenn die PatientIn nicht ansprechbar ist oder bei Fieber, sonst nach 72 Stunden. Bei Transparetntverband: nach sieben Tagen. Bei Infektionsverdacht PVK entfernen.

Auf MANDRINS zum Verschluss „ruhender" PVK's soll aus infektionspräventiver Sicht ganz verzichtet werden: Kontaminationsgefahr wegen Manipulation am Katheterhub / Blut fliesst in die Kanüle, bis der Mandrin eingeführt ist / häufig wurden an der Mandrinspitze Blutgerinsel nachgewiesen (Kat. II) (AWMF, 2016; Bundesgesundheitsblatt, 2017). zusätzlich können, zum Unterschied beim Durchspülen, Medikamentenreste an der Kanülenwand verbleiben.

Anstelle des Mandrins nach Anlage und Fixierung ein steriles Extensionsset anschließen, das eine Spülung und Blockung (NaCl 0,9% ohne Heparin) zulässt, plus NFC (Gilles, 2017).

Keine unsterilen Pflasterstreifen verwenden. Richtlinie bei Verbandwechsel lt. RKI: „Reinigung mit NaCl, anschließend ein ‚Hautantiseptikum' Alkohol plus

CHX oder Octenidin". Bzgl. der Vermeidung INTRALUMINALER Kontamination: Siehe oben Gesagtes bzgl. Ansatzkonus, Katheterhub, Dreiwegehahn.

2.3 Entfernung PVK

Einweghandschuhe tragen nach Händedesinfektion, Abwurfbehälter mitführen. Einstichstelle mit Kompresse kräftig komprimieren, Verband anlegen. Auf Nachblutung achten.

3 Zentraler Venenkatheter

Informationen aus dem Bundesgesundheitsblatt - ..., Teil I (KRINKO / RKI, 2017):
Die ZVK Anwendung bringt Infektionsrisiken mit sich, vor allem lokale und systemische, insbesondere Blutstrominfektionen (BSI). Wenn die BSI mit dem Gefäßkatheter verknüpft ist spricht man von Gefäßkatheter assoziiert = CABSI, wenn durch eine gezielte mikrobielle Diagnostik der ZVK als Ausgangsort herausgefunden wurde, dann von CRBSI = catheter-relaeted BSI.
BIOFILM: Beim Übergang von Kontamination zu langfristiger Besiedelung am Kurzzeitimplantat (ZVK), können alle bekannten Erreger pathologisch in einem Biofilm wirken, der dann, durch die jetzt manifeste CRBSI, allen Antiinfektiva zum Trotz sich nicht sicher abtöten lässt. Die Kommission empfiehlt den Einsatz antimikrobiell beschichteter ZVK (z.B. CHX (Chlorhexidin) / Silbersulfadiazin, ...) nur dann, wenn eine ärztliche Risikoanalyse vorliegt und andere Maßnahmen keinen ausreichenden Effekt auf die Infektionsrate zeigen (Kat. IB) (Gilles, 2017).
Um Kontaminationen / Infektionen zu vermeiden gilt das bei PVK Geschriebene. In den Empfehlungen von der KRINKO wird chronische Arbeitsüberlastung als ein Risikofaktor für NI angeführt.
Maßnahmebündel – bestehend aus fünf Maßnahmen – führen zu einer signifikanten Reduktion Gefäßkatheter assoziierter Septikämien. Das wird 1. für die INSERTION festgeschrieben und 2. als minimaler Bestandteil für die ERHALTUNGSPFLEGE definiert:

> „Händehygiene vor Maßnahmen am Katheter / tägliche Überprüfung der Indikation für den zentralen Katheter / Desinfektion der Zuspritzstücke vor Manipulation am Katheter" (Ista et al., 2017, S. 39).

Insertion und Erhaltungspflege einschließend zeigen die Daten bei erwachsenen Intensivpatient*innen eine 75%-ige Senkung der Gefäßkatheter-assoziierten Infektionen! An pädiatrischen Intensivstationen ergaben die Studien eine Reduktion von 36%, bzw. an neonatologischen Intensivstationen von 71%! (Ista, 2017).

3.1 Anlage ZVK

Anlageort: Lt. infektionspräventiver Sicht keine evidenzbasierte Aussage für ZVK (Kat. II): Deutliche Hinweise gibt es jedoch, dass NI weniger auftreten, wenn die V. subclavia bevorzugt wird, gegenüber der V. jugularis (diese bei Tracheostome nicht punktieren), oder die V. femoralis (Gilles, 2017).
Steriler Mantel (Kittel) für die ZVK anlegende Person, sterile Handschuhe, MNS, Haube. Helfende tragen ggf. auch einen MNS und unsterile Handschuhe. Wenn eine Haarentfernung bzgl. Katheter- / Verbandfixierung notwendig wird, ist, lt. dem Arbeitskreis für Krankenhaushygiene Wien, das Clippen der Haare gegenüber einer Rasur zu bevorzugen. Ein schnell wirkendes alkoholisches Antiseptikum mit einem remanent wirkenden Antiseptikum ist am besten geeignet. Große (Loch-)Tücher Abdeckung. Durch gute Nahtfixation wird dann ein Gleiten des ZVK im Gefäßzugang vermieden. Auf möglichst trockene und gereinigte Einstichstelle meist für 24 Stunden einen Gazeverband, dann einen Transparentverband, ggf. im Sandwichverfahren, anbringen. Entsorgung von stichgefährdendem Material vor Ort: „wer sticht - entsorgt auch".

„Eine Ermächtigung des Pflegepersonals zur Unterbrechung der Insertion bei Brüchen in der aspetischen Technik" ist eine Maßnahme von s.g. „Bündel"-Programmen zur Reduktion nosokomialer Infektionen, wie Panknin (2011, S. 256-257) unter Bezugnahme auf Prof. Trautmann, KH-Hyg Stuttgart, schreibt.

3.2 Pflege ZVK

Siehe bei PVK, Thema 2.2. Der Verband muss steril und wasserdampfdurchlässig sein. Aseptisch verbinden, ev. zu zweit arbeiten. Bzgl. der Applikation von Antiseptika auf die Insertionsstelle wird beim Verbandwechsel (VBW) die Kategorie II angeführt. Mit einem, für jeden Arbeitsgang neuen, sterilen Watteträger wird die Antiseptik / Reinigung vorgenommen. Transparentverband mit Chlorhexidin-Gelpad (CHX) haben sich - evidenzbasiert - als günstig erwiesen (Timsit et al., 2013). CHX-freisetzende Katheterverbände für ZVK vorrangig dann, wenn Infektionsraten trotz überprüfter Implementierung anderer evidenzbasierender Präventivmaßnahmen anhaltend hoch sind (Kat. IA) (Gilles, 2017).

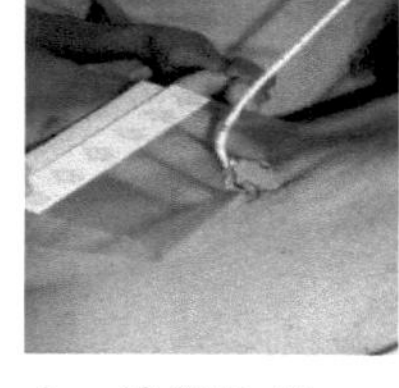

Abb. 60 ZVK Transparenter Sandwichverband

Krusten an der Einstichstelle werden überwiegend belassen. Durch

Transparentverband kann dem ZVK - und dadurch die Einstichstellen schonend – gut Halt vermittelt werden. Der Katheter darf nicht in den Einstichkanal der Haut hineingeschoben werden, da hierbei die Gefahr ungünstiger Lageveränderung der Katheterspitze und der Keimeinbringung besteht.

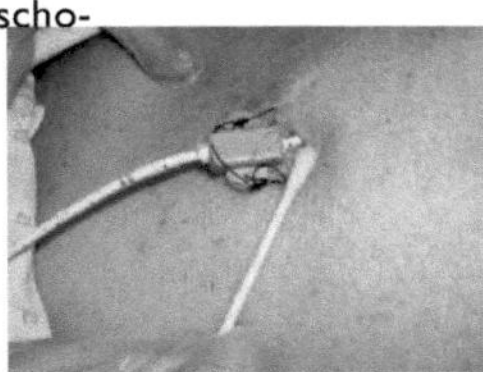

Abb. 59 ZVK-Einstichststelle: Pflege

Gräml (2011, schriftliche Mitteilung a.d. Autor) empfiehlt alkoholische Sprühdesinfektion des Katheterhub bzw. am Dreiwegehahn vor der Konnektion. diese Massnahme reduziert deren mikrobielle Kontamination und ist daher sinnvoll.

3.2.1 Liegedauer, Spülung, „Ruhen" des ZVK

Verschließen (‚Abstöpseln') des ZVK, oder eines seiner Lumina, ist unbedingt zu vermeiden. Die Blutentnahme ebenso. Routinemäßiger Wechsel des ZVK wird nicht empfohlen (HICPAC Kategorie IA, siehe Anhang), wohl aber eine sofortige Entfernung und ggf. Neuanlage an anderer Stelle bei sichtbarer Entzündung an der Eintrittsstelle. Zur Katheterspülung genügt sterile Elektrolytlösung (Kategorie IA), Heparinspülungen sollen vermieden werden.

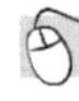

Infobl_Kap9-Venenkatheter_3.2.1-ZVK-Liegedauer-katheterassezoierte Sepsis: ... Forscher in Osaka entwickelten ein standardisiertes Vorgehen zur Pflege von zentralen Venenkathetern und Swan-Ganz-Kathetern ..." (Tannen, 2011, S. 39).

3.3 Entfernung ZVK

Händedesinfektion und Handschuhe tragen. Wenn ein mikrobiologisches Monitoring erwünscht ist: Siehe Kapitel VI, Thema 2.7 (sterile Handschuhe tragen, gründliche Hautantiseptik, ggf. Verwendung steriler Kompressen auch zum Unterlegen). Nach dem ZVK Herausziehen die Einstichstelle mit sterilen Mullkompressen komprimieren. Kontrolle auf Nachblutung.

4 Vollständig implantierte Zugänge

Port-Katheter-Systeme halten bis zu 300 Tage und mehr, bzw. Punktionen in Zahl von 1500 bis 2000.

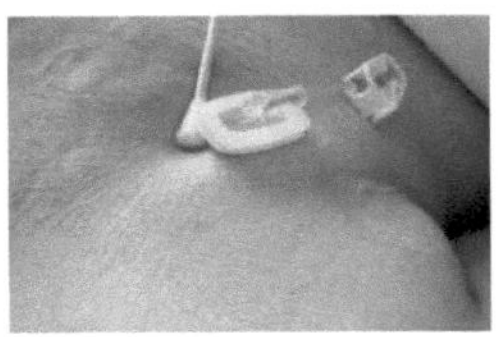

Abb. 61 Port-Katheter Pflege mit sterilem Watteträger

Vor dem Anstechen mit spezieller (z.B. Gripper-) Kanüle Händedesinfektion, Palpation der Portumgebung und optische Beurteilung. Antiseptikum auftragen und eine Minute einwirken lassen. MNS aufsetzen, steriles Tuch hinbreiten. Zweites Mal Hautantiseptik. Sterile Handschuhe anziehen. Ggf. mit Fertigspritze die Portnadel entlüften, die Silikon-

membran im Winkel von 90° durchstechen, Klemme öffnen und im Stop-and-Go Verfahren spritzen. Klemme unter positivem Druck schließen. Dann Abstöpseln oder Infusion anschließen.Verbandfixierung der Portnadel. Bei der Entfernung unsterile Handschuhe tragen (Goldhammer, Wicher; 2017).
Bei Blutabnahme – wenn unbedingt notwendig – zehn Milliliter Vorlauf bei Erwachsenen, drei Milliliter bei Kindern. Einer Bluttransfusion folgend zwischen 50 und 100 Milliliter Kochsalz nachspülen. Leitungssysteme nach Bluttransfusion verwerfen, bei lipidhaltiger Lösung nach 24 Stunden. Ev. Komplikationen durch tgl. Kontrolle erkennen, z.B. Schwellung am Arm / Halsbereich auf der Implantatseite, ... (Goldhammer, Wicher; 2017).
Die Liegedauer der Portkanüle ist lt. Handbuch SID (2006) mit Bezug auf retrospektive Studien mit 5-7 Tagen angegeben, wenn die Asepsis exakt eingehalten wird und keine Infektionszeichen vorliegen. Manipulationen sind zu unterlassen. Bei Ablösung des Verbandes sofortige Intervention, die steril erfolgen soll. „Nicht aktive" Port-A-Cath benötigen keinen Verband. Spülung alle 1-4 Wochen mit NaCl 0,9%.

5 Periphere arterielle Kanüle

Gefäßkatheter können, wie auch andere Devices, während des Gebrauchs durch Mikroben kontaminiert werden, was zu NI führt. Ursachen sind Hygienemängel – nicht nur bei der Anlage, auch bei der Erhaltungspflege (Gilles, 2017). Sinngemäß gelten für die periphere arterielle Kanüle (pAK) das bei den Venenkathetern Gesagte, auch bzgl. des Risikos hinsichtlich einer Kontamination. Es konnte kein Unterschied zwischen ZVK und pAK bzgl. der CRBSI-Rate (=catheter-related Blutstrominfektion = Infektionen -die vom Gefäßkatheter ausgehen) festgestellt werden (Bundesgesundheitsblatt, 2017).

5.1 Anlage periphere arterielle Kanüle

Händedesinfektion und Hautantiseptik (Kat. IB). Sterile Handschuhe, steriles Lochtuch, Mund-Nasen-Schutz (MNS) (Kat. II). Geschlossene Systeme zur Druckmessung und Blutabnahme sind gegenüber offenen zu bevorzugen. Wechselintervalle nach Herstellerangaben (Bundesgesundheitsblatt, 2017). Bei Anlage auf femoralem Weg sollen maximale Barrieremaßnahmen (Kat. II) erwogen werden: HD, steril/r HS und Kittel, MNS, Kopfhaube, großes Abdecktuch (Gilles, 2017).

6 Sterile Lösungen / Ampullen / Infusionen

Wenn sterile Lösungen / Medikamente benötigt werden, möglichst kleine Behältnisse verwenden, weil der Rest sofort entsorgt werden muss = Eindosisbehältnisse (Bundesgesundheitsblatt, Teil 1, 2017). Mehrere Entnahmen für die gleiche Patient*innen sollen einen aseptischen Arbeitsvorgang zugrunde liegen und nicht durch andere Tätigkeiten unterbrochen werden. Mehrfachentnahmen für unterschiedliche Patient*innen sind nicht zulässig (bewährte klinische Praxis) (Gilles, 2017).

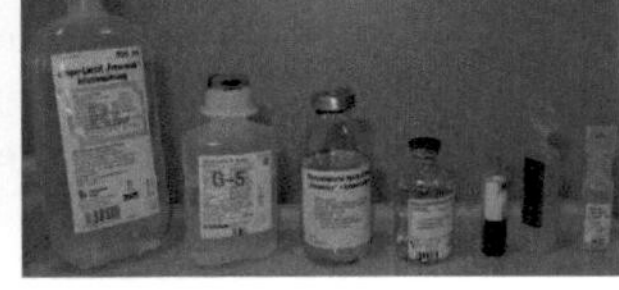

Abb. 62 Sterile Lösungen

Mehrdosisbehältnisse enthalten einen Konservierungsstoff, Standzeit z.B. drei Tage; Herstellerangaben beachten. Einmalkanülen dürfen nicht in Mehrdosisbehältnissen verbleiben. Werden Mehrfachentnahmekanülen, s.g. Spikes, zur Entnahme von Teilmengen verwendet, ist für jede Entnahme eine neue Spritze zu verwenden (Kat. II, 2011). Anbruchdatum und Verwendungsdauer vermerken (Kat. IV, 2011) (Gilles, 2017).

In dem Beitrag „For single use only" von der Hygienefachkraft Hirschmann (2018) wird beschrieben, dass eine Entnahme mehrerer Spülspritzen aus einer Eindosisbehälter–Durchstechflasche unter folgenden Bedingungen erfolgen darf: „Entnahme unter aseptischen Kautelen in einem nicht durch andere Tätigkeiten unterbrochenen Arbeitsgang / Verwendung ausschließlich für einen Patienten / Verabreichung innerhalb einer Stunde."

Untersuchungen (Handbuch SID, 2006) zeigen, dass Hautkontakt und aerogene Übertragung Hauptursache mikrobieller Kontamination von Infusionslösungen ist. Zur Vermeidung einer Lösungskontamination können Sie durch weitere Maßnahmen beitragen:

- Infusionen erst unmittelbar - max. ½ bi 1 Stunde vor Gebrauch - anste chen
- Zusätze nur an vorgesehener Stelle, nach eingehaltener EWZ desAnti septikums dort, einspritzen
- Medikamente, z.B. Insulin, haben längere Standzeiten
- In Behältnissen Keine Kanülen eingestochen belassen (= Keimschiene)

6.1 Ampullen aufziehen

Glas-Brechampullen: Nach Händedesinfektion als Verletzungsschutz beim Aufbrechen Tupfer an Finger legen / Inhalt mit spezieller Sicherheits-Aufziehkanüle aspirieren: Vermeidung von Glassplittern und Kontamination. Genaue

Dosierung / Restinhalt verwerfen. KEINEN Tupfer über den geöffneten Ampullenhals legen / immer frische Spritze nehmen / „Wiederaufziehen“ vermeiden: Auch Spritzen (1 ml bis 50 ml Perfusorspritze) sind Einmalware = nicht erneut aufziehen.
Einzeldosisampulle vom Hersteller: Wird dann, patientenbezogen, zur Verwendung alternativ dem eigenen Zusammenmischen empfohlen, wenn z.B. eine erforderliche Heparin-Blockung notwendig ist (Kat. II). (Gilles, 2017).

6.2 Durchstichampullen

Antiseptik am Gummistöpsel dann, wenn kein absolut dichter Verschluss vorliegt, was durchaus vorkommt – der Einzelfall ist zu beachten. I.d.R. ist die Einstichstelle zu 99,9% steril – sie wird fallweise erst bei unsachgemäß durchgeführter Desinfektion kontaminiert! EWZ und Trocknungszeit des Antiseptikums beachten. Wenn Pulver aufgelöst / Konzentrationen verdünnt werden müssen: Danach mit NEUER Kanüle die Punktion am Menschen vornehmen. Für hygienisches Vorgehen Technik der Verdünnung beherrschen, auch damit kein Medikament verspritzt wird und Schäden verursacht.

6.3 Aufgezogene Medikamente in Spritzen

In manchen Arbeitsbereichen des Krankenhauses (z.B. Anästhesie, Intensiv) ist es notwendig, „Stand by“ -Medikamente zu bevorraten. Festhaftende Spritzenbeschriftung ist wichtig, maximale Aufbewahrungszeit 24 Stunden (bei Sojaprodukten sechs Stunden). Die Haftung bei der Applikation hat der zuletzt damit Hantierende.

7. Punktionen

Händedesinfektion unmittelbar vor Ort obligat. Handschuhe immer tragen, bei allen Punktionen.
Injektionen: Das Tragen von Handschuhen vermeidet bei Stichverletzungen einen Blutkontakt in bis zu 50% der Fälle (Ertelt, 2005).
U.a. Spritzenabszesse bei i.m. Injektionen vermeiden durch Einhaltung der EWZ und durch Vorabinspektion der geplanten Einstichstelle. Nach Ende der EWZ kein Nachpalpieren mehr, weil dadurch Keime aufgebracht würden (Alternative: sterile Handschuhe tragen). Spritze und Sicherheitskanüle erst unmittelbar vor Verwendung aus der sterilen Verpackung nehmen. Verpackungsperforation dabei vermeiden: Nur im gekennzeichneten Bereich die Verpackungen öffnen – auseinander ziehen; sonst Gefahr der (unbemerkten)

Kontamination.

7.1 Nutzung von Penkanülen

Keine Mehrfachanwendung, Sicherheitspen einsetzen, weil sich u.a. die Spitze nach bereits einmaligem Gebrauch verändert (Widerhakenbildung), Gewebsschäden etc. sind die Folge, die Einstiche werden schmerzhafter. Siehe die pdf Datei im WBT.

pdf_Kap9-Punktionen_7-Penkanülen keine Mehrfachverwendung_DGKH

8 Blutentnahme

Wenn der Konus an vasalen Kathetern bzw. der HUB dis- oder rekonnektiert wird, ist die Kontamination mit Hautkeimen (Staph. koag. neg.) zu vermeiden. Auf Desinfektion des Gefäßkatheteransatzes, Hub, Dreiwegehahn achten. Fallweise Mullkompresse zwischen Haut und Katheter (Dreiwegehahn)-Konus legen. „Staubinde" o.ä. nur sauber verwenden; ggf. Einmalstaubänder einsetzen.

Handschuhe tragen - nach der Händedesinfektion, auch bei der „geschlossenen" Blutentnahme, unabhängig davon, ob i.v. punktiert, oder durch einen Gefässkatheter Blut aspiriert wird.

RÜCKBLICK und noch ein paar Infos

Infektionen beim Einsatz von Spritzen, div. Sicherheitskanüle-Systeme zur Punktion, Infusionssystemen etc., werden durch korrektes Handling vermieden, durch ganz einfache Handlungen, vom Öffnen der Sterilverpackung bis hin zur Entsorgung ohne Stichverletzungsgefahr. Wie man Ampullen öffnet, was bei sterilen Lösungen, u.a. bzgl. der Standzeit, zu beachten ist, hat schwerpunktmäßig mit der Vermeidung der Kontamination von Medikamenten zu tun. In Spritzen aufgezogene Medikamente nach 24 Stunden verwerfen.

Inline Bakterienfilter werden nicht empfohlen, außer zur Partikel- und Luftabscheidung.

Bei Punktionen am Menschen sind Handschuhe zu tragen. Auf ausreichende Komprimierung der Einstichstelle mittels eines trockenen Tupfers nach Entfernung der Kanüle achten. Werden Lösungen angestochen, darf das nur an dafür vorgesehenen Bereichen geschehen, ggf. nach dem Abwarten der EWZ des alkoholischen Antiseptikums.

Anlage, Pflege und Entfernung von PVK, ZVK, pAK: Obligat sind immer die

Händedesinfektion und das Tragen von Handschuhen. Kontaminationsschutz beachten, Material vollständig vorbereiten und ruhig arbeiten. U.a. vermeidet man dadurch, dass Verletzungen entstehen, dass durch ein unsachgemäßes Tun Keimverschleppungen erfolgen. Die Liegezeit einer PVK soll möglichst kurz sein. Verbände lt. Richtlinie wechseln mit der Zielvorstellung: Keimzutritt vermeiden, als zu häufige Manipulationen.
Spüldruckmesseinrichtungen in Observationseinheiten, Intensivstationen und OP werden erst für den Einzelfall hergerichtet. Die NaCl 0,9%-Infusionsbeutel können bis fünf Tage belassen werden, bei einer minimalen Durchflussrate von 3 ml/h. Danach wird das ganze System ausgewechselt, so auch bei einer Neuanlage der arteriellen Verweilkanüle. Sie wird sinngemäß ähnlich verbunden wie die venösen Zugänge.
Bei Blutentnahme nur geschlossene Systeme zur Anwendung bringen, dennoch immer Handschuhe tragen. Nach dem Arbeiten am Konus von Gefäßzugängen für Sauberkeit sorgen und immer mit sterilem Verschlusskonus zustöpseln, außer es werden nadelfreie Konnektoren (NFC) eingesetzt.

REFLEXIONSFRAGEN

Welche Bedeutung haben für Sie die unterschiedlichen, auch im WBT abrufbaren, Literaturzitate zur Infektionsvermeidung - In diesem Kapitel bzgl. Gefäßkatheterinfektionen und sterilen Lösungen etc.?
Verwirren Sie die Aussagen - welche in Vielfalt angeboten werden - in Bezug auf Ihre persönliche Meinungsbildung? Können Sie Klarheit schaffen – wie?
Was ist ein HUB?
Was heißt BSI, CABSI, CRBSI? In welchem Zusammenhang? Was hat das mit der Therapie, mit Ihrem Handeln zu tun?
Haben Sie jetzt Klarheit für Ihr Tun bei der Anlage / Pflege und Assistenz im Umgang mit Gefäßkathetern?
Nach welchen Kriterien arbeiten sie am Porth-A-Cath, was besagen die?
Fällt Ihnen beim Handeln von anderen Personen etwas „hygienisch nicht Stimmiges“ auf, getrauen Sie sich das anzusprechen („speaking up“), unabhängig davon, dass kein Mensch immer alles perfekt macht?

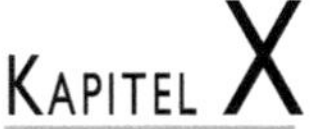

HYGIENEMASSNAHMEN BZGL. HARNKATHETER / WUNDE-OP PRÄ-OP-HAARENTFERNUNG

1 Harnkatheterismus

Nach Möglichkeit die Anlage eines Harndauerkatheters (HDK) vermeiden. Alternativen ausschöpfen (Einlagen, Kondomurinal, Inkontinenztraining). HDK nie aus Gründen legen, die einer strengen Indikationsstellung nicht standhalten würden (Bequemlichkeit ist keine). Täglich neue Indikationsstellung! Von Hegeholz (2011) wird das Ableitungsverfahren in folgender Rangfolge empfohlen:

> 1. intermittierender Einmalkatheterismus / 2. suprapubische Blasenpunktionsfistel / 3. transurethraler Harndauerkatheter.

1.1 Infektionsgefahren beim Harnkatheterismus

Lt. Handbuch SID (2006) sind Infektionen der Harnwege die häufigste Sekundärinfektion. Das Katheterisieren der Harnblase stellt den wichtigsten exogenen Risikofaktor dar - die Personalhände sind der häufigste Übertragungsweg für Harnwegsinfekte (HWI). Mikroben kommen dann per Urethralöffnung oder mittels der Verbindungsstelle zwischen HDK und Sammelbeutel in den

Körper. Eine Pyelonephritis, Sepsis kann sich entwickeln, Patient*innen können daran sterben.

pdf_Kap10-Hanrkatheter_1.1-HWI Empfehlungen

1.1.1 Ursachen für HWI und Infektionswege / CAUTI

Nosokomialinfektionen (NI) von Harnweginfektionen in Krankenhäusern: 23,2%. Diese catheter-associated urinary tract infections = CAUTI gilt es zu verhindern; was bis zu 70% möglich sein kann.

5 Punkte Vermeidungsstraegie von CAUTI's: 1 Indikationsstellung streng handhaben, 2. Personalschulung, 3. immer aseptische Bedingungen bei der Anlage, 4. nur sterile und geschlossene Harnableitungssysteme einsetzen, 5. frühestmögliche Entfernung des Katheters (RKI zitiert von Hirschmann, 2016).

Die häufigste Ursache ist lt. Hegeholz (2011) eine unsterile Arbeitstechnik. Nur vollsilikonisierte Katheter sollen für eine mehrtägige Liegedauer verwendet werden.

Keine Diskonnektionen, Keine prophylaktischen Blasenspülungen, Kein intermittierendes Abklemmen.

1.1.2 Geeignete Harnableitungsverfahren und Liegedauer / Wechselintervalle

Bosse (2009) berichtet von Studien die zeigen, dass bei „No-Touch" Kathetern die Keimzahl signifikant niedriger war als bei anderen Kathetern, bei denen die Hände Kontakt mit der keimbelasteten Region der Harnröhre haben. Die ersten 1,5 cm sind dort immer mit Keimen behaftet, die nicht eingeschleust werden sollen. Das intelligente Prinzip eines Kathetertyps, der für 1,5 cm eine Vorlaufspitze (Schutzhülse) hat, brachte eine Senkung der HWI um die Hälfte, weil der Katheter bei diesem Modell erst nach dem Stop durch einen kleinen Teller eingeführt wird.

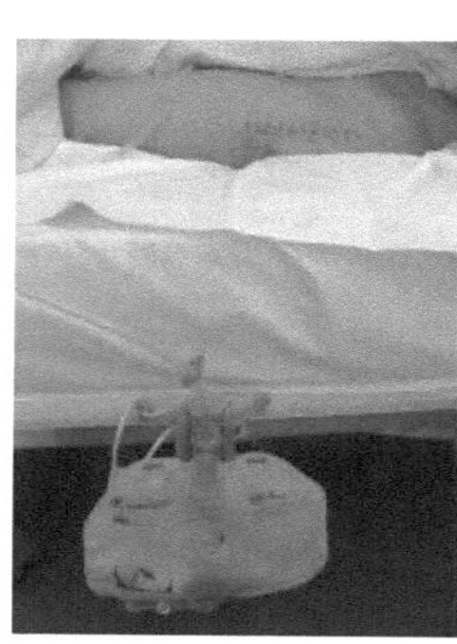

Abb. 63 geschlossenem Ableitungssystem - Sammelbehälter

Bei der Anlage von HDK sind Versorgungssets hilfreich, die zusammen mit einem genormten Arbeitsablauf nosokomiale Infektionen zu reduzieren helfen. Ein Katheterwechsel soll nur symptomorientiert erfolgen. „Es gibt KEINE festen Wechselintervalle ..." (Wagenlehner, 2016). „Ein regelmäßiger Wechsel des Katheters oder Auffangbeutel nach festen Intervallen hat bezüglich der Prävention von Katheter-assoziierten Infektionen keine Vorteile gebracht. Bei CAUTI Verdacht den HDK zu Beginn bzw. im Verlauf der Antibiotika-Therapie ganz entfernen oder wechseln. Dann auch das ganze Harnableitungssystem austauschen (Kat. II) (KRINKO, 2015; Möhler und Stephan, 2017). Suprapubisch angelegte Katheter schonen die Harnröhre (RKI zitiert von Hirschmann, 2016). Panknin (2018) berichtet zum Thema „Harnwegsinfektionen in der Geriatrie: Welche Personengruppen sind besonders gefährdet?“, u.a., dass bei liegendem Harnwegskatheter HWI signifikant häufiger auftraten, ... „Die höchste Inzidenz fand sich bei Patienten mit intermittierender Katheterisierung“ (Hyg-Med, 2018; 43-4, S. 91) und bezieht sich auf die Arbeit von Girard R. et al. In J Hosp Infekt 2017;97:74-78). Prof. Trautmann schreibt dazu in einem Kommentar (Seite 91), dass es bezüglich einer Indikation zu suprapubischem Katheter - anstelle der transurethralen Anlage - in der Geriatrie keinen Vorteil zur Infektvermeidung bringt.

Ergebnisse einer randomisierten prospektiven Studie aus der Schweiz von Pfefferkorn et al. 2009, zitiert von Panknin (2011) zeigen, dass die Bakteriurierate mit jedem zusätzlichem Liegetag des HDK im Mittel 3% steigt. Nach 10 Tagen haben ca. 30% der Katheterträger eine - zunächst symptomlose - Besiedelung des Blasenharns. Bei einigen Patient*innen kommt es zu Krankheitserscheinungen.

Panknin (2005) schreibt, dass etwa ein Viertel aller hospitierten Personen mit einem HDK versorgt wird, auf Intensivstationen 80%.

1.2 Wesentliches für und an Harndauerkatheter Träger*innen

- ausreichende Flüssigkeitszufuhr
- ungestörter Harnabfluss
- HD vor und nach Manipulation am Katheter, rechtzeitig Handschuhe tragen
- Harnbeutel unter Blasenniveau tragen
- Diskonnektionen unterlassen - nur geschlossene Harnableitung – spezielle Ventile helfen Beinbeutelträgern beim korrekten Umstecken der Beutel. Auf Konnektorschutz achten.
- Blasenspülungen (mit geschlossenem System) nur nach AVO

1.3 Pflegeaspekte bei transurethralem HDK

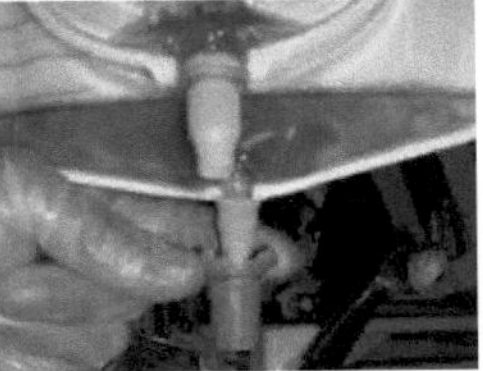

ABB. 64 BEI ENTLEERUNG DES SAMMELBEHÄLTERS IMMER HANDSCHUHE TRAGENM

Mindestens einmal täglich Intimwaschung mit Wasser, ggf. Syndets und Katheterpflege. Entleeren der Sammelbehälter vor dem flachen Ablegen (z.B. beim Patient*innentransport), damit der Luftfilter / die Rückflusssperre des Sammelbehälters nicht feucht und dadurch unbrauchbar wird. Einweghandschuhe tragen. Harnbeutel-Ablassstutzen und der Harnauffangkrug sind nach der Entleerung desinfizierend zu reinigen. Irritationen durch Zug am Katheter-System vermeiden.

Infobl_Kap10-Harnkatheter_1.3-Pflegeaspekte-transurethraler HDK-Wechselintervalle

1.4 HWI (Harnweginfekt) Gefahr bei Frauen ohne Katheter ...

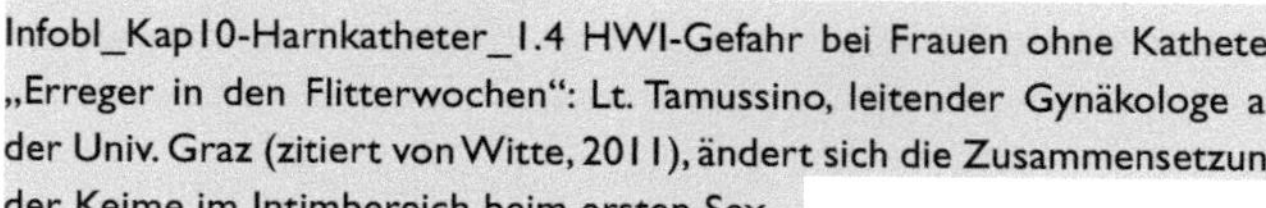

Infobl_Kap10-Harnkatheter_1.4 HWI-Gefahr bei Frauen ohne Katheter. „Erreger in den Flitterwochen": Lt. Tamussino, leitender Gynäkologe an der Univ. Graz (zitiert von Witte, 2011), ändert sich die Zusammensetzung der Keime im Intimbereich beim ersten Sex ...

2 Hygienemaßnahmen an Wunden

Auch in diesem Kapitel steht nicht die punktgenaue Aufzählung bei der Arbeitsabfolge des Handlings an Wunden im Vordergrund. Vielmehr wird auf die Risiken einer Infektion und deren Vermeidung Bezug genommen. Dazu war eine Recherche aktueller Literatur notwendig: Zusammengefasst werden einige Ergebnisse vorgestellt.

„Eine Entzündung ist nicht gleich Infektion. Eine Infektion jedoch geht generell mit einer Entzündung einher. ... diese Differenzierung ist wichtig" (Kunkel, 2009, S. 446-447), um geeignete Maßnahmen zu treffen.

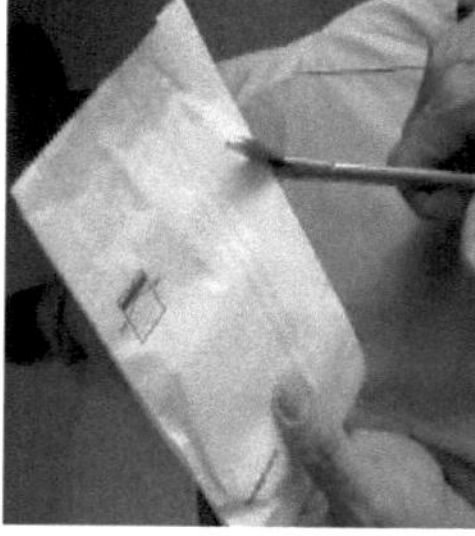

Abb. 65 Bsp. eines kontaminationsfreien Öffnens einer Mullkompressen - Packung

Die Ausprägung von Wunden ist vielgestaltig. Angefangen bei den vasalen Einstichstellen, bis zu den traumatischen / operativen Wunden, aseptischen und septischen Geschehnissen usw. Dispositionen (z.B. Schwäche des Immunsystems, Diabetes mellitus) gehören primär therapiert, denn sie beeinträchtigen die Wundheilung massiv.

Für Wundheilungen ist entscheidend, entsprechend ihren Stadien die richtigen Massnahmen zu treffen, dabei erprobte Produkte einzusetzen! Fotodokumentation hat sich bewährt. Zertifizierte Wundmanager*innen können wertvolle Hinweise geben.

Es gibt hervorragende Produkte zur Lösung von Belägen, Wundreinigung, Granulationsförderung, zum Feuchthalten der Wunde, der Epithelisierung, bzw. zu ihrem mechanischen Schutz. Einheitliches Vorgehen, auch bei der Behandlung von Wundinfektionen, zeigt einen besseren Erfolg als Polypragmasie.
Wenn OP Wunden epithelisiert sind (nach 24, spätestens 48 Stunden - bei pp Heilung) ist prinzipiell auch kein Verband mehr notwendig. Auch nicht die Verwendung steriler Kochsalzlösung 0,9% die fakultativ ritualartig mit sterilen Kompressen aufgetragen wird (außer es dient zur Krustenentferung, um darunterliegendes Gewebe inspizieren zu können). Ein Antiseptikum aufgebracht ist ebenso unnotwendig.

2.1 Präoperative Haarentfernung

PostOP Wundinfektionen sind teilweise schon häufigere NI als von HWI stammend. Bei einer Haarentfernung soll die Integrität der Haut gering beeinträchtigt werden. Bei einer Rasur entstehen Mikroläsionen, residente Flora könnte hier siedeln und Infektionen auslösen. Wundinfektionsraten: Unmittelbar vor der OP rasiert = 3% postOP, bei 24h sind es 7%. Beim Clipping wird das Haar ca. ein Millimiter oberhalb der Haut abgetrennt, es kommt zu keiner nennenswerten Hautirritation. Daher bis 72 Stunden vor der OP erlaubt. Bei Einsatz von Enthaarungscremen – chemisches depilieren - vorher Allergietest machen (Assadian, 2015) – am Vorabend zur OP möglich. Haarentfernung am besten im Umbettbereich vor dem OP. Im OP darf nicht rasiert werden (Ausnahme: bei Notfällen bzw. Schädel-OP).

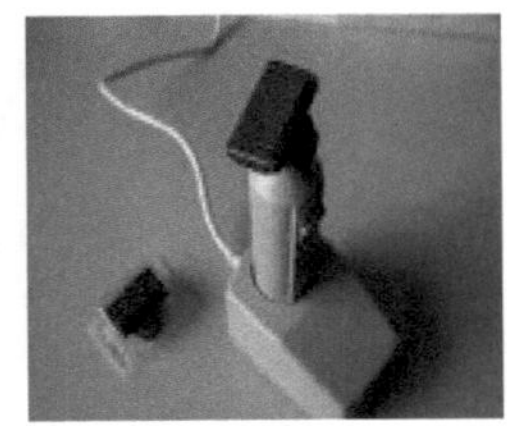

ABB. 66 CLIPPER

2.2 Situation einer Wunde - auch postoperativ / postoperative Infektionen

Nach 24 - 48 Stunden sind operativ verschlossene Wunden dicht, wenn sie p.p. (per primam intentionem) verheilen.

In welcher Weise müssen lt. Ihrer Meinung dichte Wunden dann noch versorgt werden - abgesehen vom Schutz vor mechanischer Störung oder als Auslöser optischer Irritation? Der erste Verbandwechsel (VBW) nach einer Operation obliegt i.d.R. dem ärztlichen Dienst. Wenn eine Durchfeuchtung auftritt (Blut, seröse Flüssigkeit etc.), wird primär ein Schutzverband über dem bestehenden Verband befestigt und der Arzt / die Ärztin informiert. Kontaminationsschutz der Umgebung durch Verwendung von Krankenunterlagen.
Chronische Wunden können durch unterschiedliche Bakterien stark kolonisiert sein und eine Keimdichte von bis zu 100.000 Erregern pro Gramm

Wundmaterial aufweisen, was dann als s.g. „Biofilm" bezeichnet wird. Er beginnt mit der Anheftung einzelner Mikroben an der Oberfläche. Einmal vorhanden, ist die Eliminierung dieser Matrix schwer. Die toxischen Substanzen der Biofilm-Keime töten die körpereigenen Abwehrzellen ab.

Medizinisch bedeutsame Oberflächen sind: Katheter, Implantate und chronische Wunden. Auch MRSA ist ein starker Biofilmproduzent.

Die Wirkung dagegen beschreibt Perez (2010) am Tiermodell und sagt, dass Salzlösungen (Kochsalz 0,9% und Ringer) nicht helfen konnten, nur nach einer Behandlung mit betain- und polyhexanidhaltigen Wundspüllösungen wurde die Entfernung nachgewiesen, z.B. Prontosan®. Wichtig ist, die bakteriell kontaminierten Wunden von Zelltrümmern zu befreien. Sie hemmen die Keratinozytenmigration und damit die Epithelisierung.

Routinemässige Spülungen mit betain- und polyhexanidhaltigen Wundspüllösungen halfen signifikant. Auf die körperwarme Temperatur und die Kontaktzeit der Lösungen ist zu achten.

2.1.1 Wechselwirkung zwischen Mikroben – Umwelt - Gastorganismus

Nosokomiale Infektionen (NI) sind die häufigste Ursache für postoperative Infektionen (surgical site infections - SSI). Hauptsächlich durch Staph. aureus, S. koag. neg. und Enterokokken verursacht.

Im OP hat die Belüftung großen Einfluss, vor allem aber die menschliche Bewegung und Unterhaltungen dort. Normothermie der Patient*innen ist wichtig.

Selbstklebende Wundabdeckungen bzw. Chlorhexidin reduziert nicht die SSI-Rate, double Gloves hingegen haben positive Auswirkungen (Humphris zitiert von Westermann, 2017).

2.3 Wundzustandsfeststellung - Dokumentation

Der Expertenstandard „Pflege von Menschen mit chronischen Wunden" wird in einem Beitrag von Protz (2010) auszugsweise wiedergegeben, darin wird auf die Erfassung und Dokumentation von Wundsituationen hingewiesen, weil damit auch Kolonisationen vorgebeugt und Infektionen wirkungsvoller begegnet werden kann. Z.B. die genaue Wundgrößenerfassung nach der Uhrmethode und der Abstand der Wundränder zueinander ist wesentlich, inkl. der Tiefenfeststellung mit einer Sonde. Die Nachzeichnung einer Wunde, u.a. mit steriler doppelseitiger Folie ist praktisch (wenn kein Foto gemacht werden kann). Während der untere Folienteil auf der Wunde verbleibt, kann der obere mit dem Wundrandumriss abgeheftet werden. Bei Beachtung entsprechender Fachsprache, wie Bauernfeind und Strupeit (2009) schreiben, kann eine aussagekräftige, durchdachte und prägnante Wunddokumentation stattfinden

2.4 Verband - Wechsel

Lt. Kongressbericht der DGHK (2009) wird eine Wundabdeckung der geschlossenen Wunde 24-48 Stunden post-OP belassen. Bei Durchblutung und feuchter Wundabdeckung sofort Erneuerung in der Reihenfolge: aseptische, kontaminierte, infizierte Wunden. Patient*innen mit Letzteren sollen räumlich getrennt von anderen zu Pflegenden untergebracht werden. Primäres Ziel eines Verbandwechsels:

Wundkontrolle / ungestörter Heilungsverlauf / Verhinderung von Keimübertragung / Vermeidung nosokomialer Infektionen = dienlich dem Personal und den Patient*innen.

In einer Stellungnahme des Mikrobiologen Schwarzkopf zu: „Die Reinigung und Versorgung von Wunden aus hygienischer Sicht“ (2018) wird unter anderem der beispielhafte Ablauf eines Verbandwechsels dargestellt und darauf hingewiesen, dass die Wischrichtung bei der mechanischen Wundreinigung aus rechtlicher, medizinischer und hygienischer Sicht immer aus der Wunde heraus ist.

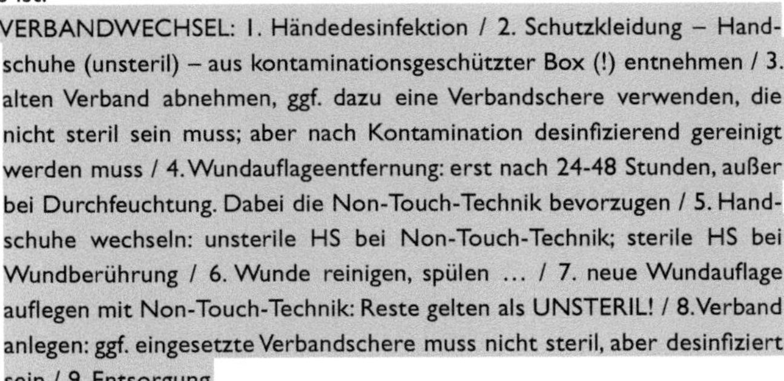

VERBANDWECHSEL: 1. Händedesinfektion / 2. Schutzkleidung – Handschuhe (unsteril) – aus kontaminationsgeschützter Box (!) entnehmen / 3. alten Verband abnehmen, ggf. dazu eine Verbandschere verwenden, die nicht steril sein muss; aber nach Kontamination desinfizierend gereinigt werden muss / 4. Wundauflageentfernung: erst nach 24-48 Stunden, außer bei Durchfeuchtung. Dabei die Non-Touch-Technik bevorzugen / 5. Handschuhe wechseln: unsterile HS bei Non-Touch-Technik; sterile HS bei Wundberührung / 6. Wunde reinigen, spülen … / 7. neue Wundauflage auflegen mit Non-Touch-Technik: Reste gelten als UNSTERIL! / 8. Verband anlegen: ggf. eingesetzte Verbandschere muss nicht steril, aber desinfiziert sein / 9. Entsorgung.

Beim Verbandwechsel daran denken, dass offene Wunden einer aerogenen Kontamination ausgesetzt sind, daher den Verbandwechsel immer bei u.a. geschlossenen Türen durchführen. Bei der Planung von Verbandwechseln die Reihenfolge anhand von Wundzuständen berücksichtigen. 1. aseptisch: z.B. blande Gefäßkathetereinstichstellen / 2. bedingt aseptisch: z.B. Magenresektion / 3.

kontaminiert: z.B. Anus praeter, Darmresektion / 4. septische Wunden: z.B. nach Abszessspaltung.

Infoblatt: Kap10-Wunden_2.3-Verbandwechsel-DGHK-Tipp: Die Durchführung des VBW der Reihe nach.

RÜCKBLICK bzgl. Harnkatheter

Katheterisierungen nur nach strenger Indikationsstellung. Z.B. praktizieren Menschen nach Querschnittslähmung den intermittierenden Selbstkatheterismus. Dazu konnte Material und eine Vorgehensweise vorgestellt werden, womit die Keimaszension vom Meatus urethrae weitgehend vermindert wird, weil eine Schutzhülse für die ersten 1,5 cm, in der Harnröhre eingesteckt, den Einmalkatheter schützt. Diese Methode kann auch von allen Personen angewandt werden, in Praxen, Heimen, Rehabilitationsanstalten, dem Krankenhaus, wenn man nicht ein s.g. „Katheter-Set“ zur Anlage bei der Hand hat. Die Einmalkatheter sind so verpackt, dass man ohne sterile Handschuhe arbeiten kann, lediglich das Reinigen und Desinfizieren der Harnröhrenöffnung beachten - dabei Einweghandschuhe tragen.

Immer geschlossene Harnsammelbehältnisse verwenden! Diskonnektionen unbedingt vermeiden. Kein routinemäßiger HDK Wechsel.

Keine zu dicken HDK einsetzen. Durch Beeinträchtigung der mucopurulente Situation in der Harnröhre, kann die mechanischen Ausschwemmung von Mikroben durch den dicken Fremdkörper weniger effizient wahrgenommen werden, wie es physiologischer Weise notwendig ist. Eine Keimaszension wäre die Folge.

REFLEXIONSFRAGEN

Welche Bedeutung hat für Sie der (jetzt als Beispiel formuliert) IST-Zustand, dass eine PatientIn, die Sie heute übergeben bekommen haben, seit 20 Tagen einen transurethralen HDK trägt? Sie informieren sich beim ärztlichen Dienst über die Notwendigkeit des HDK. Ist jetzt, ganz aktuell, noch die von Pflegepersonen instrumentierte Harnableitung notwendig? Wenn ja, welche Gedanken können Sie in eine Diskussion einbringen?

Menschen müssen manchmal über lange Zeit einen Harnkatheter verwenden. Welche Beweggründe könnten Ihrer Meinung nach zu Grunde liegen, dass die suprapubische Blasenfistelversorgung nicht angewandt wird? Fallen Ihnen, die transurethrale Harnableitung favorisierende, Argumente ein? Welche Erwiderungen können Sie vorbringen?

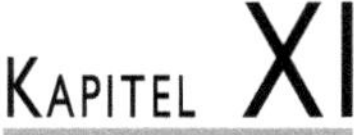

Hygienemassnahmen bei der Luftanfeuchtung und in Observationseinheiten, Anästhesie - Intensivstationen

1 Keime in der Luft

Luft kann Mikroben transportieren. Bevorzugt dann, wenn sie durch Wasser angefeuchtet wurde. Die dazu ausgewählte Methode (z.B. Ultraschallvernebler) und das Handling beeinflussen NI. Bei den Erregern kann es sich um apathogene Luftkeime (Mikrokokken) handeln, aber auch um Entzündungserreger (Staphylokokken, Streptokokken ...), die über unterschiedliche Übertragungsdistanzen hinweg Infektionen verursachen können.

1.1 Übertragungsdistanzen von Keimen in der Luft

Übertragungsdistanz unter drei Metern: Infektionen des Atemtraktes durch größere Tröpfchen aus dem Respirationstrakt. Nosokomiale Infektionen (NI) durch Meningo- und Pneumokokken, Viren, Haemophilus spp.

Übertragungsdistanz mittelweit (im selben Raum): Über trockene Partikel von Nase, Haut und eingetrocknetem Exsudat. NI durch (Wund-)Infektionen von Staphylo- und Streptokokken, tiefe Mykosen durch Kryptokokken und Schimmelpilze.
Übertragungsdistanz weit (von Raum zu Raum): Trockene Partikel von Nase und Haut; kleine Tröpfchen. NI durch Lungen-TBC, Masern, Pocken.

1.2 Keimreduktion in der Raumluft

Durch das Öffnen von Fenster bzw. Türen (was nicht überall möglich ist), kann eine Luftkeimzahlverminderung in Räumen um etwa 80% erreicht werden. Raumlufttechnische- bzw. Klimaanlagen müssen regelmäßig gewartet werden.

2 Luftanfeuchtung

Luftanfeuchtung durch drei Systeme: Vernebler, Verdampfer, Verdunster; mit unterschiedlicher hygienischer Bedeutung. Raumluft kann mit ‚Trinkwasserqualität' befeuchtet werden. Bei der patientennahen Anwendung mit sterilem Wasser im Einmalpack. Händedesinfektion ist beim Handling obligat.

2.1 Vernebler

Vernebler, auch zur Sauerstoffinsufflation, erzeugen aus keimfreiem, gereinigtem Wasser (Aqua bi-destillata) kleine und kleinste Tröpfchen = Aerosole, die weit in das Bronchialsystem eindringen können. Damit gelangen aber auch ev. vorhandene Mikroorganismen in die Lunge und können dort Pneumonien verursachen. Fallweise kann das mechanisch zerstäubte Wasser angewärmt werden.

2.1.1 Luft- bzw. Sauerstoffsprudler, Medikamentenvernebler

Nur angewärmte Luft kann angefeuchtet werden, wenn sie unter Druck mittels einer Düse durch Aqua dest. gepresst wird. Bei dieser Zerstäubung entstehen Aerosole, die mittels Schläuche zur Person gelangen und mittels Maske (O_2 Mindestdurchflussmege 5 Liter und mehr!), Sauerstoffbrille (O_2 Mindestdurchflussmege ab 3 Liter), O_2-Sonde etc. appliziert werden. Zum Befeuchten der angewärmten Luft sollen Einwegkartuschen mit Aqua bidest. verwendet werden, deren Standzeit meist vier bis sechs Wochen betragen (Herstellerangaben beachten), unabhängig von den Personen – vorausgesetzt, die ca. 1,5m Zuleitungsschläuche werden personenbezogen gewechselt.
Druckluft hat 21% Sauerstoff zum Inhalt, Sauerstoff verlässt mit 100% den

Wand- oder Druckflaschenanschluss. O_2-Masken etc. werden bei Verschmutzung, bei jedem neuen Nutzer bzw. nach ca. einer Woche getauscht. Medikamentenvernebler nach Gebrauch chemisch desinfizieren, danach mit sterilisiertem Wasser Reste des Desinfektionsmittels wegspülen, außer bei single use Geräten. Beim Pari boy die Herstellerinfos bzgl. Hygiene beachten.

2.1.2 Ultraschallvernebler

Ultraschallvernebler leiten, durch gefilterte Druckluft unterstützt, das Aerosol mittels 1x oder wiederaufbereitbarem Schlauch bis ca. 50 cm vor die NutzerIn. Der atemgasführende Schlauch sollte beheizt (klimatisiert) sein und / oder über eine Wasserfalle verfügen, um auftretendes Kondensat aufzufangen.

Kondenswasser darf nicht in das Zylinderglas zurück fließen.

Nicht in den Verneblerschlauch hinein husten und ihn nicht durchhängen lassen (das dadurch entstehende Syphon würde das Kondenswasser zusammenrinnen lassen). Den Ultraschallvernebler nur Personen bezogen und als geschlossenes System einsetzen. Andernfalls besteht Gefahr, dass diese effizienten Geräte zur „Keimschleuder" werden. Aqua dest. Einmalkunststoffkartuschen werden direkt auf den Ultraschallkopf, innerhalb eines Glaszylinders, eingesetzt. An diese Kartusche kann ein größerer Einmalbehälter mit Aqua dest. angeschlossen werden. Händedesinfektion vor und nach Manipulationen.

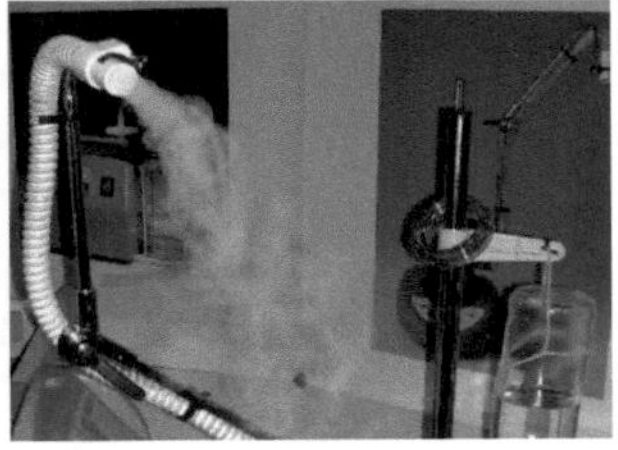

Abb. 67 Ultraschallvernebler: geschlossenes System, Aqua dest. Kartusche. Aerosolführender Schlauch mit Kondenswasserfalle

Bei halbgeschlossenen (offenen) Ultraschallverneblern - die nicht mehr verwendet werden sollen - wird Aqua dest. aus sterilen Einmalbehältnissen in den Glaszylinder geleert. Dabei erhebliche Verkeimungsgefahr!

2.1.2.1 Schlauchwechselfrequenz

Täglich und nach jeder Person.

2.1.2.2 Wiederaufbereitungs-Frequenz des Ultraschallverneblers

Nach jeder Person. Bei GESCHLOSSENEN Systemen Wechsel bei Entleerung der sterilen Verneblerflüssigkeit, spätestens nach 14 Tagen lt. Handbuch SID (2006).

Filter nach Herstellerangaben tauschen. Wischdesinfektion des Gerätes.
Bei <u>HALBGESCHLOSSENEN</u> (offenen) Systemen ist:

TÄGLICH das Zylinderglas wiederaufzubereiten (reinigen, desinfizieren, Klarspülung). Wasser kann, aus der Infusionsflasche angewandt, eine Woche verbleiben, sonst tgl. wechseln.

2.2 Verdampfer

Verdampfer eignen sich gut zur Raumluftanfeuchtung. Mikrobiologisch stellen sie keine Gefahr dar, weil ev. Keime durch Hitze abgetötet werden. Den meist aus Schaumstoff bestehenden Luftfilter regelmäßig von Staub befreien. Das geschieht durch ein Auswaschen mit Trinkwasser.

2.3 Verdunster

Verdunster geben keine Tröpfchen ab, deswegen auch keine Keime oder Bruchstücke von ihnen transportiert. Gefahr: Verkeimung des Befeuchtungswassers, deswegen Händehygiene beachten. Als Verdunster mit großer Oberfläche dienen spezielle Papiermatten (Schimmelgefahr) oder feuchte Tücher, die nach einmaligem Gebrauch gewaschen werden müssen: „Feuchtes Zelt". Nach Trocknung können danach Keime an die Luft abgegeben werden.

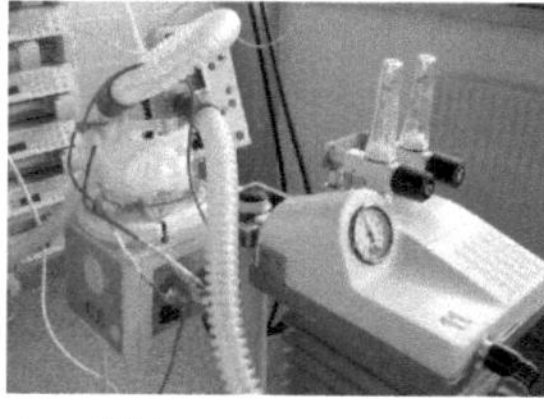

Abb. 68 Atemluftanfeuchtung bei CPAP Therapie

2.4 Beispiel zur Luftanfeuchtung bei CPAP Geräten und Respiratoren

Anwendung bei Beatmeten zur Therapie ab einem Tag. CPAP zum „Atemtraining".

Kaskadenbefeuchter:

Entweder Zufuhr von Aqua dest. mittels Infusionssystem oder Nachfüllung durch Öffnen des Befeuchters. Händedesinfektion einhalten.

„Die traumatisierende Luftstromeinwirkung kann mit der Inokulation verschiedenster bakterieller Erreger aus dem Befeuchtungssystem kombiniert sein und letztlich zu rezidivierenden bakteriellen Keratokonjunktividen führen" (Bialasiewicz, 2000, S. 458-463).

3 Intensiv-und Anästhesiebereich

Aseptische Arbeitstechniken zur Vermeidung von etwa einem Drittel der nosokomialen Infektionen (NI) wurden schon bei mehreren spezifischen Themen hier im Lehrbuch beschrieben. Besonders dann, wenn die natürliche Barriere von Haut- oder Schleimhaut durch invasive Maßnahmen, Verletzungen und Operationen unterbrochen ist, sind Präventivmaßnahmen zu beachten. Hygiene hat die höchste Priorität auch bei dem Schwerpunkt, der in diesem Kapitel abgehandelt wird: Der Vermeidung von Infektionen der Atemwege (beginnend an den Schleimhäuten von Nase, Mund) bei der Aufrechterhaltung einer adäquaten Ventilation, auch in Notfallsituationen.

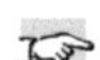

Zum Thema Infektionsrisiko und Arbeitsbelastung auf Intensivstationen - unter dem Aspekt der Personalreduktion - bezieht sich Panknin auf Hugonnet et al. von 2007. Im Ergebnis: Von 1.883 untersuchten Patienten, die über 48 Stunden Liegedauer aufwiesen, waren u.a. 42% per Tubus maschinell beatmet. 22% der Patienten zeigten eine NI. Signifikant war die Korrelation von Personalschlüssel und Auftreten späterer Infektionen. Nachgewiesen dadurch, wenn die Personalbesetzung 2-4 Tage vor der nosokomialen Infketion deutlich unter dem mittleren Wert von 1,9 lag ... „Sank der Pflegeschlüssel unter diesen Wert (Anm. v. Hrsg.: 2,2), kam es zu einem Anstieg der Infektionsinzidenz um 2,3 Infektionen pro 100 Patiententage“ (Panknin, 2008, S. 254-255).

3.1 Intubation / Extubation / Beatmung

Das physiologische Gleichgewicht des Atemwegsmilieus wird durch Intubation und Tracheostomie erheblich beeinträchtigt. Opportunistische Erreger können in der Folge in tiefer gelegene Atemwege gelangen und eine Kolonisation des Bronchialsystems bewirken. Mehrtägige Liegedauer (z.B. ab 72 Stunden) von Endotracheltuben brauchen eine subglottische Sekretabsaugmöglichkeit,

Die kontaminationsfreien Intubationsutensilien (Laryngoskopspatel, Magillzange, Führungsdraht) werden unmittelbar vor Gebrauch nach HD und dem Handschuhe Tragen des Anwenders aus der Verpackung genommen, die zur Ablage des verwendeten Spatels und Führungsdrahtes weiter verwendet werden kann.

Verletzungen sind bei der Intubation nicht auszuschließen. Mikroorganismen könnten über den Blutweg in den Körper eindringen, wenn der Laryngoskopspatel kontaminiert war. Verursacht durch unsachgemäße Instandsetzung (= Reinigung und Desinfektion), Lagerung oder durch kontaminierte Hände. Den Beatmungsbeutel nicht mit verschmutzten Handschuhen angreifen.
Die Extubation erfolgt mit Handschuhen. Wenn es beim Sekretabsaugen, bzw. durch Berührung von Kanüle oder Tubus zu einer Kontamination kam, ist der Handschuh sofort zu entfernen, noch bevor andere Gegenstände berührt werden.

3.1.1 Wiederaufbereitung von Intubations- und Beatmungsutensil

Auch Instrumentenwannen können zur Entsorgung bis zur Schluss(Haupt) desinfektion dienen, die bevorzugt durch ein RDG erfolgt, wenn kein Einmalmaterial in Gebrauch ist.

LARYNGOSKOPSPATEL

Bevor man nach der - maschinellen - Aufbereitung die Funktionskontrolle durchführt, das Medizinprodukt auf Sauberkeit inspizieren. Den Laryngoskopgriff mit desinfizierendem Reinigungsmittel äußerlich abwischen. Den Laryngoskopspatel NICHT mit einem Flächendesinfektionsmittel (fehlender Korrosionsschutz) behandeln und kein Hautantiseptikum verwenden. Ggf. Einmalspatel verwenden.

BEATMUNGS-FILTERARTEN, FUNKTIONEN - ATEMSYTEMFILTER (ASF)
Filter mit hydrophober Wirkung: zur Atemgasfiltration = Fernhaltung von Bakterien und Viren
Filter mit hygroskopischer Wirkung: HME = Heat and Moisture Exchanger - klimatesierende Wirkung (= Befeuchtung und Erwärmung von Einatmungsluft)
Filter mit hygroskopischer und hydrophober Wirkung (= Kombinationsfilter): Atemgasfiltration und Atemgasklimatisierung

pdf_Kap11-AnästInt_3.1-ASF-EndAtemFilter_DGKH-Englisch

Kramer et al. (2010, S. 469-475) haben bzgl. des Einsatzes zur NARKOSE-BEATMUNG eine Empfehlung der DGHK gegeben. Hier werden nur wenige Details wichtiger Informationen dargestellt. Durch die hohe Patientenwechselfrequenz ist das Kreuzinfektionsrisiko hoch. „Der ASF ist daher nach jedem Patienten zu wechseln." Auf die Atemgasklimatisierung achten, was durch Atemsystemfilter alleine in der Regel nicht gewährleistet werden kann. Das ist besonders in der Pädiatrie und Neonatologie zu berücksichtigen. Wenn sichtbare Verschmutzung auftritt, ist zusätzlich zum ASF das Schlauchsystem zu tauschen und sind andere Komponenten des Narkosegerätes hygienisch aufzubereiten. Händehygiene ist wesentlich.

Handbeatmungsbeutel nach Gebrauch täglich und auch Schlauchsystemwechsel sofort bei MRE, dem Auftreten von meldepflichtigen Infektionskrankheiten und Infektionen der oberen bzw. tiefen Atemwege.

„Bei Einhaltung" aller geschilderten Maßnahmen „kann das Narkoseschlauchsystem beim aktuellen Wissensstand bis zu 7 Tagen eingesetzt werden ..." Wenn kein Atemsystemfilter (ASF) eingesetzt wird sind nach jeder PatientIn das Schlauch- und das Narkosekreissystem lt. Herstellerangaben aufzubereiten. Einmalschläuche werden empfohlen.

„Alle Handkontaktflächen an der Narkosegerätschaft sind nach jedem Patienten desinfizierend aufzubereiten" (Kramer et al., 2010, S. 469-475).

Nach Sekreteinhustung in den Filter erhöht sich der PAP Widerstand bisweilen dramatisch! Ein sofortiges Auswechseln erfolgt. Häufig sind deswegen diese Filter mit einem Druckmessschlauch zum Monitoring, bzw. auch zur CO_2 Messung kombiniert.

Infobl_Kap11-AnästhesieIntensiv_3.1.1-WA Intubations-Beatmungsutensil

BEATMUNGSMASKE, –BEUTEL, TUBUSANSATZTEILE

Verschmutzungen bzw. Kontaminationen an den Außenbereichen (z.B. durch die Hände) vermeiden. Beim Handling mit Handschuhen diese zeitgerecht ausziehen bzw. wechseln ist hilfreich.

Täglicher Austausch von: Beatmungsmaske, Tubusansatzstück mit kurzer Verlängerung. Thermische Wiederaufbereitung (90°C, Haltezeit 1 Min.) im RDG genügt. Single use Material nach Gebrauch im Abfall entsorgen.

NARKOSEGAS- und RESPIRATORSCHLÄUCHE

Atemgasfilter erst unmittelbar vor Gebrauch aus der Verpackung nehmen. Nach dem Öffnen beträgt die Standzeit meist 24, fallweise 48 Stunden. Danach ist eine Keimrückhaltung nicht garantiert.

Einmalmaterial verwenden. Alternativ atemgasführende Schläuche bevorzugt thermisch im RDG wiederaufbereiten. Anschließend die Schläuche, um ein Abtropfen von Restflüssigkeit zu gewährleisten, staubgeschützt im belüfteten Schrank aufhängen. Je nach Hygienemanagement werden an Anästhesieabteilungen, wo Atemsystemfilter patientenbezogen eingesetzt werden, diese Schläuche tgl. oder noch später, bis einmal wöchentlich, ausgewechselt. Auf exakte Händehygiene und auf die Bedeutung der Schulung von Mitarbeiter*innen wird hingewiesen (siehe die aktuellen Richtlinien der CDC Kriterien: Guidelines for Preventing Health-Care-Associated Pneumonia). Ansonsten kommt es zur Kontamination der Flächen (von Schläuchen, Beuteln, Maschinen etc.). Kreuzinfektionen sind dann nicht auszuschließen.

An postoperativen Überwachungsabteilungen, „Aufwach"- und Intensivstationen werden Respiratorschläuche meist alle siebentägig gewechselt, nach festgestellter Kontamination aber sofort. Mattner / Gastmeier schreiben bzgl. des Beatmungsequipmentes, dass kein routinemäßiger Austausch der Beatmungsschläuche stattfinden soll, außer sie sind verschmutzt oder ihre Funktionstüchtigkeit ist eingeschränkt (HICPAC Kategorie IA, siehe Anhang). Bei der Entleerung von Wasserfallen (zur Elimination von Kondenswasser, das besiedelt sein kann) sind Handschuhe zu tragen. Die kleinen Wasserportionen (bis zwanzig Milliliter) nicht bevorraten, sondern sofort z.B. im medizinischen Abfall entleeren.

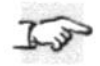

„Zwischen Behandlungen mit einem „in-line"-Vernebler ist dieser desinfizierend zu reinigen (HICPAC Kategorie IB). Zur Vernebelung sollen nur sterile Medikamente aus frisch angebrochenen Ampullen zur Verwendung kommen, wobei die Befüllung des Reservoirs unter aseptischen Bedingungen zu erfolgen hat (Kategorie IA)" (Mattner/Gastmeier, 2005, S. 81).

BEATMUNGSBEUTEL und KOHLENDIOXIDMESSTEIL

Der Beatmungsbeutel wird wischdesinfiziert bzw. routinemäßig zerlegt und maschinell, je nach Materialbeständigkeit thermisch oder chemisch-thermisch, wiederaufbereitet. Nach Gebrauch täglich.

Das CO_2-Messteil, das zwischen Tubus und dem Y-Stück der Atemgasschläuche platziert ist, nur nach Wiederaufbereitung verwenden, wenn es sich nicht um Einwegmaterial handelt. Den Messschlauch nach Gebrauch entsorgen.

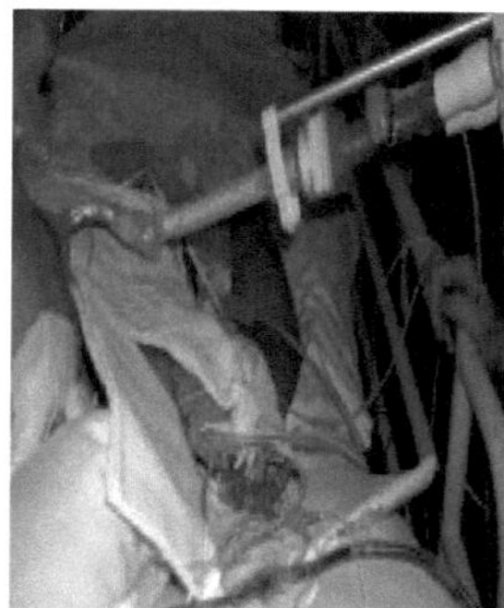

ABB. 69 "GÄNSEGURGEL", FILTER

LARYNXSMASKEN, GUEDEL- und WENDLTUBEN

Larynxsmasken im RDG behandeln – wenn kein Einmalmaterial; die Häufigkeit der WA siehe Herstellerangaben. Kleinmaterialien und oben genannte Utensilien – die häufig im Anästhesiebereich Verwendung finden, sollen nach Verwendung nicht in ein Handwaschbecken geworfen werden. Instrumentenwannen sind für eine Entsorgung vorgesehen, ggf. eignet sich die Originalverpackung am Transportweg bis zum RDG. Guedel- und Wendltuben (wenn nicht single use) maschinell behandeln, auf Sauberkeit überprüfen und staubgeschützt lagern.

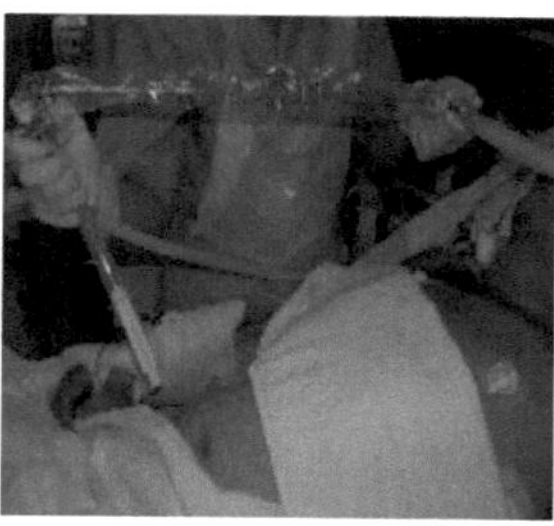

ABB.70 "GESCHLOSSENE" ENDOTRACHEALE ABSAUGUNG

3.1.2 Sekretabsaugung

Vor der trachealen Absaugung soll der Nasen-Rachenraum von Sekret befreit sein, damit nicht durch Hustendruck und Schluckreiz oberhalb des geblockten Ballons des künstlichen Atemweges, das subglottische Sekret (an der „Jammerlücke") in die Lunge rinnt und es zu Mikroaspirationen kommt. Eine Entblockung darf nur nach dem Absaugen von Flüssigkeit dort erfolgen. Dbzgl. werden spezielle Tuben mit einem zusätzlichen Spülkanal, der im subglottischen Raum endet, angeboten.

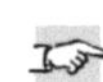

Wenn hier eine kontinuierliche Absaugung stattfindet, kann sich das Pneumonierisiko lt. Mattner / Gastmeier (2005) zwischen 40-80% verringern. Herkömmliche Cuffs an Tuben und Kanülen lassen kleinste Flüssigkeitsmengen in tiefer liegende Atemwege abfließen. Microcuff® Tuben verfügen über einen ultradünnen Polyurethan-Cuff, „... der mit geringen Füllungsdrücken von ca. 15 mbar eine extrem hohe Dichtigkeit erreicht" (Rothaug / Köberich, 2006, S. 56-62).

Durch Änderung der Körperlage kann Sekret schwerkraftbedingt auch in andere Bereiche fließen. Dort ist es leichter abzusaugen. Dabei ist Personalschutz wie Einwegschürze, Handschuhe (sterile / unsterile), ggf. MNS (Mund-Nasen-Schutz), ev. auch mit Spritzschild (als Augenschutz) obligat. Das Vorliegen von MRE (multi resistenten Erregern) im Respirationstrakt bzw. bei Lungentuberkulose, macht o.g. Schutzmaßnahmen zwingend erforderlich, bzw. bedingt eine Isolation.

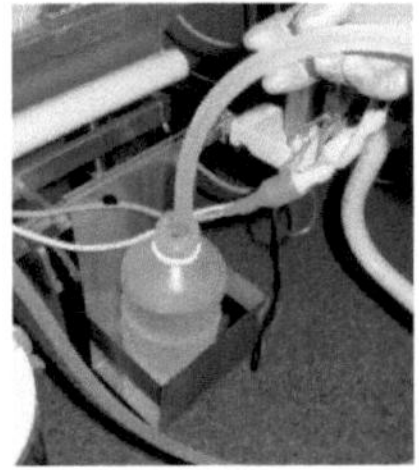

Abb. 71 Spülflüssigkeit zur Freispülung des Absaugschlauches

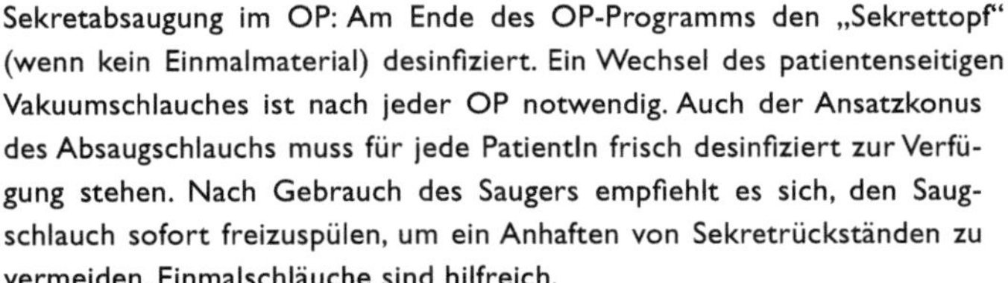

Sekretabsaugung im OP: Am Ende des OP-Programms den „Sekrettopf" (wenn kein Einmalmaterial) desinfiziert. Ein Wechsel des patientenseitigen Vakuumschlauches ist nach jeder OP notwendig. Auch der Ansatzkonus des Absaugschlauchs muss für jede PatientIn frisch desinfiziert zur Verfügung stehen. Nach Gebrauch des Saugers empfiehlt es sich, den Saugschlauch sofort freizuspülen, um ein Anhaften von Sekretrückständen zu vermeiden. Einmalschläuche sind hilfreich.

Eine Desinfektionsmittelzugabe in der Spülflüssigkeit ist entbehrlich, die mit dem Absaugschlauch an der Intensivstation täglich erneuert wird. Das Saugerglas ist nach spritzfreier Entleerung im Ausguss auszuwaschen und maschinell aufzubereiten. Vorteilhaft sind Maschinen, in denen Saugergläser durch Kippvorrichtungen spritzfrei entleert werden. Eine Reinigung und Desinfektion, inkl. des Saugerglasdeckels, erfolgt automatisch.

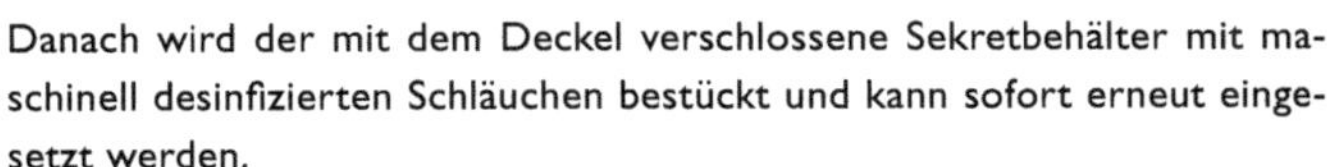

Danach wird der mit dem Deckel verschlossene Sekretbehälter mit maschinell desinfizierten Schläuchen bestückt und kann sofort erneut eingesetzt werden.

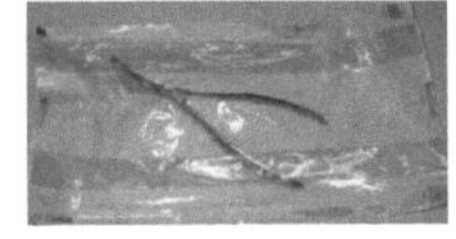

Abb. 72 Absaugbehälter in Sekretspülmaschine (RDG-S)

Beim Receptal® Absaugsystem wird das Sekret in einem Beutel aufgefangen, der erst nach gänzlicher Befüllung im medizinischen Abfall zu entsorgen ist. Fallweise erfolgt in diesem Beutel eine Gelbildung, um die Gefahr der

Flüssigkeitskontamination bei Sackverletzungen auszuschließen.

3.2 Tracheostoma, Kanülen

Verursacht durch die erhebliche Irritation des physiologischen Milieus der Atemwege können die opportunistischen Erreger, ausgehend von der Kolonisation des Bronchialsystems, Schäden verursachen. Die Besiedelung soll so niedrig wie möglich gehalten, eine Einschleppung von Mikroben - was nicht gänzlich zu vermeiden ist - so zumindest zeitlich verzögert werden. Beim Auswechseln der Kanüle kommen nur desinfizierte (bei Langzeit-Tracheostoma) bzw. sterile Kanülen zum Einsatz. Hornei und Jones (2005) schreiben weiter, dass die Klarspülung mit sterilem Wasser erfolgen soll, wenn bei thermolabilen Kanülen eine chemische Reinigung / Desinfektion - vorzugsweise mit Peressigsäure - erfolgt ist. Auf gute Trocknung ist zu achten.
Bei erweitertem Tracheostoma ist vor einer Spülung dieser Wunde der Cuffdruck von Kunststoffkanülen zu erhöhen.

Kanülenreinigung: Mit dünnen Flaschenbürsten, die nach jedem Gebrauch entsorgt (oder wieder aufbereitet) werden müssen, wird anhaftendes Sekret entfernt. Selbstschutzmaßnahmen sind dabei zu beachten, eine Spritzkontamination ist zu vermeiden.

Zu Hause wird mit ‚Trinkwasserqualität' an den Trachealkanülen das Reinigungs-, Desinfektionsmittel abgespült. Rekontamination vermeiden, gute Trocknung bzw. sofortiger Wiedereinsatz. In Betreuungseinrichtungen ist dagegen auch nichts einzuwenden, wenn für ausreichenden Kontaminationsschutz gesorgt wird, wobei das Handwaschbecken bzgl. "Reinigungsbereich" nicht als ideal angesehen wird.

RÜCKBLICK

Infektionserreger können sich auch über größere Distanzen ausbreiten. Vermeiden Sie eine Selbstgefährdung und schützen die Ihnen anvertrauten Personen.
Wenn Sie Gerätschaften zur Raumluft- und zur personenbezogenen Luftanfeuchtung verwenden, sind einige Besonderheiten zu beachten.
Beim s.g. „feuchten Zelt" muss nach Trocknung desselben ein frisch gebügeltes, also neues, Tuch verwendet werden. Eine Kontamination mit dem Waschbecken beim Anfeuchten muss vermieden werden.
Ultraschallvernebler, welche fallweise noch als halbgeschlossene Systeme be-

trieben werden, sind abzulehnen. Nur geschlossene aerosolerzeugende Apparaturen einsetzen. Beachten Sie die Wechselfrequenz bei Schläuchen, die u.a. tgl. zu leisten ist.
Kaskadenbefeuchter mit Aqua dest. befüllen, z.B. in der CPAP- oder Respiratortherapie, birgt die Gefahr in sich, dass beim Öffnen des Behälters Keime eingebracht werden könnten. Händedesinfektion und kontaminationsfreies Arbeiten kann dem vorbeugen. In eigenen Untersuchungen wurde kein Keimwachstum nachgewiesen, die Fallzahl lässt aber keine signifikante Aussage zu.
Durch In- und Extubation, bei der Pflege von Menschen, die an der Anästhesie und an der Intensivstation beatmet werden, verursachen Mikroorganismen, welche in die Atemwege eindringen können, oft schwerwiegende Infektionen, weil physiologische Abwehrmechanismen ausgeschaltet sind. Z.B. durch den Fremdkörper Tubus / Kanüle, welche zu einer Kompression von Flimmerepithelien, fehlender Schleimbildung und Anfeuchtung der oberen Atemwege führen. Eine Sterilisation von atemgasführenden Utensilien wird nicht gefordert. Die sachgerechte Wiederaufbereitung von den benötigten Materialien (Laryngoskopspatel, Beatmungsbeutel und -maske etc.) im RDG ist den Richtlinien folgend einzuhalten. Desinfizierte MP staubgeschützt und trocken lagern.
Atemsystemfilter, im Narkosebereich eingesetzt, können unter definierten Voraussetzungen den Schlauchsystemwechsel auf siebenTage ausdehnen.
Der Absaugvorgang kann eine Infektionsgefährdung auch für das Personal darstellen, wenn Sekretteile inokuliert werden. SSMN daher rechtzeitig wahrnehmen. Bei der Aufbereitung von Sekretbehältnissen und Schläuchen (sofern kein 1x Material verwendet wird) ist eine Spritzkontamination zu vermeiden. Geeignete Maschinen sind bevorzugt einzusetzen.
Beim Umgang mit Kanülen, vor allem bei der Reinigung ihres Innenteils (der „Seele") mit Bürsten, vermeiden Sie ein Keimwachstum durch unmittelbare Entsorgung. Nicht den 1x Trachealsauger, der zwecks Durchspülung in eine Flüssigkeit getaucht wurde, erneut bei der PatientIn einsetzen. Die Spülflüssigkeit immer standfest positionieren.

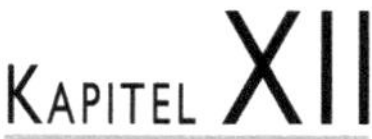

Kapitel XII

Hygienerelevante Pflegethemen an der Säuglingsabteilung - Intensiv

Aufgrund der noch nicht in vollem Ausmaß ausgebildeten körpereigenen Immunabwehr sind Neugeborene besonders infektionsgefährdet. Vor allem im Bereich der Atemwege und des Darmes kann es bei Keimexposition zu einer Infektion kommen. Auch die Hautschutzflora der Neu- und Frühgeborenen ist noch nicht voll ausgeprägt und daher für pathogene Keime empfänglich. Personal, das an Erkrankungen bzw. Infektionen der Haut, Atemwege, Augen und des Magen-Darm-Traktes leidet, darf nicht bei Neugeborenen arbeiten. Eine Abklärung mit dem Betriebs- bzw. dem dienstführenden Arzt ist notwendig. Im Folgenden werden verschiedene pflege- und gerätehygienische Maßnahmen schlagwortartig aufgelistet. Wegen der konzentrierten Darstellung wird auf Hervorhebungen im Text („Merke“) hier verzichtet.

pdf_Kap12-Säuglingsbteilung_Nosokiale Infektionen Pädiatrie_DGKH

I Inkubator

Bei Maßnahmen zur Reinigung und Desinfektion Handschuhe verwenden.

1.1 Reinigung und Desinfektion

Auf Sprühdesinfektion verzichten, den Wischvorgang bevorzugen. Aufbereitungshäufigkeit der Maßnahmen: Wöchentlich bzw. nach Kontamination. Flächendesinfektionsmittel lt. Hygiene- bzw. Desinfektionsplan. Nach dem Ende der EWZ kann mit einem sauberen Tuch nachgewischt werden, anschließend 24-stündiges Auslüften.

1.1.1 Inkubator mit geschlossenem Befeuchtungssystem

Häufigkeit: Wöchentlich bzw. nach Kontamination. Arbeitsverlauf: Inkubator soweit als möglich zerlegen, Einzelteile und Plexiglashaube mit Desinfektionsmittel abwischen, Inkubator zusammenstellen, Plexiglashaube mit Wasser nachwischen und mit frischem Tuch trocknen. Jetzt den Inkubator mindestens 24 Stunden belüften. Dabei Haube schließen, Handklappen öffnen, Inkubator einschalten, Temperatur auf 33°C stellen.

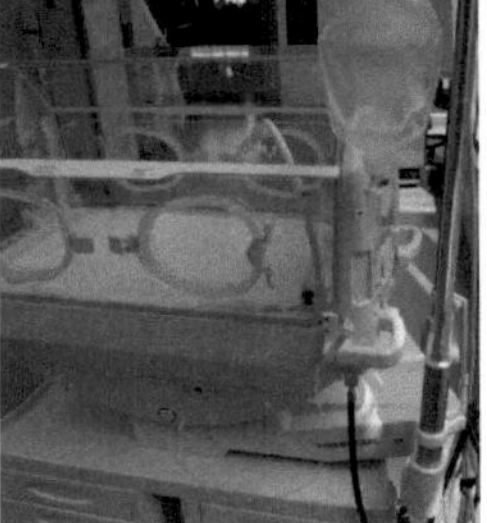

Abb. 73 Inkubator

1.1.1.1 Wasser-, Luftfilterwechsel

Flaschen mit keimfreiem gereinigtem Wasser (Aqua bidestillta) erst austauschen, wenn das Wasser aufgebraucht ist, bzw. bei Inkubatorwechsel. Luftfilter alle drei Monate wechseln.

1.1.2 Inkubatorhaube auswechseln

Häufigkeit: wöchentlich. Haube nur dann wechseln, wenn ein Inkubatortausch nicht möglich ist.

1.1.3 Unterbau des Inkubators

Tägliche Wischdesinfektion mit Flächendesinfektionsmittel lt. Plan.

1.1.4 Plexiglashaube

Putzrichtung beachten: Vom Kopf zum Fußteil. Keinen Alkohol verwenden. Ev. auftretende Schlieren (wenn gewünscht) erst nach der EWZ entfernen. Separate Wischtücher für innen und außen einsetzen. Dämpfe von Desinfektionsmittel-Resten dürfen den Säugling nicht beeinträchtigen.

1.1.5 Plexiglashaube - bei Patientin mit Rota-Viren

Rota-Viren haben auch auf unbelebtem Material eine lange Überlebenszeit.

Tägliche Wischdesinfektion mit Flächendesinfektionsmittel nach Plan. Darauf achten, dass es zu keiner Verteilung von Fäkalienresten kommt.

1.1.6 Inkubator innen

Tägliche Reinigung mit Wasser und Seife.

1.1.7 Inkubator außen

Tägliche Flächendesinfektion lt. Plan.

1.1.8 Diverse Kabel

Tägliche Flächendesinfektion lt. Plan.

1.1.9 Atemgasführende Schläuche:

Aufbereitungshäufigkeit: Wöchentlich bzw. nach Kontamination. Diese Schläuche werden im RDG thermisch aufbereitet. Die Lagerung erfolgt trocken, hängend und staubgeschützt.
Sollte ein Tubusansatzstück (ggf. mit „Ziehharmonika", syn. „Gänsegurgel") verwendet werden: Austausch nach 48-72 Stunden, bei Bedarf häufiger. Bevorzugt thermische Aufbereitung im Reinigungs-, Desinfektionsgerät (RDG), wenn es sich nicht um 1x Material handelt. Üblicherweise werden die Respiratorschläuche wöchentlich gewechselt.

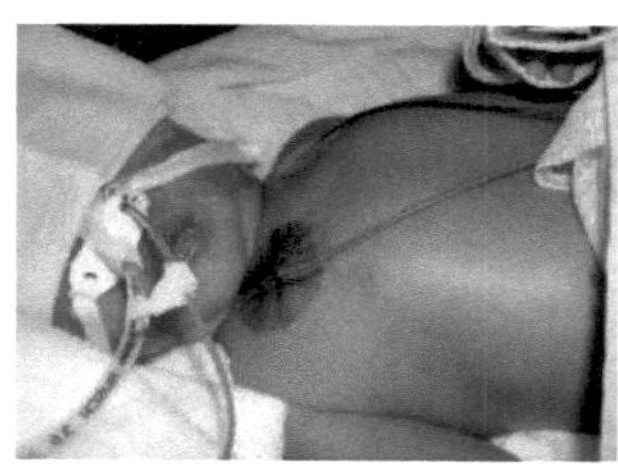

ABB. 74 SÄUGLING IM INKUBATOR MIT TUBUS, MAGENSONDE, EKG

1.1.10 Beatmungsbeutel mit Reservoir und Maske

Wöchentlicher Wechsel bzw. nach Bedarf. Chemo-thermische WA im RDG.

1.2 Wäschewechsel

Täglich, bzw. nach Kontamination. Unterstes Leintuch: Jeden zweiten Tag bzw. nach Kontamination nur bei instabilen Patient*innen.

1.2.1 Lagerung der Wäsche

Panknin (2017) schreibt in Hyg Med zum Thema der mikrobiellen Flora auf neonatologischen Intensivstationen, dass eine kontaminationsgeschützte Lagerung von Wäsche wesentlich ist. Es war an frischer Krankenhauswäsche Bacillus cereus nachgewiesen worden. Auch dieser Keim ist wie Klebsiellen für gelegentlich dramatische Infektionen bei Neu- und Frühgeborenen verantwortlich.

1.3 Fell, Antidekubitusmatratze

Jeden zweiten Tag bzw. nach Kontamination auswechseln.

In der Zeitschrift: HygMed (Schwaiger, 2005) wurde eine „Frage aus der Praxis" zur Verwendung von Lammfellen positioniert. Folgendes steht in der Beantwortung: Lammfelle sind in der Säuglingspflege im KH entbehrlich: Risiko für NI, vor allem Staph. aureus - Nabelinfektionen. Das zu Hause übliche Waschverfahren mit Spezialwaschmittel bei 30-40°C und auf die „Selbstreinigungskraft" zu vertrauen genügt im stationären Bereich nicht. 

1.4 Handhabung des „bewohnten" Inkubators

Hände- und Unterarmdesinfektion bei Maßnahmen innerhalb des Inkubators immer vor und nach der Tätigkeit ausführen. Zusätzlich auch nach unreinen Arbeitsgängen; z.B. beim Wickeln, Absaugen.

1.4.1 Übertragungsgefahr von Rota-Viren

Die Hände gründlich mit Seife waschen. Trockene Hände desinfizieren. Auch hier an Kontaminationsschutz denken. Handschuhe und Kittelpflege.

1.4.2 Handöffnung Kopfteil

„Reine" Seite: Zum Einbringen von Material.

1.4.3 Handöffnung Fußteil

„Unreine" Seite: Zum Herausnehmen von Material. Z.B. Fäkalien, Harn oder mit Körpersekreten kontaminierte Gegenstände. Kontaminierte Gegenstände nicht „zwischenlagern", sondern sofort entsorgen!

1.4.4 Stofftier bzw. Spielzeug im Inkubator

Diese Gegenstände auf ein Mindestmaß beschränken. Vorher reinigen (waschen) bzw., wenn möglich, desinfizieren und anwärmen.

1.4.5 Inkubator, innen

Nur Pflegematerialien einbringen, die unmittelbar verwendet werden, keine Behältnisse (Tuben, Verpackung) in den Inkubator nehmen. Den Inkubataor nicht unnötig bewegen.

1.4.6 Inkubator, außen

Er ist keine Ablagefläche. Der Inkubator wirkt als Resonanzkörper.

1.4.7 Diverse Kabel

Geordnet, nur durch dafür vorgesehene Öffnungen aus- bzw. einleiten.

1.4.8 Allgemeine Hygienemaßnahmen

Händedesinfektion vor und nach Maßnahmen an die PatientIn etc. Unsterile Handschuhe bei Kontaminationsgefahr verwenden. Gezielte Pflegetechnik anwenden. Gewickelt wird immer mit ungepuderten Handschuhen an beiden Händen, die dann leise im Inkubator ausgezogen werden. Vor dem Wickeln frische Pampers als Unterlage unter das Kind schieben.

2 Hygienemaßnahmen unmittelbar am Säugling

2.1 Wickeltisch

Eine Leserfrage zur Aufbereitung des Wickeltisches wurde im Hyg Med Periodikum (2015) von Heeg wie folgt beantwortet. Der Wirkbereich soll bakterizid, levurozid und viruzid sein (für behüllte und unbehüllte Viren, unter bes. Bezugnahme auf Rotaviren). Heeg gibt zu bedenken, dass Wirksamkeitstests in Suspensionsversuchen ein deutlich besseres Resultat ergaben, als in der Praxis. ... Produkte, die alle die geforderten Kriterien besitzen sind gegenwärtig nicht verfügbar. Zur Routinedesinfektionen werden daher viruzide Flächendesinfektionstücher und viruzide Händedesinfektionsmittel eingesetzt. Für Letzteres wird eine EWZ von fünf Minuten empfohlen. Wichtig ist eine gründliche Applikation mit ausreichendem Anpressdruck. Dann muss ein vollständiges Verdunsten erfolgen, Wischtücher augenblicklich entsorgen.

2.2 Waschvorgang

Mit hautschonendem Präparat durchführen. Separate Lappen für saubere und „unsaubere“ Stellen am Körper verwenden, bzw. das Waschwasser häufiger wechseln. "Mantel"-pflege bei Säuglingen in offenen Intensiveinheiten, Einwegschürze nur beim Baden, das gilt auch für die Eltern.

2.3 Verbandwechsel

Aseptisch: Nach dem Waschen, dann frische Bettwäsche. Septisch: Vor dem Waschen durchführen. Danach Wäsche, Müll und Instrumente fachgerecht entsorgen.

2.4 Nabel

Blander Nabel: Verbandwechsel bei jedem Wickeln durchführen. Bei Verwendung von z.B. Wecesin®-Puder: 1. pudern, 2. Tupferabdeckung des Nabels.

Entzündeter Nabel: Verbandwechsel bei jedem Wickeln durchführen: Octenisept®, Wecesin®-Puder. Desinfektion mit Schleimhautdesinfektionsmittel.

Blutiger Nabel: Verbandwechsel bei jedem Wickeln durchführen: Octenisept®, Wecesin®-Puder. 1. Tupfer lösen, 2. Reinigung mit NaCl 0,9%, 3. Desinfektion mit Schleimhautantiseptikum, 4. Tupferabdeckung.

3 Hygienemaßnahmen in der Umgebung des Säuglings

Diverse Utensilien bei der PatientIn nach Gebrauch mit Flächendesinfektionsmittel wischdesinfizieren.

3.1 Cremen, Salben, Tropfen etc.

Kleine Tuben verwenden bzw. in personenbezogene Tiegel abfüllen, die wtl. erneuert werden. Das Medikament auf Tupfer, Watteträger bzw. in Spritzen einbringen und erst dann an der PatientIn verwenden.

3.2 Liquordränageset

Nur durch steriles Material ersetzen, Aufbereitungshäufigkeit nach Herstellerangaben.

3.3 Schnuller & Sauger

Nach zwölf Stunden erfolgt ein Austausch, das Material wird vaporisiert. 1x Sauger werden nach zwölf Stunden im Abfall entsorgt.

3.3.1 Sauger

Frischen Sauger mit der Kornzange (diese alle zwei Tage wechseln) aus dem Behälter entnehmen (?). Alternativ sterile Handschuhe verwenden. Benützte Sauger täglich wiederaufbereiten, davor ev. mit Salz abreiben und gründlich ausspülen. Standgefäß und Kornzange für Sauger und Schnuller täglich desinfizieren. Den Aufbewahrungsbehälter einmal wtl. desinfizieren.

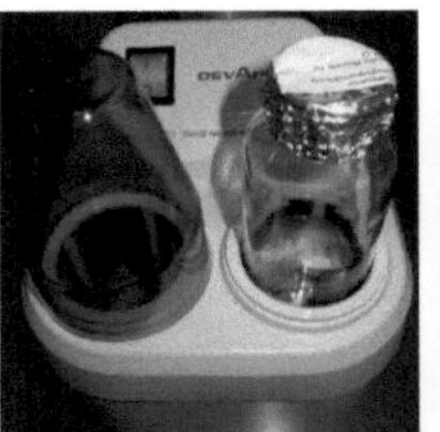

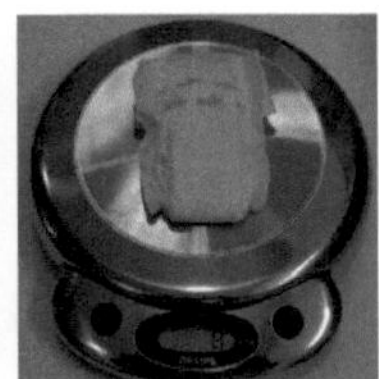

ABB. 75 + 76 LINKS: FLASCHENWÄRMER. RECHTS: WINDELWAAGE

3.4 Flaschenwärmer

Heißluftgerät: tgl. Wischdesinfektion.

Hellwagner (2010, S. 215-217) schreibt, dass trotz regelmäßiger Wartung des Flaschenwärmers im Wasserbad bei tgl. Aqua dest. Wechsel und Wischdesinfektion diese Geräte nicht empfohlen werden können. „Daher sollen wasserfreie Systeme bevorzugt werden."

3.5 Milchkühlschrank

Täglich mit Spülmittel reinigen. Wtl. mit Flächendesinfektionsmittel.

3.6 Windelwaage

Wischdesinfektion.

3.7 Transcutansonde

Vor Kalibration mit Octenisept® abwischen.

3.8 Kalibriergerät

Desinfektion von Kabel und Gerät.

4. Gefäßkatheter

Siehe dazu Details im Kapitel IX. Hervor zu heben ist Folgendes:
Maßnahmebündel – bestehend aus fünf Maßnahmen – führen zu einer signifikanten Reduktion Gefäßkatheter assoziierter Septikämien. Das wird für die INSERTION festgeschrieben - und als minimale Bestandteil für die ERHALTUNGSPFLEGE gilt: „Händehygiene vor Maßnahmen am Katheter / Tägliche Überprüfung der Indikation für den zentralen Katheter / Desinfektion der Zuspritzstücke vor Manipulation am Katheter" (Ista et al., 2017, S. 39). Insertion und Erhaltungspflege einschließend ergaben die Daten an pädiatrischen Intensivstationen eine Reduktion von 36%, bzw. an neonatologischen Intensivstationen von 71%! (Ista, 2017).

5. Blutstrominfektionen

Hinsichtlich dem hygienisch exaktem Umgang mit Gefäßkathetern und den dazugehörigen Devices wird im Kapitel IX im Detail darauf eingegangen und hat auch für den „Säuglingsbereich" Gültigkeit.
Exner (2017) schreibt in Hyg Med unter dem Titel: „Präventionsbündelstudien zur Vermeidung von CA-BSI in der pädiatrischen Intensivmedizin" u.a. Folgendes: Etwa 70% aller Blutstrominfektionen (BSI) mit Erregernachweis in der Blutkultur sind mit dem Gefäßkathetereinsatz assoziiert. Es lohnt sich, die hier nur z.T. ange-

führten Wesentlichkeiten, in der Literatur nachzulesen um mit dazu beizutragen, NI zu vermeiden. In pädiatrischen Intensivstationen (PICU) sind die Risikofaktoren zu diesem Themenbereich z.B.: Liegedauer des ZVK, parenterale Ernährung darüber, mehrere ZVK, invasive Prozeduren ..., ZVK Wechsel über Führungsdraht, die Liegedauer eines parallel angelegten pAK, höhere Anzahl an Bluttransfusionen usw.

6 Hygienemaßnahmen für Konsiliare und Besucher*innen

6.1 Händedesinfektion

Bei sauberen Händen genügt eine Desinfektion, die vor und nach dem Besuch durchzuführen ist. Ein Händewaschen wird nur bei Verschmutzung empfohlen.

6.2 Mund-Nasen Maske (MNS)

Bei Herpes simplex und Erkältung etc. tragen, Gefahr der Tröpfcheninfektion.

6.3 Kleidung

Schutzkleidung für das KH-Personal, bzw. die Eltern, wenn sie im KH stationär sind.

6.4 Persönliche Gegenstände der Besucher*innen

Uhren und Schmuck ablegen, da die Besucher*innen in den Inkubator greifen und ggf. Pflegemaßnahmen (Windel wechseln) ausführen.

7 Hygieneaspekte beim Abpumpen und Lagern von Muttermilch

Infobl_Kap12-SäuglingsabtlgInt_6-Hygiene Frauen-Muttermilchspender 

7.1 Pumpbesteck

Pumpbesteck neu: Trocken lagern.

Pumpbesteck gebraucht: Mit Reinigungs- und Desinfektionsgerät thermisch aufbereiten.

7.2 Milchflasche

Mit dem RDG thermisch aufbereiten.

7.3 Hände

Vor dem Abpumpen sorgfältig waschen, abtrocknen und desinfizieren.

7.4 Stilleinlagen

Bei Bedarf auswechseln.

7.5 Brustwarzen

Reinigung unter fließendem Wasser ist jener mit sauberem Tuch und Wasser vorzuziehen. Tägliches Duschen, Handtuch tgl. wechseln.

7.6 Haltbarkeit von Muttermilch und künstlich zubereiteter Säuglingsnahrung

BM für Gesundheit: Merkblatt für Milchspender*innen kann angefordert werden.

7.6.1 Muttermilch: im Kühlschrank gelagert

Die Muttermilch (MM) punktgenau erwärmen, eine halbe Stunde vor dem Verabreichen. Längeres Stehen im erwärmten Zustand vermeiden (Keimvermehrung). MM muss nach drei Tagen verworfen werden. Die Kühlkette aufrecht erhalten. Bei längerfristiger Unterbrechung der Kühlkette aufgetaute Nahrung verwerfen. Flaschenwärmer zum Anwärmen einsetzen.

7.6.2 Muttermilch: frisch eingefroren

Lagerung bei minus 18°C, maximal drei Monate lang.

****

Text aus Peseschkian: Der Kaufmann und der Papagei

Gib du ihm deine Hand

In einem Sumpf in Nordpersien war ein Mann versunken. Nur sein Kopf schaute noch aus dem Morast heraus. Lauthals schrie er um Hilfe. Bald sammelte sich eine Menschenmenge an dem Ort des Unglücks, und einer fasste den Mut, dem Verünglückten zu helfen. „Gib mir deine Hand," rief er zu ihm herüber. „Ich werde dich aus dem Sumpf heraus ziehen." Doch der Versunkene schrie weiter um Hilfe und tat nichts, dass der andere ihn herausziehen konnte. „Gib mir deine Hand," *forderte dieser ihn mehrere Male auf. Die Antwort war lediglich ein erbärmliches Schreien um Hilfe. Da trat ein anderer Man hinzu und sprach: „Du siehst doch, dass er dir niemals seine Hand geben wird. Gib du ihm deine Hand, dann wirst du ihn retten können."*

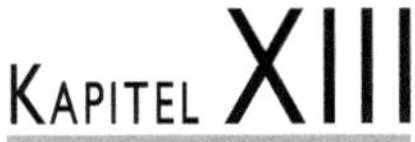

Hygienemassnahmen bei Lebensmitteln und in der Physio- Ergotherapie

1 Hygienemaßnahmen bei Lebensmitteln

Die Lebensmittelhygiene beschäftigt sich mit der Erkennung und Abwendung von möglichen Gesundheitsgefahren durch Lebensmittel (LM), befasst sich mit der Zusammensetzung von Nahrungsmitteln und ist ein Teil der Umwelt- und Individualhygiene. Ab 2006 gilt das Lebensmittelsicherheits- und Verbraucherschutzgesetz (LMSVG).

1.1 Häufige Erreger in Nahrungsmitteln

- Staphylokokken und Salmonellen in rohem Geflügel- sowie anderem Fleisch, erstere auch in Dressings, zweite in Eiern etc.
- EHEC = Enterohämorrhagische Escherichia coli in nicht genügend erhitztem Rindfleisch u.a.

EHEC: Ausbrüche dazu hat es nicht nur 2011 sondern schon viel früher gegeben in Japan und USA. Das Bakterium ist mutiert, es heftet sich beson-

ders fest an die Darmwand, produziert Giftstoffe und ist gegen Antibiotika resistent. Über organische Düngemittel (Gülle) wird es verbreitet, bzw. per Schmierinfektion. Der beste Schutz: entsprechende Hygiene. Verpackten Salat vor dem Essen immer sorgfältig mit lauwarmem Wasser waschen (Manafi, 2011).

- Listerien in Fleisch und Geflügel und in gekühlten Fertiggerichten.
- Campylobacter jejunii in ungenügend erhitztem Geflügel und Innereien, roher Milch etc.
- Clostridium botulinum bei Konserven etc.

1.2 Gesundheitsstörungen durch Fremdstoffe

Der Eintrag toxischer, also giftiger, Stoffe in Lebensmittel (LM) kann bei Produktion, Aufbewahrung bzw. Konservierung erfolgen, oder bei der Umwandlung von Lebensmittelbestandteilen in toxische Stoffe bei Lagerung und Transport.

Gifte in Lebensmittel: http://www.gesundheitstabelle.de/index.php/schadstoffe-gifte/gifte-lebensmittel (2017-12-15)

1.2.1 Nonylphenol

Nonylphenol (NP) kann den Hormonhaushalt des menschlichen Körpers schädigen und Allergien verursachen. Nach einer Studie von Wissenschaftlern des Forschungszentrums Jülich (2002) belastet der Giftstoff vor allem Äpfel, Tomaten, Butter, Milchschokolade, Wurst und Schmalz. Auch Babynahrung, Käse, Marmelade, Thunfisch und Zucker zeigten deutliche Werte. Die Studie stellt fest, dass Nonylphenol heute in Lebensmitteln und in großen Teilen der Umwelt zu finden ist. NP ist giftig, schwer abbaubar und wirkt im menschlichen Körper wie ein Hormon. Es kann auch das Sexualhormonsystem beeinträchtigen. 1991 wurde entdeckt, dass die Chemikalie wie das Hormon Östrogen wirkt.

Produkte, die NPEs (Nonylphenolethoxylate) enthalten können: Lebensmittel-Verpackungen (z.B. PVC-Folien), Reinigungsmittel (z.B. Kalt- Industriereiniger), Desinfektionsmittel, Druck- und Wandfarben etc.

1.2.2 Lebensmittel werden u.a. durch folgende Anwendungen belastet

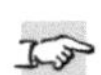

„Viele Pestizide enthalten NPEs als Emulgator. Sie sind vermutlich die Quelle für die hohen Werte in Äpfeln und Tomaten. (In Schweden und Dänemark sind diese Zusätze bereits verboten.) Die Zeitschrift „Öko-test" fand NP in den Verschlüssen von Mineralwässern (die Wässer waren belastet). Eine japanische Untersuchung wies NP in vielen PVC-Verpackungen nach ..." (Chemie außer Kontrolle - Hormongift in unseren Lebensmitteln, 2006).

1.2.3 Nitrat

Nitrat findet sich in fast allen Lebensmitteln und ist in geringen Mengen unproblematisch. Im Magen-Darm-Trakt kann durch mikrobielle Umwandlung Nitrit entstehen. Nitrosamine sind stark kanzerogen und werden endogen im oberen Magen-Darm-Trakt gebildet, bei Zufuhr von nitrosirbaren Aminen und Nitrit. Exogene Quellen für Nitrosamine: Gepökeltes Fleisch, das bei hoher Temperatur gebraten / gegrillt wird.

1.2.4 Antibiotika in der Tierzucht

Auch AB werden in der Tierzucht verwendet. Unkontrollierte Verabreichung kann Multiresistenzen bei Mikroben entstehen lassen, die bei Verzehr von Fleisch auf den Menschen übergehen können. Rückstände von AB als Futterzusatz können beim Menschen Allergien auslösen oder manifest werden lassen.

1.2.5 Verpackungsutensilien von Lebensmitteln

Zum Beispiel nehmen besonders fetthaltige Nahrungsmittel, wie Käse, Wurst, manche Fisch- und Fleischsorten Monomere (einzelne Moleküle von chemischen Substanzen) oder Weichmacher von Kunststoffen auf.

1.3 Lebensmittelverderb

Beim Lebensmittelverderb kommt es zur Umwandlung von Lebensmittelbestandteilen in toxische und unerwünschte Stoffe. Verändern kann sich: Aussehen, Konsistenz, Geruch und Geschmack. Es kann zum Wachstum von Bakterien, Hefen, Schimmelpilzen und zu deren enzymatischer Aktivität kommen, was zu Veränderungen führt, die u.U. Ekelempfindungen auslösen können. Eine Reihe von Mikroorganismen bilden Toxine, die zu schweren Vergiftungen führen können.

1.4 Hygienemaßnahmen in Küchen (Auszug)

Ursachen von Lebensmittelvergiftungen können sein:

Nicht ausreichende Erhitzung / zu lange Warmhaltezeiten oder <75°C / mangelhafte oder fehlende Kühlung / Waren-Überlagerung (Ablaufdatum) / KH-Erreger / Schmierinfektion: durch Personal oder Arbeitsgeräte.

1.5 Lebensmittellager, Umgang mit Lebensmitteln

Hygieneanforderungen: Zitiert aus dem Konsensus der DGKH 2008. In: Hyg-Med 2008, bzw. zum Thema "Hygienanforderungen beim Umgang mit Lebensmitteln in Krankenhäusern, Pflege- und Rehabilitatioinseinrichtungen und neuen Wohnformen"; von der DGKH, erschienen in Hyg Med 2018.

Stationsküche:

- Lagerungsbedingungen (Temperatur und Dauer) entsprechend den ge setzlichen Vorgaben.
- Vermeidung nachteiliger Beeinflussung, Lebensmittel z.B. nicht in der Son ne oder offen ungeschützt auslegen.
- Beachtung des Mindesthaltbarkeitsdatums und des Verbrauchsdatums (Kontrolle von leicht verderblichen Waren tgl., bei lagerfähigen Pro dukten regelmäßige Kontrolle der Lagerzeit).
- Warmhalten bei mind. 65°C, max. 2 Stunden (Anm. v. Hrsg.: Hinweise in anderer Lit. 75°C, max. 3 Stunden)
- Kaltspeisen kühl lagern
- Kühlhalten bei +5°C bis +7°C
- Kaltspeiseausgabe bei max. 10°C
- Zu kühlende Lebensmittel nach der Ausgabe binnen 2 Stunden verbrau chen.
- Leichtverderbliche LM bei +5°C bis +7°C in geschlossenen Behältern lagern.
- Ausgeteilte bzw. im Buffet ausgelegte LM nicht erneut ausgeben.
- Umfüllen von Großgebinden in Kleingebinde unter Beachtung der Stan dardhygiene, Kennzeichnung mit Mindeshaltbarkeitsdatum; keine Rückfüllung in die Großgebinde.
- Kein Einfrieren von Lebensmittelresten.
- Kein Wiedererwärmen von zurückgestelltem Essen.

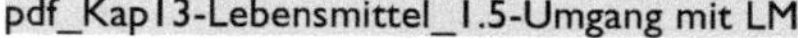

pdf_Kap13-Lebensmittel_1.5-Umgang mit LM

Auch in PRIVATHAUSHALTEN darauf achten, dass lt. Manafi (2011) zerfurchte Schneidbretter aus Holz problematisch sein können, dort wimmelt es nur so von Erregern.

Harte Kunststoffschneidbretter (farbig: rot ausschließlich für Fleisch, grün für Gemüse) eignen sich gut.

ABWASCHTÜCHER IMMER SORGFÄLTIG AUSWASCHEN, TROCKNEN, HÄUFIG ERNEUERN. BEI GEFÄHRDETEN MENSCHEN (SÄUGLINGE, KRANKE UND ALTE MENSCHEN ETC.) TÄGLICHER WECHSEL DER TÜCHER, DIESE DANN IN DER WASCHMASCHINE WASCHEN. SCHWÄMME SIND NICHT ZULÄSSIG.
SPÜLBÜRSTEN ARBEITSTÄGLICH MIT 65°C DESINFIZIEREND BEHANDELN ODER VERWERFEN.

Händewaschen im Haushalt ist bedeutungsvoll, z.B. vor und während der Essenszubereitung, selbstverständlich immer nach WC Benützung. HändeDESINFEKTION nach WC-Benützung.

Geschirrspüler: Mit mind. 65°C betreiben - kein Kurzprogramm. Untersuchungen ("Pilze unerwünscht", 2011) zeigten lt. einer Studie der Univ. Ljubliana, dass in fast 2/3 der Geräte Hefe- und Schimmelpilze (Exophilia) wachsen; weder hohe Temperatur noch Salzkonzentrationen töteten sie ab. Daher Gummidichtungen regelmäßig reinigen, ggf. Speisereste vom Geschirr spülen, Gerätetür nicht ständig geschlossen halten, Sieb auf Rückstände kontrollieren, einmal jährlich einen Maschinenreiniger verwenden. Auch bei geschwächtem Immunsystem können bedrohliche Erkankungen entstehen, wenn die explosionsartig vermehrten Exophilia-Arten den Menschen befallen.

Physio- und Ergotherapie

2 Hygienemaßnahmen in Physio- und Ergotherapie

Nach Leisebein (2002) sind primär infektionsgefährdete (immunsupprimierte) Patient*innen zu behandeln. Danach werden Personen ohne Infektionen therapiert, zum Schluss infizierte Patient*innen.

Zwischen den Behandlungen muss immer eine Händedesinfektion erfolgen. Einweghandschuhen tragen, bei offenen Wunden im Anwendungsbereich.

„Alle Geräte und Hilfsmittel, die in der Physiotherapie eingesetzt werden, müssen desinfizierbar bzw. sterilisierbar sein!" (Leisebein, 2002).

Infobl_Kap13-Physio-Ergo_2-Physio-Ergotherapie

Zu ergotherapeutischen Hilfsmitteln wie Knetmasse, Sand, Erbsen, Bohnen ist lt. Jatzwauk (2003) hinsichtlich einer Untersuchung zum Erregertransport nichts praktiziert worden. Ein gründliches Händewaschen der Patient*innen wird empfohlen, mit an- und abschließender Händedesinfektion. Wenn resistente Keime vorliegen, sollen die Materialien nur personenbezogen gehandhabt und nach Therapieabschluss verworfen werden. Bei besonders abwehrgeschwächten Menschen ist eine Desinfektion vorher angeraten (Gefahr von Schimmelpilzen). Wenn diverse Materialien nicht desinfizierbar sind, sollen Alternativen gefunden werden; z.B. vergleichbare Artikel aus Kunststoff, Keramik etc.

Wolldecken mit Überzügen versehen, zumindest dünne Kunststofffolien darüber legen, wenn Hautkontakt wahrscheinlich ist, oder Handtücher dazwischen breiten. Wolldecken regelmäßig waschen. Um die Gefahr von Kreuzinfektionen zu vermeiden, die durch große Akkumulationsraten der Erreger, hervorgerufen durch vielfältige Patient*innenbetreuung, pro Tag gegeben ist, soll die Weitergabe der Erreger durch festgelegte Reinigungs- und Desinfektionspläne unterbunden werden. Werden keine künstlichen Bohnen etc. für Hand- oder Fußtherapie in Behältern angewandt so empfiehlt es sich, den Abrieb der „biologischen Bohnen" gelegentlich durch kräftige Aufmischung im Freien vor einem Ventilator zu entfernen.

pdf_Kap13-Physio-Ergo_2-Physiotherapie_Leisebein
pdf_Kap13-Physio-Ergo_2-Desinfektions-Reinigungsplan

2.1 Packungen bzw. Therapiebäder

Einige Beispiele, ohne Anspruch auf Vollständigkeit:

- Fango-Packungen Tägliches erhitzen auf 130°C/15 Minuten. Nach drei Monaten Entsorgung.
- Heublumenbad Zweiwöchentliche Erneuerung bzw. bei optischer Verschmutzung. Lösungstemperatur einhalten.
- Moorpackungen Nicht erhitzbare Patienten-bezogen einsetzen.
- Handbad: Raps/Paraffin Falls Wunden vorliegen: Jene wasserdicht verkleben bzw. muss die Wunde ganz geschlossen sein. Wechsel dreimonatlich bzw. bei optischer Verschmutzung. Desinfektion lt. Hygieneplan, Becken mit heißem Wasser vor Wiederbefüllung spülen.
- Wannen, Bäder, Pat.-Lifter: Nach jeder PatientIn wischdesinfizieren lt. Hygieneplan – auf EWZ achten
- Liegen, Sitze, Roste Täglich desinfizierend reinigen.

2.2 Gerätschaften

- Ultraschallgerät, Atemtherapiegerät, div. Schienen:

Flächendesinfektion: Reinigungs- und Desinfektionsmittelplan beachten.

- Fahrrad, Seilzuggeräte:

Nach Gebrauch Reinigung mit Einwegtuch: Handgriffe, Sitz.

Alle drei Monate das ganzes Gerät durch das Personal.

- Gurt für Pulsuhren:

Nach Gebrauch durch Patient*innen unter fließendem Wasser mit Seife waschen. Bei Bedarf, bzw. dreimonatlich, in der Waschmaschine.

- Elektroden von Reizstromgerät:

Austausch nach jeder PatientIn.

- Gymnastik- bzw. Turngeräte:

Täglich desinfizierend reinigen.

- Therapieliegen :

Flächen, im Besonderen im Gesichtsbereich, nach jeder Benützung reinigend zu desinfizieren. Auf personenbezogene Unterlagen vor Therapiebeginn achten. Damit sind auch die Utensilien gemeint, welche zur Ausbildung benützt werden

Kapitel XIV

Umwelthygiene

„Umweltthemen" sind in fast allen Lebenslagen für uns und folgende Generationen von großer Bedeutung. Durch Berücksichtigung von Präventionsmaßnahmen werden Menschen und Tiere, insbesondere die Kleinstlebewesen, geschützt.

1 Umweltschutz in Österreich und spezifische Umweltbegriffe

Lt. Bundesverfassungsgesetz von 1984 hat sich die Republik Österreich zum umfassenden Umweltschutz bekannt.

1.1 Themenauszug bzgl. des Umweltschutzes

Umweltschädigung: Z.B. Luftqualität, Ozon, Treibhauseffekt, Wald, Trinkwasser, tote Gewässer, Grundwasserverunreinigung, Aussterben von Tier- und Pflanzenarten.

Umweltzerstörung: Z.B. durch verbrauchte Ressourcen, Verkehr, Hausbrand, Tourismus, Überbevölkerung, Abwasserentsorgung, Deponien, Industrieproduktion, landwirtschaftliche Produktionsmethoden etc.

1.2 Umwelthygienegesetze

1.2.1 Bundesgesetze

Abfallwirtschafts-, Luftreinhalte-, Strahlenschutz-, Wasserrechts-, Chemikalien-, Smogalarm-, Altöl-, Altlastensanierungs-, Gewerbeordnungs-, Pflanzenschutz-, Forstgesetz usw.

1.2.2 Landesgesetze

Kanal-, Müll-, Umwelt-, Naturschutz-, Bodenschutz-, Raumordnungs-, Leichen- und Bestattungsgesetz, Bauordnung etc.

1.3 Begriffe

Wesentliches Ziel des Umweltschutzes: Schädliche Emissionen möglichst abzustellen bzw. so weit als möglich zu reduzieren. Immissionen durch Schutzvorkehrungen (Immissionsgrenzwerte) vermeiden / reduzieren.

1.3.1 Emission

Mit Emission ist der Ausstoß von Störfaktoren gemeint (wenn es sich um einen umweltrechtlich relevanten Vorgang handelt). Die Quelle ist der Emittent.

Entweder hervorgerufen durch den Menschen = anthropogener Ursprung (Schadstoffemissionen von Autos, Straßenlärm, Lichtverschmutzung), oder aus natürlichen Quellen stammend, z.B. Gas-, Staub-, Ascheemission etc. bei einem Vulkanausbruch. Weitere natürliche Emittenten sind z.B. Rinder und Sümpfe, die Methan ausströmen = emittieren. Die Immission ist die Folge.

1.3.2 Immission

Immission (das „Hineinsenden") ist hauptsächlich in der Umwelttechnik und im Umweltrecht ein Begriff. Als Ausmaß einer stofflichen Immission wird die Immissionskonzentration angegeben.

Immission bedeutet eine Einwirkung auf Lebewesen und Pflanzen von z.B. luft-, boden- und wasserfremden Stoffen, von Erschütterungen, Geräuschen, Licht, Wärme und radioaktiven Strahlen.

1.4 Der Ökologische Fußabdruck

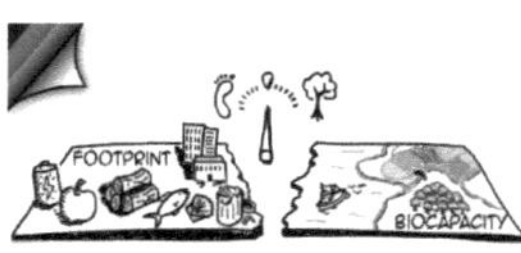

ÖKOLOGISCHER FUßABDRUCK

Der Ökologische Fußabdruck (das Rechenmodell) ist die einfachste Möglichkeit, die Zukunftsfähigkeit des eigenen Lebensstils zu testen. Errechnen Sie Ihren persönlichen Footprint und erkunden Sie, was Sie persönlich gegen die Zerstörung unseres Planeten tun können (www.mein-fussabdruck.at).

1.4.1 Das Footprint-Konzept

Alle natürlichen Rohstoffe, die verbraucht werden (zum Essen, Wohnen, Arbeiten, Reisen), benötigen auf unserem Planeten Platz zum Nachwachsen. Zusätzlich braucht die Natur Ressourcen, um unsere Abfälle abzubauen und zu lagern. Der Ökologische Fußabdruck - Footprint - macht diesen Flächenbedarf deutlich und vermittelt ein verständliches Bild der ökologischen Grenzen unseres Planeten. Wie viele Planeten von der Qualität der Erde wären nötig, wenn 8.665.142.133 Milliarden Menschen (17.12.2018) die gleiche Ressourcenmenge verbrauchen würden, wie ich, wie Sie?

Der Ökologische Fußabdruck einer Person wird in Global Hektar (1 gha = 10.000 m^2) gemessen. Je größer der Footprint, desto stärker wird die Umwelt beansprucht. Dem Footprint (Flächenbedarf) ist die Biokapazität einer Region gegenüberzustellen, das ist die Fähigkeit der Natur, Rohstoffe auf- und Schadstoffe abzubauen.

1.4.2 Der rot-weiß-rote Footprint-Rechner

Machen Sie sich kundig, über Ihren persönlichen Ressourcen- / Wertstoff- etc.

Verbrauch: http://www.mein-fussabdruck.at/

1.4.3 Was Sie tun können

Eine maßgebliche Reduktion des persönlichen Footprint ist ohne die Beachtung dieser vier wirkungsvollsten Maßnahmen nicht möglich:

- Flugzeug fliegen: möglichst vermeiden
- Auto fahren: Weniger, langsamer und möglichst nie allein fahren. öffentlichen Verkehrsmittel verwenden
- Ernährung: Fleisch und tierische Produkte deutlich weniger verzehren; lokale und jahreszeitgerechte Bio-Produkte bevorzugen
- Wohnen: Kompakt, d.h. für beste Wärmedämmung sorgen, Versorgung durch erneuerbare Energien, z.B. Solarenergie bzw. Ökostrom

1.4.4 Footprint - Wie viel Fläche haben wir zur Verfügung?

„Gemessen wird der ökologische Fußabdruck einer Person oder eines Landes in Global Hektar (gha). Teilt man die biologisch produktive nutzbare Fläche der Erde (2013: 12 Millirden Hektar) auf die Erdbevölkerung auf, entfallen etwa 1,7 gha auf jeden Menschen. Mittlerweile beansprucht jede Österreicherin und jeder Österreicher im Durchschnitt 5,3 gha (= 53.000m², = ca. 7,5 Fußballfelder) auf der Erde, um seine persönlichen Ansprüche zu erfüllen. Einfacher gesagt: "Wenn alle 8,6 Milliarden Menschen so leben würden wie wir, bräuchten wir mindestens drei Planeten von der Qualität der Erde". Die eine Erde genügt nicht, um unsere heutigen Bedürfnisse zu befriedigen. Wir leben nicht mehr nur von den Zinsen, sondern bereits vom „ökologischen Kapital". Unser derzeitiger Konsum ist nicht nachhaltig.

Alle paar Jahre wird von der National Geographic Society eine s.g. Rangliste von Sagen und Tun erhoben: Greendex; zur Motivation der Menschen zu einer nachhaltigen Lebensweise. Das Verhalten von z.B. 18.000 Konsumenten in 18 Ländern zu Themen Mobilität, Wohnen, Ernährung (Rohwetter, 2017).

2 Luft und unsere Atmosphäre

SCHLECHTE LUFT etc.:

„Dreckige Luft und unsauberes Wasser führten bei mehr Menschen zum Tod als Aids, Tuberkulose und Malaria zusammengerechnet". Einer von sechs Todesfällen ist aufgrund schlechter Luft- und Wasserqualität zurückzuführen. In Inden stirbt jede vierte Person an Umweltgiften. Das verursacht auch einen wirtschaftlichen Schaden von 4,6 Billionen Dollar für entfallene Arbeitsleistung und aufzuwendende Gesundheitskosten. Allein die Luftverschmutzung, etwa durch den Verkehr oder offenes Feuer verursacht, stehe in Zusammenhang mit 6,5 Millionen Todesfällen (Zeit online, Reuters, 2017-10-20). Und wenn wir ab jetzt, sofort, den Schadstofffausstoss auf die Zeit vor der Industrialisierung zurückschrauben, dann würde man Verbesserungen erst nach 100 bis 200 Jahren bemerken.

Über der Erdoberfläche gibt es (grob eingeteilt) die Tropo-, Strato-, Meso- und die Thermosphäre. Verunreinigungen belasten die Funktionseinheiten der Lungenareale (in die pro Tag 6000 Liter Luft von gesunden Mensch eingeatmet werden) und haben:

Abhängig von der Verweildauer, Konzentration und dem Eindringungsvermögen schädigender Gase, Flüssigkeiten, Partikel und Strahlen, ist die Auswirkungen auf Lebewesen und Umwelt. Gase, tröpfchen-, staubförmige und radioaktive Umweltverunreinigungen stammen von natürlichen Quellen bzw. sind sie auch anthropogenen (von Menschen verursachten) Ursprungs.

2.1 Natürliche Luftbestandteile

Ausbreitungsverhalten: ausregnen, auswaschen, partikulär (Partikel - kleine Teile). Abhängig von den Witterungs- und klimatischen Verhältnissen.

2.1.1 Organische Stoffe

Bakterien, Viren, Algen, Pilze, Flechten, Pollen, Samen, Protozoen

2.1.2 Anorganische Stoffe

Erde, Sand, kosmischer Staub, ...

2.2 Stickstoff

Stickstoff (N) dient als Verdünnungsmittel für Sauerstoff und ist als Gas ungiftig. Molekularer Stickstoff ist ein Hauptbestandteil der Luft und in der Umwelt ein wichtiger Dünger, der durch Stickstofffixierung auf natürlichem Wege im Humus angereichert wird.

2.3 Sauerstoff

21% Sauerstoff (O_2) ist auf Meereshöhe normal. Wenn die Konzentration von O_2 <12% absinkt, beginnen Atembeschwerden. Der Druck in Meereshöhe beträgt 1010 mbar (1 mbar = 100 Pa [Pascal]). In 4.000 Meter Meereshöhe beträgt der Luftdruck 620 mbar.

2.4 Kohlendioxid

Das farb- und geruchlose Gas Kohlenstoffdioxid (CO_2) ist mit einer Konzentration von ca. 0,04% ein natürlicher Luftbestandteil und entsteht bei der Verbrennung von kohlenstoffhaltigen Substanzen, wenn genügend O_2 vorhanden ist. Im Organismus von Lebewesen entsteht CO_2 als Kuppelprodukt der Zellatmung und wird über den Atem abgegeben.
Umgekehrt sind Pflanzen, manche Bakterien etc. in der Lage, CO_2 durch die Kohlenstoffdioxid-Fixierung in Biomasse umzuwandeln. So produzieren Pflanzen beispielsweise bei der Photosynthese aus anorganischem CO_2 Glukose. Tödliche Mengen (10%) werden im Gärkeller, Futtersilo, Bergwerk etc. erreicht. CO_2 ist schwerer als Luft und sammelt sich daher am Boden.

2.5 Kohlenmonoxid

Kohlenmonoxid (CO) Gas kommt ubiquitär (überall) vor. Es ist brennbar, giftig und hat eine hohe Affinität (Maß der Bindungsstärke) zum Hämoglobin - mit der Folge einer Sauerstoffverarmung im Körper.
Ein großer Teil des in der Erdatmosphäre enthaltenen CO's stammt aus dem Algenstoffwechsel in den Weltmeeren. Die toxikologisch wichtigste Quelle ist die unvollständige Verbrennung von Kohlenstoff. Die höchsten CO-Immissionen sind in verkehrsreichen Städten zu finden, aber auch in geschlossenen Garagen, Autowerkstätten und in Räumen mit schlecht ziehenden Öfen und Gasthermen, sowie im Tabakrauch. Starke Zigarettenraucher*innen bilden im Tagesverlauf bis zu 15% CO-Hämoglobin.

2.6 Schwefeloxide

Schwefeloxide (SOx) sind Gase, die insbesondere bei der Reaktion von in fossilen Brennstoffen wie Kohlen und Erdölen enthaltenem Schwefel mit dem Sauerstoff der Luft entstehen. Schwefeloxide sind Hauptverursacher des sauren Regens (Folge davon: „Waldsterben"). Bei Inhalation von SO_2, kommt es zur Reizwirkung (Bronchospasmus). Aufgrund guter Wasserlöslichkeit des Gases sind die oberen Atemwege betroffen.

2.7 Stickoxide

Stickoxide (NOx) oder Stickstoffoxide ist eine Sammelbezeichnung für die gasförmigen Oxide des Stickstoffs. Sie entstehen hauptsächlich bei hohen Verbrennungstemperaturen (KFZ-Abgase, Feuerungsstellen von Müllverbrennungsanlagen). Der Treibhauseffekt von N_2O (Lachgas) ist 300-mal stärker als der von CO_2.

2.8 Ozon

Ozon (O_3) entsteht in der Stratosphäre (in 14 - 35 km Höhe) unter Einwirkung der kurzwelligen UV-Strahlung der Sonne. Ohne UV-Filterung kann kein Leben existieren.

Die Sonne spaltet durch energiereiche Strahlung in der Stratosphäre die FCKW, wodurch Chlorradikale (Chlor-Atome) entstehen, die mit den Ozon-Molekülen zu Sauerstoff-Molekülen und Chloroxid-Radikalen reagieren. Sie reagieren mit weiteren Ozonmolekülen, wobei wieder molekularer Sauerstoff und Chlor-Atome entstehen. Die Chlor-Atome wirken bei diesem Ozon-Zerstörungs-Prozess als Katalysatoren: Sie setzen eine Reaktion in Gang und gehen unverändert aus der Reaktion wieder hervor. Auf diese Art kann ein Chlor-Atom im Schnitt 100 000 Ozonmoleküle zerstören, bis es per Zufall zu einer Abbruchreaktion kommt (www.chemiezauber.de, 2017-10-20).

Ein intakter Ozongürtel in der Stratosphäre ist für uns lebenswichtig. Der Schutzschild unserer Erde wird überwiegend von FCKW (fluorierte-chlorierte Kohlenwasserstoffe) zerstört.

2.8.1 Gesundheitsgefährdung

Bei Ozonaufnahme kann heftiger Schläfenkopfschmerz auftreten. Der Geruch ist bei sehr hohen Konzentrationen charakteristisch stechend-scharf, in der Natur jedoch nicht wahrzunehmen. Keine Gefahr für die Gesundheit besteht laut EU-Richtlinie durch Ozon unter einem Gehalt von 110 $\mu g/m^3$.

2.8.2 „Ozonloch“: Ursachen und Auswirkungen

Als „Ozonloch“ wird die geographisch abgegrenzte Abnahme der Ozonschicht bezeichnet, die seit Ende der 1970er Jahre über den Polarregionen (zuerst im Süden) beobachtet wurde. Als Grund für den Ozonabbau werden mehrheitlich gasförmige Halogenverbindungen, wie manche als Treibgas oder Gefriermittel eingesetzte FCKW's, angenommen.

In der über der Troposphäre liegenden Stratosphäre sammeln sich ozonschädigende Gase, die dort erst nach mehreren Jahrzehnten verschwinden. In die Stratosphäre eingetragen Stoffe reagieren mit dem dort befindlichen Ozon. Ein Chloratom kann bis zu 100.000 Ozonmoleküle zerstören. O_3 wird aufgespalten und in andere chemische Verbindungen übergeführt. Als Folge verringert sich die Menge des Ozons in der Ozonschicht, und diese kann ihre schützende Funktion zunehmend weniger erfüllen. Ozonwerte in Österreich: http://www.wetter.at/wetter/bio-wetter/ozon/oesterreich/wien.

2.8.3 Kälte fördert den Ozonabbau

Treibhausgase wie Methan, bzw. Gase, die von Menschen u.a. durch Autos, Fabriken und das Heizen in die Luft gelangen, bewirken in der Stratosphäre - im Gegensatz zum Erdboden - eine Abkühlung. Ab -78°C beginnt sich unter dem Einfluss der Frühlingssonne die Ozonschicht aufzulösen. Über der Antarktis (Südpol) ist es kälter als am Nordpol.

2.8.4 Folgen für Mensch und Umwelt

Ozon ist in Bodennähe ein Schadstoff.

Wegen der Zerstörung der Ozonschicht gelangt mehr UV-Licht auf die Erdoberfläche, was beim Menschen zu Hautschäden bis zum Hautkrebs führen kann, bzw. das Atmen bei manchen Personen beeinträchtigt. Bei Ozongehaltabnahme um 1%, wird sich nach neuesten Forschungen die Anzahl der Hautkrebsfälle um ca. 5% steigern.

2.9 Nikotin

In kleinen Dosen wirkt Nikotin erregend auf die Ganglien des vegetativen Nervensystems und setzt aus ihm Adrenalin frei. Die Gesamtwirkung des Nikotins ist uneinheitlich: erregende und lähmende Wirkungen.

RAUCHER-TELEFON, von der Sozialversicherung installiert: +43 (0)810810013. Mo-Fr. 10-18h. https://rauchfrei.at/

Das Rauchen zu stoppen lohnt sich vom ersten Tag an. „Jeder Tag ohne Zigarette senkt das Herzinfarktrisiko. Bereits nach drei Tagen verbessert sich die Atmung und nach drei Monaten erhöht sich die Lungenkapazität um 30%. Das Ziel, den „Selbstmord auf Raten" zu stoppen und wieder ein lebenswertes Leben zu führen, rückt also täglich näher" (http://www.raucherwahnsinn.de).

Lt. APA Meldung in „derStandard" vom 4.1.2011 hebt der Zigarettenverzicht die Stimmung. Depressionsangst nach dem Rauchen aufhören zu haben ist unbegründet. „Wer es schafft, mit dem Rauchen aufzuhören, ist besonders glücklich." Zu einem Stimmungstief kann es kommen, wenn die Nikotinentwöhnung scheitert (lt. US-Studie).

WBT Infoblatt: Kap14-Umwelthyg_2.9-Nikotin. „Die teuren Raucher" (Die Presse, 2010).

WASSERPFEIFE - Rauch aus dem Okzident: Erstkontakt schon ab zehn Lebensjahren. Der Tabak wird nur auf 330-450°C erhitzt, Wasser kühlt weiter. Beim tiefen „Zug" (Einatmung) gelangt mehr Kohlenmonoxid als beim Zigarettenrauchen ins Blut mit der Folge, dass noch am nächsten Morgen ein Wert wie nach 20 Zigaretten auftritt. Schwangere sollen deswegen nie Wasserpfeife rauchen, weil die Bindungsstellen für Sauerstoff mit CO besetzt werden (Folge: Früh-, Totgeburten). Schlaganfall- und Herzinfarktrisiko bei Gefährdeten. Immerhin wird bei einer Wasserpfeifen-Session Rauch in der Menge von 100 Zigaretten aufgenommen. Ansteckungsgefahr durch (gleichzeitiges) Verwenden des Mundstücks durch mehrere Personen (Witte, 2010).

3 Staub

Hauptbestandteile organischer Staubbelastungen: Verbrennungs- und Zersetzungsprodukte von Biomaterialien und Blütenstaub. Anorganischer Staub: Wasserlösliche Salze und unlösliche Mineralien (ähnlich wie in der Erdkruste). Auf natürlichem Weg gelangt Staub nach Bodenerosion durch Stürme, Waldbrände und Vulkanausbrüche in die Troposphäre. Da große Luftströme (Jet-streams, Passat-Winde ...) Luftmassen schnell verteilen, kann z.B. von Sandstürmen in der Sahara zwei Tage später in Österreich Sand niederregnen.

3.1 Grobstaub

Grobstaub wird im Mund-, Nasen- und Rachenraum abgeschieden und dort aufgenommen. Der Nasenfilter ist ein erstes Hindernis für Staub.

Die Aufnahme erfolgt oral, z.B. durch Nahrungsmittel, die den sedimentierten Staub auf der Oberfläche (Gemüse, Obst) tragen bzw. seine Inhaltsstoffe aus dem Boden über die Wurzeln der Pflanzen aufgenommen hatten.

3.2 Feinstaub

Winzige Partikel, z.B. 2,5 Mikrometer groß, passieren die Flimmerhärchen im oberen Respirationstrakt und gelangen so in die Alveolen. Durch Feinstaub „könne die Lebenserwartung sinken - in Österreich durchschnittlich um 9 Monate (das entspreche 5.500 zuordenbaren Todesfällen pro Jahr), sofern die Feinstaubbelastung über mehrere Jahrzehnte so hoch bleibe. Die stärksten Effekte zeigen sich für Graz, Linz und Wien" (http://sciencev1.orf.at/news/143965.html, 2017-10-20).

Durch 2,5 Mikrometer grossen Feinstaub erreichen Schadstoffe den Blutkreislauf. Lt. Popp (2006) erhöht sich die Feinstaubbelastung in einem geschlossenen Raum durch auch nur eine angezündete Zigarette.

Der PM (Particulate Matter) Wert in der EU ist 2,5 (25 Mikrogramm pro Kubikmeter und Jahr), in den USA beträgt der Grenzwert PM 1,5. Feinstaub stammt u.a. von Industrie, Hausbrand und dem Verkehr. Aufgewirbelter Streusplitt hat Inhaltstoffe wie z.B. getrockneten Hundeurin und Sputum - was alles bakteriell besiedelt ist.
Feinstaub wird, je nach Teilchengröße, in den Atemwegen deponiert, und kann ausgehustet werden. Gelangt der Feinstaub bis in die Alveolen, dauert seine Eliminierung viele Wochen (abhängig von seinen unspezifischen – inerten - bzw. spezifischen Wirkungseigenschaften). „Feinstaubgefahren - auch am Arbeitsplatz Pflege“ Lazarus (2006): Giftwarnung vor krebserregenden Stoffen ausgehend von Laserdruckern:

Tonerkartuschen nur nach Herstellerangaben mit Handschuhen wechseln, die Geräte niemals selbst reinigen. Präventiv wird empfohlen, den Arbeitsraum zu lüften, den Drucker außerhalb des Arbeitsplatzes aufzustellen und nur bei geschlossener Abdeckung zu kopieren. Bei der Öffnung des Druckers unnötige Staubaufwirbelung vermeiden. Staub mit feuchtem Tuch entfernen, Feuchtfilter regelmäßig tauschen lassen.

Lt. Schmidt (2009) ist die Wirkung des Feinstaubes mit den Gesundheitsschäden durch Rauchen vergleichbar.

In „Krankenpflege“ (7/2005) wird auf einen Bericht der WHO hingewiesen, dass Feinstaub das Leben verkürzt – lt. EU um 8,6 Monate. Dass die Partikel bis in die Leber vordringen können, sagt Prof. Neuberger in einem Bericht in der „auto touring“ Zeitschrift (2/2006). Dort verursachen Partikel Gerinnungsstörungen, was wiederum zu Herz-Kreislauf-Problemen führen kann.

4 Klima

Das Klima ist ein langfristiges, in einem bestimmten Gebiet bestehendes Wetterverhältnis, dessen Mittelungswert.

4.1 Großraumklima

Das Landklima, auch kontinentales Klima genannt, hat größere Temperaturgegensätze im Jahresverlauf und bei Tag und Nacht, als das Seeklima. Beim maritimen Klima herrschen ausgeglichenere Temperaturen vor und es gibt eine höhere Luftfeuchtigkeit. Wenn erwärmte Luft aufsteigt, muss zwangsweise kühlere Luft in bodennahe Schichten nachströmen. Es kommt zu einem ständigen Luftabtausch zwischen den höheren und tieferen Schichten der Troposphäre (10 - 12 km, am Äquator bis zu 18 km Höhe).

INVERSIONSWETTERLAGE: Bestimmte Wetterbedingungen können eine Umkehr der Temperaturgradienten hervorrufen. Auf eine bodennahe Kaltluft- schiebt sich eine Warmluftschicht. Ein Luftaustausch ist nicht mehr möglich, Folge: Erhöhung der Luftverunreinigungsstoffe.

4.2 Klimaschutz

Nach Kromp-Kolb (2009) muss der Bedarf an emissionsintensiven Gütern und Dienstleistungen drastisch gesenkt und die Energieeffizienz erheblich gesteigert werden ... z.B. Übergang auf biologische Landwirtschaft, geringer Fleischkonsum, Umstieg auf erneuerbare Energiequellen.

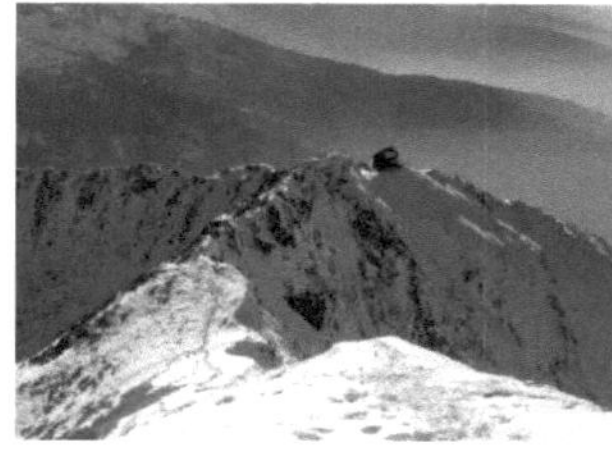

ABB. 77 INVERSIONSWETTERLAGE

4.2.1 Kohlendioxid in der Atmosphäre und Treibhauseffekt

Seit Beginn der Industrialisierung (ca. 1880) stieg der CO_2-Anteil in der Atmosphäre von ca. 280 ppm (parts per million, zu Deutsch „Teile von einer Million", Millionstel) auf 405 ppm (2017), und erhöht sich weiter um durchschnittlich 1,5 ppm pro Jahr. (Kohlendioxid verbleibt ca. 40 bis 100 Jahre in der Atmosphäre.) Dieser Anstieg ist im Wesentlichen anthropogenen Ursprungs. „Die CO_2-Konzentration ist damit jetzt bereits höher als seit mehreren Millionen Jahren. Die zusätzlichen 125 ppm CO_2 haben eine Heizwirkung von 2 Watt pro Quadratmeter Erdoberfläche durch den bekannten Treibhausseffekt – genug, um bis heute die globale Temperatur um rund 1 °C anzuheben" (Rahmstorf, 2017). Durch die Verbrennung der fossilen Energieträger Erdöl, Erdgas und Kohle wird CO_2 freigesetzt. Es absorbiert einen Teil der Wärmestrahlung (Infrarotstrahlung), während kurzwellige Strahlung, d.h. der größte Teil der Sonnenstrahlung, passieren kann. Diese Eigenschaft macht CO_2 zu einem s.g. Treibhausgas, dessen Anstieg um 45 Prozent (bzw. 125 ppm) komplett vom Menschen verursacht Ist.

Ozeane binden CO_2 (dadurch werden unsere Ozeane zunehmend saurer - was wiederum der Fauna schadet) und geben es nicht mehr ab, wie manche Klimaskeptiker behaupten. Durch die Klimaerwärmung (wärmere Ozeane) geht vermehrt Phytonplankton zugrunde („Nature“, Bd. 444, S. 752) - als Folge bleibt mehr CO_2 in der Atmosphäre zurück. Das führt zu einer gesteigerten Erderwärmung.

4.2.2 Methan - Treibhauseffekt

Methanentstehung: Wenn organischer Bestandteile ohne Luft verrotten (z.B. Wurzeln, Blätter, Essensreste, Ausscheidungen), wenn Sümpfe, Termitenhügel und Wälder Methan an die Atmosphäre abgeben. Vom Menschen verursacht: Methan aus Reisfeldern, Mülldeponien, den Mägen von Rindern, der Erdgasgewinnung. An der ETH wurde 2008 untersucht, wie viel Methan (CH_4) eine Kuh produziert: Ungefähr 235 l Methangas entweichen pro Tag aus dem Maul und dem After einer Milchkuh. Auch die Tatsache, dass man ca. 7 kg Getreide etc. benötigt, um 1 kg Fleisch zu „produzieren“, zeigt, dass ein sparsamer Verzehr von Kuh- und Schweinefleisch umweltfreundlich ist. Dieser Umstand wird in der Formel zur individuellen Berechnung des „Ökologischen Fußabdruckes“ berücksichtigt. Methan wirkt 21-mal schädlicher (giftiger, aggressiver) als CO_2. „Tauender Permafrost am Boden vieler arktischer Seen (Anm.: und Tundragebiete) setzt Methan in die Atmosphäre frei, dass als hochpotentes Treibhausgas die globale Erwärmung beschleunigt.“ Damit beginnt ein Teufelskreis, weil die Erwärmung weiteren Permafrost und die Methaneisfelder in tiefen Meereslagen auftauen lässt (Anthony, 2010, S. 81).

4.2.3 Lachgas

Lachgasentstehung (N_2O): bei Anbau von Reis und in der Rinderhaltung, wenn stickstoffhaltiger Kunstdünger ausgestreut wird. Bei einem zu viel oder zur falschen Zeit, kann der Stickstoff von den Nutzpflanzen nicht vollständig aufgenommen werden und gelangt in die Umwelt. Ein Teil des Stickstoff-Überschusses wird dabei als Lachgas in die Atmosphäre freigesetzt. Lachgas wirkt rund 300-mal schädlicher als CO_2.

4.3 Innenraumklima (Arbeits- Wohnraumklima)

Viele Menschen halten sich in unseren Regionen 90 Prozent ihres Lebens in Innenräumen auf.

4.3.1 Einflussgrößen im Innenraum (hier nur bzgl. der „Luft“)

Beeinflussung durch Zigarettenrauch, Reinigungsmittel, Kochdunst, Kleinlebewesen, Baustoffe, Materialien der Inneneinrichtung oder Schadstoffe aus dem Erdreich.

4.3.2 Gutes Innenraumklima

Relative Luftfeuchtigkeit 40-60%, Raumtemperatur zwischen 19-22°C. Gleichmäßiges Heizen: Nicht zu warm am Tag, in der Nacht nicht kühler als 5°C Differenz.

Die Reduktion von 1°C, z.B. im Schlafzimmer, spart ca. 6% Energie!

Richtig und ausreichend lüften (bei Kälte: „stosslüften"). Nach Bedarf Wände isolieren bzw. hinterlüften. Einbaumöbel nicht an Außenwände stellen. Dichte Tapeten und Innenanstriche reduzieren die Luftzirkulation an den Wänden.

5 Boden

Die oberste, belebte Verwitterungsschicht der Erde bildet sich aus ursprünglichen Gesteinen (Basalt, Granit, Bundsandstein, Kalkstein) unter Einwirkung pflanzlichen und tierischen Lebens sowie von Hitze, Frost und Hydrolyse (=Spaltung einer (bio)chemischen Verbindung durch Reaktion mit Wasser). Auf die unterschiedlichen Bodenarten wird hier nicht eingegangen.

Der Humusgehalt der Böden ist abhängig von der Pflanzendecke, vom Klima, von der Bodenfeuchte und der Bodennutzung. Der Gehalt nimmt von oben nach unten rasch ab. Etwa die Hälfte der gesamten organischen Substanz befindet sich im Ackerboden im Bereich der Krume, im Grünlandboden dagegen in den obersten zehn Zentimetern.

Der Humus:

- schützt den Boden vor Erosion durch Regen und Wind
- enthält Schleim- und Klebestoffe = körnige Struktur
- ernährt Regenwürmer und andere nützliche Bodenorganismen
- senkt die Bodentemperatur im Sommer und erhöht sie im Winter
- versorgt Pflanzen mit Nährstoffen, die der Boden so langsam abgibt, dass sie die Pflanzen bewältigen können
- befähigt den Boden, das Wasser schwammartig zu speichern und begrenzt die Verdunstung auf ein Minimum
- kontrolliert die chemischen Veränderungsprozesse im Boden bei Zugabe von Kalk und organischem Dünger
- setzt organische Säuren frei, mit denen hoch alkalischer Boden neutrali siert wird, um Mineralien freizusetzen
- speichert Ammoniak und andere Stickstoffverbindungen in austauschba rer und verwertbarer Form

5.1 Unser Lebensraum

Der Schutz (Primärprävention) des Boden ist wichtig für die gering zur Verfügung stehenden, fruchtbringenden oberen Erdschichten.

Bzgl. unseres Lebensraumes sind von dem Drittel in der Welt vorhandener Erdoberfläche (der "Rest ist Wasser)" jene Bereiche abzuziehen, die unfruchtbar sind: Eisbelag - z.B. arktischen Gebiete, Hochgebirge, Fels, Wüste und die Flächen, die von uns Menschen für Verkehr, Flughäfen und Siedlungen etc. beansprucht werden. Mit einer verbauten Fläche von 20 Hektar pro Tag, = 30 Fußballfeldern, ist Österreich im negativen Sinn „Europameister" beim sorglosen Umgang mit Grund und Boden. Die Fläche, die notwendig ist, um Österreichs Bevölkerung zu ernähren, existiert nicht mehr. Pro Kopf benötigt jeder Einwohner für Ernährung 3.000 Quadratmeter Acker. In Österreich stehen nur mehr 1.600 Quadratmeter zur Verfügung (2015).

5.2 Schwermetalle im Boden

Kupfer, Chrom, Zink: Natürliche Vorkommen, erscheinen als Spurenstoffe.

Schwermetalle können nicht abgebaut werden und stellen daher ein relevantes umwelthygienisches Problem dar.

Die Bodenschadstoffe können in unseren Körper gelangen.

5.3 Auf- und Einnahme von Boden-Schadstoffen

Gefährdet ist der Mensch auch durch die **Inhalation** und – bei kleinen Kindern - die direkte **orale Aufnahme**. Schadstoffe im Boden können **gas-, dampfförmig,** bzw. **partikulär** sein. Eine wichtige Rolle bei der Aufnahme spielen dabei die **Korngröße** der Partikel, die **Konzentration**, die **Einwirkungszeit** und die **stoffabhängige Schadwirkung**

6 Wasser

Nach der Luft ist verschmutztes Wasser die zweitgrößte Gefahr durch bzgl. der Infektionsübertragung. 2015 sind 1,8 Millionen Menschen an verschmutztem Wasser gestorben.

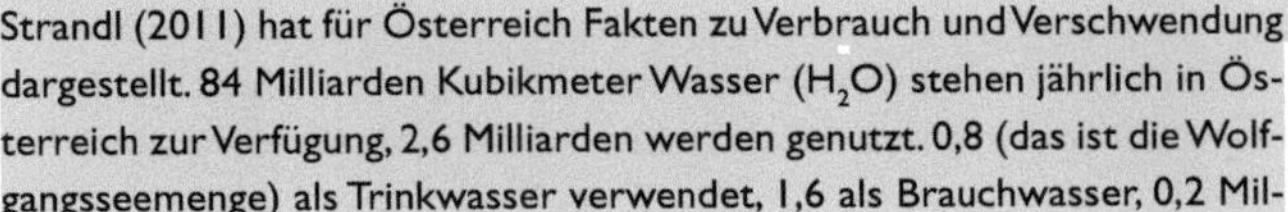

Strandl (2011) hat für Österreich Fakten zu Verbrauch und Verschwendung dargestellt. 84 Milliarden Kubikmeter Wasser (H_2O) stehen jährlich in Österreich zur Verfügung, 2,6 Milliarden werden genutzt. 0,8 (das ist die Wolfgangsseemenge) als Trinkwasser verwendet, 1,6 als Brauchwasser, 0,2 Milliarden für landwirtschaftliche Bewässerung. Diesen Luxus können sich sehr viele Länder der Welt nicht leisten.

6.1 Wasserverbrauch

Aristoteles: „Das, was wir am meisten für den Körper brauchen, auch den meisten Einfluss auf die Gesundheit hat, dies ist besonders die Luft und das Wasser."

Fast zur Gänze besteht unser Trinkwasser aus Grund- und Quellwasser, mit einem Pro-Kopf-Verbrauch (ohne Gewerbe-Industrie-Großverbraucher einzurechnen) bei 135 l / Tag in Österreich. EU Durschnitt: 150 l, USA 300 l (2012). In Dubai 500 l, Somalia 3 l / Tag (2011). Vier Personen in einem Haushalt benötigen in Österreich 200 Kubikmeter Wasser pro Jahr.
Verschwendet wird Wasser durch defekte Installationen: Bei rinnenden Spülkästen (WC) bis zu 1500 l / Tag, und bei tropfenden Hähnen ca. 5 l / Tag.
„In Großstädten können durch den Einsatz von wasserintensiven Maschinen und Geräten auch 600 Liter erreicht werden" (Krüger, 1999). Etwa 2 von 3 Menschen haben keinen Zugang zu sauberem Trinkwasser. Die Vereinten Nationen wollen das bis 2015 um die Hälfte verbessern. Ca. 1,4 Milliarden Kinder sterben jährlich an vermeidbaren Durchfallerkrankungen bzgl. Wasser / Abwasser (Strandl, 2011). Beachten Sis diese Internetadresse: http://www.virtuelles-wasser.de/was-ist-virtuelles-wasser/

6.2 Virtuelles Wasser

Mit virtuellem bzw. latentem Wasser wird jene Wassermenge bezeichnet, die nach einer umfassenden Bilanz als tatsächlich verbrauchte Menge pro Produkt anfällt (inklusive dem „sichtbaren" Wasser).

„Wir verbrauchen täglich rund 30-mal so viel Wasser, wie unser Wasserzähler anzeigt. Ursache sind vor allem die importierten Lebensmittel, die auch Österreich zu einem Wasserimportland machen. So trägt unser Konsumverhalten zum Wasserraubbau in Ländern mit ohnehin prekärer Wasserversorgung bei" (Konsument, 24.05.2017).

Zieht man die Bilanz des virtuellen Wassers, erhält man die tatsächlich benötigte Wassermenge, unabhängig von Art und Ort der Verwendung. Dann liegt der Pro-Kopf-Verbrauch in Deutschland pro Tag bei rund 4.000 Litern Wasser, dem mehr als 30-fachen Nutzwasserverbrauch. Die Berechnung des virtuellen Wassers ermöglicht auch, den internationalen Transfer von in Produkten gebundenem Wasser zu untersuchen. In der Bilanz gehört Deutschland zu den zehn größten Importeuren von virtuellem Wasser. Wer fünf Steaks im Jahr ißt, verbraucht mehr Wasser als durch tägliches Duschen.

Die Produktion von:

- 0,25 l Bier benötigt bis 75 l Wasser
- 1 Tasse Tee benötigt 35 l Wasser
- 1 kg gerösteter Kaffee, lt. Hoekstra: 18.857 l Wasser / 1 Tasse = 132 l
- 1 kg Papier benötigt ca. 750 l, eines DIN- A4-Blattes bis 10 l Wasser
- ca. 2g schwerer Mikrochip benötigt 32 l Wasser
- 1 kg Weizen benötigt ca. 1.100 l Wasser
- eine Jeans benötigt ca. 8.000 l Wasser
- 1 kg Hühnereier benötigt ca. 4.500 l Wasser
- 1 kg Reis benötigt ca. 3.000–5.000 l Wasser
- 1 kg Steak (in den USA) benötigt ca. 14.000 l Wasser, wobei nur 155 Liter tatsächliches Wasser verbraucht wird
- 1 PKW benötigt ca. 450.000 l Wasser

6.3 Wassersparende Maßnahmen

Im individuellen, persönlichen Alltagsbereich lassen sich die folgenden Maßnahmen relativ leicht umsetzen:

Duschen anstelle Vollbad / Wasserhähne nur unmittelbar zur Entnahme aktivieren / Wassersparbrausen verwenden / tropfende Hähne reparieren / diverse Reinigungs- und Spül- bzw. Waschmaschinen nur in vollem Zustand in Betrieb nehmen / WC-Spülungen mit Spül-Stopp, bzw. mit Wasserspülspareinrichtung ausstatten,

Ggf. aufgefangenes Regenwasser zum Autowaschen bzw. für Toilettenspülungen, zum Wäschewaschen (schont die Heizstäbe) verwenden. Durch Verwendung von Regenwasser wird auch die Kanalisation entlastet.

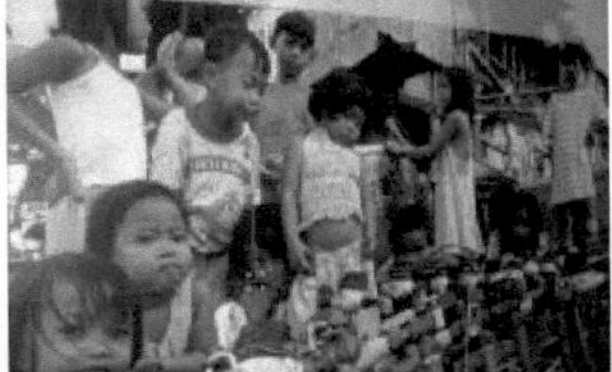

Abb. 78 Durstige Kinder vor versperrten Wasserhähnen

6.4 Wasserarten und -vorkommen

Einteilung nach: Regen-, Oberflächen-, Grund- und Meerwasser. Für Trink- und Nutzzwecke stellen Grund- und Oberflächenwasser, in Extremfällen auch Niederschlagswasser, das Wasser-Reservoir dar.

6.5 Belastungsfaktoren für das Wasser

Eine Überlastung des Bodens mit organischen Substanzen führt zum biologisch nur wenig wirksamen anaeroben Abbau (Humus). Millionen von Lebewesen: Bakterien, Pilze, Algen, Proto- und Metazoen (ein- und mehrzellige Organismen des Tierreichs) wirken an den Selbstreinigungsvorgängen aktiv mit. In drei bis vier Metern Tiefe ist das nur noch gering der Fall, in sechs Metern Tiefe sind die meisten Böden nahezu steril. Die Folge davon können so genannte reduzierte Wässer sein.

6.5.1 Saurer Regen

Als „sauer" wird Regen mit einem pH-Wert <5,6 bezeichnet. Hauptursache ist die Luftverschmutzung, Resultat ist auch das s.g. Waldsterben.
Kleinste Teilchen schweben, auch als Schadstoffe, in der Luft und werden durch Regen oder Nebel auf unserer Landschaft, den Gewässern und Lebewesen verteilt. Saurer Regen entsteht durch eine Verbindung von Stickstoffmonoxid, Stickstoffdioxid und Schwefeldioxid mit Feuchtigkeit. Der Niederschlag ist angesäuert und wirkt besonders an der Flora im Berg und im Tal schädlich (Vorgang des Rain-Out bzw. Wash-Out = Ausregnen, Auswaschen).
Wenn der Boden nicht ausreichend filtern kann, gelangen Nährsalze und Schwermetalle zu den Wurzeln von Bäumen etc., die Pflanzen sterben ab, Grundwässer werden beeinflusst.

6.5.2 Wasser als Überträger für Krankheitserreger

- Überwiegend Darmkeime: Infektionsweg fäkal-oral; kleine Mengen an Erregern genügen für eine Infektion – in Abhängigkeit v. den Mikroben.
- Legionellen: Aerosole werden eingeatmet. Vorbeugungsmaßnahme: Vor Gebrauch eines Wasserhahnes / Brausekopfes das (heiße) Wasser ei nige Zeit rinnen lassen. Besonders dann, wenn die Zapfstelle länger nicht in Gebrauch war. Wassersterilfilter: Lt. einer englischen Studie ist für gefährdete Personen ein endständiger Sterilfilter die sicherste und gleichzeitig kostengünstigste Methode bei der Wassergewinnung.
- Viren: Fäkalienverunreinigung des Rohwassers, z.B. Hepatitis A + E.
- Durchfallerreger: Rota- und Norwalk Viren. Protozoeninfektion: z.B. durch Ruhramöben.
- Trinkwasserseuchen: Vor allem Typhus- und Paratyphus-Salmonellen, aber auch Yersinen, Helicobacter und Campylobacter.
- Pestizide: gelangen durch sorglose Anwendung oder Unfälle ins Grund wasser (Abhängig von der Filtrationskraft des Bodens). Einige dieser Schädlings- und Unkrautbekämpfungsmittel sind als kanzerogen und mutagen bekannt. Schwer abbaubar. Es können Abbauprodukte (Me taboliten) entstehen, die noch viel giftiger als der Ursprungsstoff sind.
- Mineralöle beeinträchtigen schon in geringen Konzentrationen Geruch

und Geschmack von Trinkwasser. Ein Tropfen Öl verunreinigt ca. 600 bis 1000 Liter Wasser. Ein Liter versickertes Öl kann eine Million Liter Wasser verunreinigen.

WBT Infoblatt: Kap14-Umwelthyg_6.5.2-Wasser-ÜberträgerKH.

7 Abwasser

Regenwasser: Da Regen aus der Atmosphäre Staub, Ruß, Pollen und Gase löst und auf Dächern, befestigten und landwirtschaftlichen Flächen vorhandenen Staub und Schadstoffe mitschwemmt, können Niederschlagsabflüsse manchmal sehr schadstoffhaltig sein und müssen behandelt werden.

7.1 Abwasserbeseitigung

7.1.1 Häusliche Abwässer

Ca. 200 l Abwasser/Person/Tag enthalten Fäkalien (45 kg/Person/Jahr), sowie unterschiedliche Stoffe, die im Bade-, Wasch-, Spül-, Abwasch- und Putzwasser vorhanden sind, wie Seife, Waschmittel und Lebensmittelreste.

Krankheitserreger ausscheidende Menschen sind nur zu einem geringen Teil in Krankenhausbehandlung. Daher stammt der größte Teil der im Abwasser vorhandenen Krankheitserreger aus häuslichem Abwasser.

7.1.2 Abwässer aus dem medizinischen Bereich

Krankenhausabwässer sind im Allgemeinen nicht anders als kommunale Abwässer zu beurteilen und können in der Regel in die öffentliche Kanalisation eingeleitet werden. Eine Desinfektion dieser Abwässer ist teuer und bewirkt keine wesentliche Verminderung der Krankheitserreger im Gesamtabwasser. Für manche Einrichtungen (z.B. TBC-Heilstätten) ist eine Abwasser- und Schlammdesinfektion erforderlich.

7.1.3 Gewerbliche und industrielle Abwässer

Verursacht durch organische Belastungen von Zellstofffabriken, Molkereien, Zuckerfabriken etc. Fallweise Auftreten von Krankheitskeimen aus Schlachthofabwässern oder Gerbereien. Anorganischen Belastung: Metallgewinnung. Toxische Wirkung in Abwässern durch chemische Industrie. Kühlwässer führen zur Wärmebelastung, Kernreaktoren können Wasser radioaktiv verschmutzen.

7.1.4 Landwirtschaftliche Abwässer

Bei Massentierhaltung entsteht oft eine bedenkliche Abwasser-Zusammensetzung, ev. kommen Krankheitserreger vor. Durch die Verteilung auf Feldern ergibt sich auch eine Belastung von Grund- und Oberflächenwasser.

7.2 Ausscheidungen im Abwasser

Auf Kontaminationsschutz achten / Steckbecken und Urinflaschen nur in Steckbeckenspülen aufbereiten / Klistiergeräte als Einmalmaterial, sonst gewissenhafte WA / Blumenwasser nicht im Patientenzimmer erneuern. Produkte, in denen Blut und dessen Bestandteile zirkulierten, bzw. Körpersekrete aufgenommen wurden, sind von diesen Resten nach Möglichkeit vollständig zu befreien.

Dazu zählen:

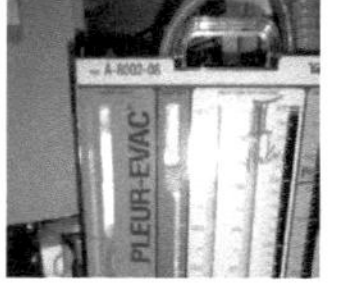

ABB. 79 PLEUR-EVAC

Dränagebeutel, Bülauflaschen, Pleur-evac, (Redonflaschen werden fast ausschließlich als Einweggebinde verwendet und daher samt ihrem Inhalt im „medizinischen Müll" entsorgt – außer sie werden in einem dichten Sack, der sich in einem großen Kunststoffabfallbehälter befindet gesammelt und durch einen Dienst abgeholt). Z.B. Cell-saver Töpfe etc., diverse Schlauchsysteme u.a. von extrakorporalen Kreislaufverfahren, Hämofilter, Sekrettöpfe bei Vakuumanlagen. Öffnungen von Schläuchen und Behältern gut verschließen, damit Restflüssigkeit zurückgehalten wird, wenn der Abwurf im Abfall erfolgt.

7.3 Verfahren der Abwasserklärung (Auszug)

Das Abwasser muss vor Einleitung in den Vorfluter (Gewässer, das ausfließendes Wasser und Abwasser abführt) durch überwiegend mehrstufige Kläranlagen geklärt werden. I.d.R. gibt es drei Stufen der Abwasserklärung.

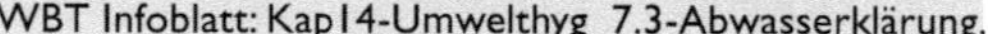
WBT Infoblatt: Kap14-Umwelthyg_7.3-Abwasserklärung.

7.4 Krankheitserreger im Abwasser

Weil Krankheitserreger im Abwasser lt. Flamm/Rotter (1999) besonders lange überleben, z.B. Salmonella enteritidis 23 Tage, Salmonella paratyphi B 7-500 Tage, Poliomyelitis-Virus 180 Tage, ist das Infektionspotential, abhängig von der Konzentration, erheblich.

Infektionen können direkt oder indirekt erfolgen. Direkt z.B. durch Schlucken von Wasser beim Schwimmen oder durch abwasserkontaminiertes Trinkwasser, durch die Inhalation abwasserbelasteter Aerosole etc. Indirekt: Abwasserbelastete Lebensmittel, z.B. Salat, Fische, Meeresfrüchte, Tiernahrung und Tränken, abwasserkontaminierte Weiden und Gebrauchsgegenstände, Verschleppung durch Insekten und Wirbeltiere.

7.5 Desinfektion von Abwasser

Eine Desinfektion der Kommunalen- und Krankenhausabwässer ist nicht erforderlich, obwohl Harn, Stuhl, Körpersekrete, Erbrochenes etc. üblicherweise im Ausguss (alternativ über das WC) entsorgt werden. Abwässer sind zu desinfizieren, wenn sie aus Risikobereichen, z.B. Infektionsabteilungen und Labors, stammen und durch den Vorfluter zu gering verdünnt werden. Verfahren zur Abwasserdesinfektion sind: Thermische und Mikrowellen-Behandlung (kontinuierlich oder im Chargenbetrieb), UV-Bestrahlung, chemisch (Ozon, Chlor). Bei Abwässern mit gentechnisch veränderten Mikroorganismen ist eine Sterilisation notwendig.

8 Lärm

Der physikalische Schallpegel wird in dB gemessen. Das Ohr kann 16-20.000 Hz (Hertz = Maßeinheit der Frequenz, Schwingung pro Sekunde) wahrnehmen. Bei einer Schallwelle treten periodische Druckschwankungen auf, welche das Ohr als Schalldruck wahrnimmt. Zusätzlich wird das Hörempfinden auch durch unterschiedliche Frequenzen beeinflusst. Bei der Bestimmung des Schalldruckpegels wird bei der technischen Messvorrichtung ein Filter (A) vorgeschaltet, der die anatomischen Eigenschaften des menschlichen Ohres nachempfinden soll.

Umgebungsgeräusche, die uns stören, titulieren wir als Lärm. Ob Geräusche als Lärm bezeichnet werden, hängt von den jeweiligen Vorlieben, der Verfassung und den Stimmungen eines Menschen ab. Daher gibt es keinen festen Wert für die Schwelle der Lärmempfindung.

Lärm ist Schall, der Menschen belästigt bzw. gesundheitlich schädigt. Die Schmerzgrenze liegt bei ca. 120 dB(A) (A = Filter). Wird es lauter als 120 dB(A), besteht Verletzungsgefahr. Bei einem Detonationsknall von ca. 150 dB(A) kann das Trommelfell platzen (Steinbruchs-Berufsgenossenschaft, 2006). Lt. statistischer Erhebung (Umweltbundesamt) im Jahr 2008 gaben rund ein Drittel der Österreicher*innen an, sich in ihren Wohnungen durch Lärm gestört zu fühlen. Die Dunkelziffer wird viel höher sein. Verkehrslärm ist die weitaus am häufigsten genannte Lärmquelle. Ihm folgen in großem Abstand Lärm aus Nachbarwohnungen, Baustellen- und Betriebslärm.

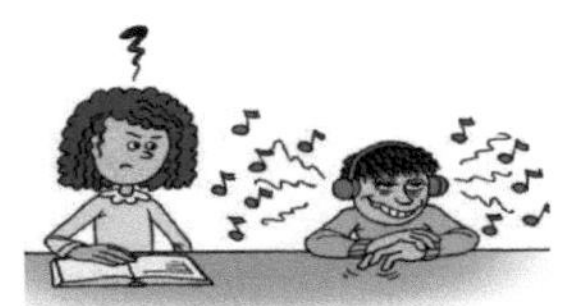

8.1 Auswirkung von Lärm auf das Gehör

Auch einmalige Lärmereignisse mit hohem Schallpegel (über 120 dB(A)) können direkt das Gehör schädigen und zur Taubheit führen.

Gefährdung des menschlichen Gehörs ab 85 dB(A). Bei jahrelanger Einwirkung: Schwerhörigkeitsgefahr.

Häufige Lärmereignisse (z.B. Fluglärm) können bei weitaus niedrigeren Schallpegeln die Gesundheit gefährden.

8.2 Auswirkung von Lärm im Allgemeinen

Ab einem Schalldruckpegel von 55 dB(A) kann ein Geräusch als Lärmbelästigung empfunden werden. Hält dieses über einen längeren Zeitraum an, werden Leistungsfähigkeit und Wohlbefinden verringert. Schon Geräusche von 65 bis 75 dB(A) bewirken im Körper Stress. Dieser kann zu Hypertonie, Herz-Kreislauf-Erkrankungen und Myokardinfarkt führen. Lärm kann auch für eine Vermehrung der Magensekretbildung verantwortlich und Ursache von Magengeschwüren sein, ebenso wie für eine Störung der Stresshormonregulation (Cortisol, Kortikosteroide). Beeinträchtigung des Befindens, weil Lärm: lästig, nervend, störend ist. Erhöhtes Unfallrisiko durch Verdecken von Warnsignalen. Verminderung des körperlichen und geistigen Leistungsvermögens.

HNO Ärzte berichten, dass es, besonders bei Jugendlichen und jungen Erwachsenen, vermehrt zu IRREVERSIBLEN Hörstörungen kommt. Z.B. durch zu laut eingestellte transportable Musikgeräte! Abhilfe: Den Musikgenuss nicht zu laut erleben.

8.3 Lärmschutz

Maßnahmen zur Verminderung der Lärmbelastung: Reduzierung der Schallemission / Veränderung der Lärmquelle bzw. / und Schalldämmmaßnahmen in unmittelbarer Umgebung der Schallquelle.

Schallausbreitung muss vermindert werden; Lärmschutzanlagen an Straßen und Häusern, Kopfhörer, Gehörschutz. Lärmbelästigungen im Wohnbereich reichen vom Trittschall bis zu technischen Einrichtungen, Musik, Tieren, spielenden Kindern. Geeignete Baumaßnahmen können Lärm mindernd wirken.

"Rund jeder sechste 15-Jährige reagiert nicht mehr auf Töne, die ein gesundes Ohr problemlos wahrnimmt ..." (Witte, 2010, S. 18).

9 Radioaktivität

Radioaktivität: Anzahl der Kernumwandlungen („Zerfälle“) pro Zeiteinheit. 1 Bq (Becquerel) = eine Kernumwandlung/Sek. Um der unterschiedlichen bio-

logischen Wirksamkeit der Strahlen Rechnung zu tragen, wurde die Äquivalentdosis eingeführt, deren Einheit das Sv (Sievert; 1 Sv = 100 rem - frühere Bezeichnung) ist.
Die Strahlenbelastung von außen entsteht durch die kosmische Strahlung (0,3 mSv mittlere jährliche Keimdrüsendosis der Bevölkerung in Deutschland), die abhängig ist von der erdmagnetischen Breite und der Höhe über dem Meeresspiegel, und durch natürliche radioaktive Stoffe in der Umwelt (terrestrische Komponente).
Seit >30 Jahren verfügt Österreich über ein Strahlenfrühwarnsystem zur Erfassung großräumiger radioaktiver Belastungen der Umwelt (Ortsdosisleistung ODL). Das Frühwarnsystem überwacht die Gamma-Strahlung in der Umwelt des gesamten Bundesgebietes. Im Falle von nuklearen Ereignissen wird von einem Krisenstab beurteilt, ob bzw. welche MN zum Schutz der Bevölkerung ergriffen werden müssen (Lit.: siehe Internetverzeichnis).

Arbbl_Kap14-Umwelthygiene_AlleThemen_StudierErfolgsKontr

RÜCKBLICK

Die Begrifflichkeiten zu Emission und Immission betreffen alle hier vorgestellten Bereichen der Umwelthygiene. Der Ökologische Fußabdruck kann jedem persönlich aufzeigen, in welcher Relation zu unserer EINEN Erde er/sie Ressourcen verbraucht. Der atmosphärische Aufbau hilft beim Verständnis, wenn nach Infos zur Luftzusammensetzung im Detail auf das Ozon eingegangen wurde. Das Rauchen ungesund ist, wurde hier auch unter "Nikotin" erläutert. Staub transportiert auch Schadstoffe. Grob- und Feinstaub kann daher dazu führen, dass wir direkt oder indirekt Produkte dem Körper zuführen, die oft wochenlang im Organismus verbleiben können, und dort ihre, durchaus sehr schädliche, Wirkung entfalten. Beim Klima ist besonders das Innenraumklima, unser Wohn- und Arbeitsbereich, von großer Bedeutung.
Der Boden ist eine unserer Lebensgrundlagen. Respektvoll damit umzugehen bedeutet darauf Rücksicht zu nehmen, dass die auch im Humus eingebrachten Stoffe in unsere Nahrungsmittel gelangen und durchsickerndes Wasser demzufolge mit guten oder schädlichen Stoffen angereichert wird.
Wasser, DAS Lebensmittel, von dem viele Menschen zu wenig haben. Sparsamer Umgang, Vermeidung von Kontakt zu Schadstoffen, das alles sind nur einige aufgezeigte Wesentlichkeiten zu dem Produkt, das wir bei uns (noch) fast immer in Trinkwasserqualität vorfinden. Auf was zu achten ist, wenn man mit

Abwasser konfrontiert wird, erfuhren Sie anhand von praktischen Beispielen. Lärm belastet dann die Menschen, wenn er permanent bzw. stark auftritt. Nicht nur das Gehörorgan selbst ist betroffen, z.B. von zu laut konsumierter Musik, speziell bei Kopfhörern. Besonders die zahlreichen Auswirkungen auf den gesamten Organismus beeinträchtigen viele Personen. Lärmschutzmaßnahmen beschließen dieses Teilthema.

Dieselabgase gelten als ähnlich krebserregend wie Asbest (Die Zeit, Nr. 45, 2020-10-29).

REFLEXIONSFRAGEN

Umweltschutz ist für jede Person ein Thema - unabhängig davon, ob Sie diese Ausbildung machen oder nicht. Sie tragen immer für sich selbst Verantwortung, zusätzlich für die Menschen, die Ihnen lieb sind. Berufsbedingt kommt noch ein Schwerpunkt dazu: Alle Menschen, für die Sie im Zuge von Betreuung / Pflege für eine Zeit lang eine Zuständigkeit haben.
Wie können Sie es erreichen, dass genannte Personen durch Ihr Engagement die Bedeutung von Umweltschutzmaßnahmen (Wasser, Boden, Luft etc.) wahrnehmen?
Viele Ohren von jungen Erwachsenen hören nicht mehr alle Töne und sind z.T. in der Hörkraft geschwächt. Welche Herangehensweise würden Sie wählen, um diese irreversiblen Gesundheitsstörungen bei sich selbst zu vermeiden? WIE andere beraten, damit Ihre Infos auch fruchtbringend sind?
Abwasser und Abfall stellen eine potentielle Gefahr besonders für das Personal dar, weil wir damit unmittelbar und täglich zu tun haben. Gibt es für Sie eine Möglichkeit, Arbeitsabläufe umzustrukturieren, sodass Sie mehr Sicherheit bieten (z.B. zum Thema Nadelstichverletzungen?). Welche Geschichte würden Sie schreiben, wenn Sie von einer Krankenpflegerin, einem Krankenpfleger berichten müssten, der trotz besseren Wissens weiterhin ein Recapping durchführt, anstatt die, durchaus auch sauberen, spitzen Gegenstände sofort im stichfesten Behälter zu entsorgen?

Kapitel XV

Abfall- und Gefahrgutmanagement

1 Einleitung

„Regenerierbare lebende Ressourcen dürfen nur in dem Maße genutzt werden, wie Bestände natürlich nachwachsen" (Ott, 1999). Im allgemeinen Verständnis setzt sich der Begriff der Nachhaltigkeit aus drei Komponenten zusammen, die auch als Drei-Säulen-Modell der Nachhaltigkeit bezeichnet werden.

1. Die ökologische Nachhaltigkeit umschreibt die Zieldimension, Natur und Umwelt für die nachfolgenden Generationen zu erhalten.

2. Die ökonomische Nachhaltigkeit stellt das Postulat auf, dass die Wirtschaftsweise so angelegt ist, dass sie dauerhaft eine tragfähige Grundlage für Erwerb und Wohlstand bietet. Von besonderer Bedeutung ist hier der Schutz wirtschaftlicher Ressourcen vor Ausbeutung.
3. Die soziale Nachhaltigkeit versteht die Entwicklung der Gesellschaft als einen Weg, der Partizipation für alle Mitglieder einer Gemeinschaft ermöglicht. Dies umfasst einen Ausgleich sozialer Kräfte mit dem Ziel, eine auf Dauer zukunftsfähige, lebenswerte Gesellschaft zu erreichen.

Im Jahr 2015 wurden durch die Vereinten Nationen 17 Ziele für eine Nachhaltige Entwicklung (SDG's = Sustainable Development Goals) verabschiedet. Diese umfassen Frieden, Ernährungssicherheit und nachhaltige Landwirtschaft, Wasser und Verbesserung der Hygiene, Energie, Bildung, Armutsbekämpfung, Gesundheit, Klimawandel, Umwelt/ Management natürlicher Ressourcen, Beschäftigung. Nachhaltigkeit ist in folgenden Bereichen leicht zu berücksichtigen:

- Materialeinkauf, Produktauswahl
  Auswahl von bspw. langlebigen Produkten, optimierte Packungsgrößen, Wartungsfreundlichkeit, „umweltschonende" Materialien (z.B. PE statt PVC), Mehrweg statt Einweg ...
- Abfallwirtschaft
  vom Abfallmanagement zum Ressourcenmanagement

1.1 Was ist Abfall?

Abfälle sind Sachen, für die der Besitzer keine weitere Verwendung hat und derer er sich entledigen will (subjektiver Abfallbegriff) oder deren Beseitigung notwendig ist (objektiver Abfallbegriff). Basis für alle nationalen Gesetze und Verordnungen ist die Abfallhierarchie gem. EU Abfallrahmenrichtlinie 2008/98/EG.

Das Abfallwirtschaftsgesetz 2002 und die zugehörigen Verordnungen regeln in Österreich Abfallsammlung und –entsorgung, wobei die Nachhaltigkeit ein zentraler Bestandteil ist. Der Trend geht vom Begriff Abfallwirtschaft hin zu „Ressourcenmanagement" – der optimierten Verwertung von Altstoffen.

Wesentliche Verordnungen zum Abfallwirtschaftsgesetz sind:

- Verpackungsverordnung 2006
- Elektroaltgeräteverordnung
- Abfallnachweisverordnung
- Abfallbehandlungspflichtenverordnung 2005

Infobl_Kap15-Abfall_1.1-Gesetze

Neben dem Bundes-Abfallwirtschaftsgesetz, abgebildet im Bundesabfallwirtschaftsplan, gelten in den Bundesländern regionale Abfallwirtschaftsgesetze.
Infobl_Kap15-Abfall_Link-Bundesabfallwirtschaftsplan

1.2 Abfallarten

Es wird unterschieden zwischen:
1. Nicht gefährlichen Abfällen
... von denen keine besondere Gefahr für die Umwelt ausgeht. Beispiele sind: Rest-, Sperrmüll, Wertstoffe (Bioabfall, Verpackungsabfälle, Altpapier, Kartonagen, Metalle, Glas, ...); und
2. Gefährlichen Abfällen
... von denen eine besondere Gefahr für die Umwelt ausgeht, und die daher einer bestimmten Behandlung und Dokumentation bedürfen (Begleitscheinpflicht). Beispiele im medizinischen Bereich sind: Altmedikamente, hochinfektiöse Materialien, Quecksilber, Batterien, Elektrogeräte, ...

Die Bezeichnung von Abfällen unterliegt einer Systematik, die in Abfallkatalogen festgelegt ist. In Österreich gilt das Abfallverzeichnis gem. ÖNorm S2100 / Abfallverzeichnis-VO.

Abfälle sind zu Schlüsselnummerngruppen zusammengefasst, wobei die Herkunft und Eigenschaften eine Rolle spielen.
Gruppe 18: Zellulose-, Papier- und Pappeabfälle
Gruppe 91: Feste Siedlungsabfälle einschließlich ähnlicher Gewerbeabfälle
Gruppe 97: Abfälle aus dem medizinischen Bereich.

Jeder Abfallart ist eine 5-stellige Schlüsselnummer zugeordnet zzgl. dem Hinweis, ob es sich um einen gefährlichen Abfall handelt. Zum Beispiel:
ASN 18702 Papier und Pappe unbeschichtet
ASN 91101 Siedlungsabfall
ASN 97101g Abfälle, die innerhalb und außerhalb des medizinischen Bereiches eine Gefahr darstellen. Außerhalb Österreichs gilt der Europäische Abfallkatalog.

1.3 Was ist Gefahrgut?

Gefahrgüter sind Stoffe, bei deren Beförderung eine Gefahr für Mensch und

/ oder Umwelt ausgeht. Sie werden in 9 Klassen eingeteilt. Der Umgang mit Gefahrgütern ist im Gefahrgutbeförderungsgesetz definiert. Je nach Verkehrsträgern wird auf andere, international gültige Vorschriften verwiesen, z.B.

ADR	Transport auf der Straße
IATA/DGR	Transport in der Luft
RID	Transport auf der Schiene

Je nach Verkehrsträger und Substanz gelten Vorschriften für Verpackung, Deklaration, Ladungssicherung und Mengengrenzen. Im medizinischen Bereich wird mit einer Vielzahl von Gefahrgütern hantiert:

- infektiösen Stoffe (Proben, Kulturen, kontaminierte Stoffe)
- Gasen
- ätzenden Stoffen (Säuren, Laugen im Laborbereich, Reinigungsmittel)
- brennbaren Stoffen (Lösemittel im Laborbereich, Apotheke)
- giftigen Stoffen (Zytostatika, Laborchemikalien)

Der Gefahrgutbeauftragte ist zuständig für die Überwachung der Einhaltung der Vorschriften.

Infobl_Kap15-Abfall_1.3-Gefahrgutbeauftrater

1.4 Gefährdungspotentiale von Abfall und Gefahrgütern

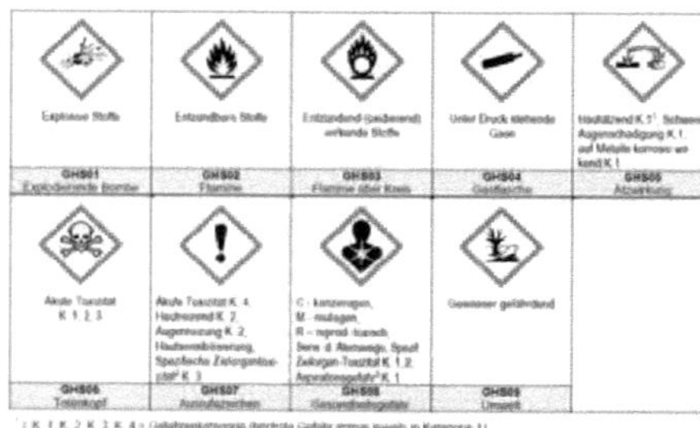

ABB. 80 GEFAHRENSYMBOLE (WIKIPEDIA, 2011)

Von Abfällen und Gütern im medizinischen Bereich geht eine Vielzahl von Gefahren aus, wobei das Infektionspotential beinahe allen Abfällen anhaftet. Wesentliche Gefahren im med. Bereich sind:

- Infektionsgefahr
- Verletzungsgefahr
- Explosionsgefahr (Gase)
- Brandgefahr (Papier, Chemikalien)
- Verätzungsgefahr
- Toxische Wirkungen (Zytostatika, Quecksilber)

Demzufolge spielen Hygiene und Mitarbeiterschutz sowie Prävention eine besonders große Rolle. Das Gefahrenpotential von Produkten kann dem Sicherheitsdatenblatt entnommen werden.

Infobl_Kap15-Abfall_1.4-Sicherheitsdatenblatt

1.5 ÖNorm S2104 „Abfälle aus dem medizinischen Bereich“

Die ÖNorm S2104 „Abfälle aus dem medizinischen Bereich“ regelt den Umgang mit Abfällen im Krankenhaus. Für jede Abfallart werden die Gefahren, die richtige Sammlung, Beförderung und Entsorgung festgelegt. Die Grundunterscheidung der gefährlichen Erreger folgt der Gefahrgutrechtsgebung (ADR, IATA, DGR) und unterscheidet zwischen Kategorie A und B.

Infobl_Kap15-Abfall_1.5-ÖNorm

Bei der Umsetzung der ÖNorm sollte eine Zusammenarbeit der betreffenden Beauftragen (Hygiene, Abfall, Gefahrgut, Sicherheit) angestrebt werden.
Sammlung und Behandlung sind mit dem Sammler und Behandler abzustimmen. Die Sammlung, insbesondere der verletzungsgefährlichen Gegenstände, hat am Ort der Entstehung (z.B. Patientenzimmer) zu erfolgen. Die Manipulationen mit Abfällen sind auf das unbedingt notwendige Maß einzuschränken. Die Beschmutzung der Außenseite oder Griffe der Behälter, das Umfüllen sowie Aufwirbeln von Staub oder Aerosolen sind zu vermeiden. Bei der Verwendung gebrauchter Behälter ist zu beachten, dass durch geeignete Kennzeichnung der Inhalt der Sammel- und Transportbehälter nach der jeweiligen Abfallart eindeutig klassifizierbar sein muss.

Grundsätzlich sind die Abfälle getrennt zu sammeln und bereit zu stellen.

2 Umsetzung der Vorschriften

2.1 Verantwortlichkeiten

Grundsätzlich gilt das Verursacherprinzip: Jeder Abfallerzeuger ist selbst für die richtige und gefährdungslose Entsorgung der Abfälle verantwortlich. Abfälle nachfolgenden Berufsgruppen unsortiert zu überlassen, ist unverantwortlich und erhöht das Verletzungsrisiko der Kolleg*innen.
Wer ist Abfallerzeuger? Die Person, die einen Gegenstand zu Abfall erklärt, bzw. die Person, die eine Tätigkeit ausführt, bei der Abfall anfällt.

Der Abfallerzeuger ist verantwortlich für odnungsgemäße Trennung und Deklaration, dass alle Abfallsäcke (Behälter) bereits beim Einspannen mit Kostenstellenkleber versehen und bei Entsorgung exakt verschlossen werden.

2.2 Der Abfallbeauftragte

Unternehmen mit über 100 Mitarbeiter*innen haben gemäß Abfallwirtschaftsgesetz einen Abfallbeauftragten zu benennen, der/die unter Verantwortung der Unternehmensleitung, die Umsetzung der Gesetze vorantreibt, die Unternehmensleitung berät und Missstände aufzeigt. Der Abfallbeauftragte ist Bindeglied zwischen dem Unternehmen und den Behörden. Es ist Aufgabe des Abfallbeauftragten, die Vorgaben so aufzuarbeiten, dass sie im Betrieb umsetzbar werden (z.B. durch Einkauf geeigneter Trennbehälter, Farbkonzepte, Erstellen von Merkblättern, etc.).

Infobl_Kap15-Abfall_2.2-Abfallbeauftragter

2.3 Das Abfallwirtschaftskonzept

Unternehmen mit über 20 Mitarbeiter*innen haben gemäß Abfallwirtschaftsgesetz ein Abfallwirtschaftskonzept (AWK) zu erstellen. In diesem sind sowohl die technischen Rahmenbedingungen als auch die Abfalltrennung und –entsorgung festgelegt.

2.4 Organisatorische Rahmenbedingungen

In der Regel obliegt den Stationsleitungen die Verantwortlichkeit für die korrekte Umsetzung der Vorschriften auf der Station.

Dazu zählt die Anleitung der Mitarbeiter*innen, Kontrolle und Gegensteuern bei Fehlern. Im Falle von Zwischenfällen, z.B. Nadelstichverletzungen, falscher Abfalltrennung, Verstoß gegen Datenschutzrichtlinien etc., werden die Stationsmitarbeiter*innen vom Abfallbeauftragten kontaktiert und gemeinsam Besserungsmaßnahmen festgelegt. In schweren Fällen können Bearbeitungsgebühren verrechnet werden.

3 Vorschriften für ausgewählte Abfallgruppen gem. ÖNorm S2104

Die Einteilung erfolgt nach dem Gefahrenpotential der Abfälle.

3.1 Abfälle ge. Punkt 4.2 ÖNorm („nicht gefährlich“)

Abfälle, die weder innerhalb noch außerhalb des medizinischen Bereiches eine Gefahr darstellen

3.1.1 Siedlungsabfälle & Sperrmüll

Die Sammlung erfolgt sowohl in Einweg- als auch Mehrwegbehältern. Für verrottbare und/oder Ungeziefer anziehende Abfälle sind verschließbare Behälter einzusetzen. Die Behälter sollten Vorrichtungen zum Öffnen ohne direkten Handkontakt aufweisen.

Die Behandlung der Abfälle erfolgt überwiegend in Abfallverbrennungsanlagen, seltener in mechanisch-biologischen Anlagen. Der Verbrennung kann eine mechanische Aufbereitung vorgeschaltet sein, wobei die Abfälle nach ihrem Heizwert aufgetrennt werden.

Infobl_Kap15-Abfall_3.1.1-Thermische Abfallbehandlung

3.1.2 Biogene Abfälle

Biogene Abfälle umfassen „Bioabfälle" aus der Speisenbereitung, Restmengen aus der Verpflegung sowie Grünabfälle der Gartenanlagen. Die Sammlung von Bioabfällen in patientennahen Bereichen kann durch die Hygiene untersagt werden.
Die Behandlung von Speiseresten erfolgt entweder in Vergärungs- oder Kompostierungsanlagen.

3.1.3 Verpackungen aus Kunststoff

Die Fraktion umfasst ausschließlich Verpackungsmaterialien aus Kunst- oder Verbundstoffen, von denen zumindest eine Schicht aus Kunststoff besteht (sofern sie nicht kontaminiert sind).

Die Verpackungsabfälle sind restentleert zu sammeln, brauchen jedoch nicht gereinigt zu werden.

Die Verpackungsabfälle werden im gelben Sack / gelbe Tonne gesammelt. Die Entsorgung erfolgt über das kommunale System. Dabei werden Verpackungsabfälle maschinell (Infrarot-Sensoren, Siebe) in die einzelnen Kunststoffarten sortiert und abschließend Störstoffe aus den Fraktionen händisch entfernt (Negativsortierung). Anschließend werden die Kunststoffe in Aufbereitungsanlagen gereinigt, zerkleinert, wiedereingeschmolzen und einer stofflichen Verwertung zugeführt. Stofflich nicht verwertbare Kunststoffe (ca. 20%) werden der energetischen Verwertung zugeführt (Heizwert entspricht ca. dem von Heizöl).

3.1.4 Altglas

Verpackungsglas aus Weiß-, Grün- oder Braunglas. Beim Recycling wird Altglas aufgereinigt, gebrochen und direkt in der Neuglasproduktion eingesetzt (bis zu 90% Altglas).

Achtung: Laborglas oder Keramik müssen getrennt über den Hausmüll entsorgt werden, da sie einen höheren Schmelzpunkt haben bzw. unschmelzbar sind.

3.1.5 Altpapier & Kartonagen

Über die Altpapiersammlung werden erfasst: Drucksorten, Zeitungen, Broschüren, Büropapier (sofern nicht datenschutzrelevant), Verpackungspapier. Kartonagen werden getrennt vom Altpapier gesammelt.
Die Sammlung erfolgt in 240 l oder 660 l Müllgroßbehältern im Rahmen des kommunalen Systems. Aus logistischen Gründen kann eine Vorsammlung in Netzsäcken, die in die Großbehälter entleert werden, sinnvoll sein. Kartonagen werden zentral in Presscontainern gesammelt und an Entsorger übergeben (verkauft).
Altpapier wird sortenrein sortiert, in Pulpern (Mixern) aufgelöst und gereinigt. Die dadurch gewonnenen Faserstoffe ersetzen den Zellulose-Rohstoff (bis zu 10x Recyclen ist möglich). Kartonagen zeichnen sich durch eine größere Faserlänge aus und werden daher getrennt von Altpapier eingesetzt.

Achtung: Verschmutztes Papier und Hygienepapier ist als Abfall zu entsorgen. Papier mit datenschutzirelevanten Informationen wird getrennt erfasst und geschnetzelt.

3.1.6 Altmetall

Verpackungsabfälle aus Metallen (Weißblech, Alu) werden über die kommunale Sammlung „Blaue Tonne“ gesammelt. Metallgegenstände werden in 20 m³ Mulden gesammelt und in Intervallen an den Entsorger verkauft. Für Altmetalle kann i.d.R. eine Gutschrift erzielt werden!

3.2 Abfälle gem. Punkt 4.3 ÖNorm S2104 („innerhalb des med. Bereiches gefährlich“)

Abfälle, die nur innerhalb des medizinischen Bereiches eine Infektions- oder Verletzungsgefahr darstellen können, jedoch nicht wie gefährliche Abfälle entsorgt werden müssen.

3.2.1 Abfälle ohne Verletzungsgefahr (SN 97104) gem. Abs. 4.3 1) ÖNorm S2104

*Roter Sac:k: Abfall auch von Patient*innen mit HIV / Hepatitis*

Gemische aus Wundverbänden und Gipsverbänden, Stuhlwindeln, Einmalwäsche, Vorlagen, Tampons, Einmalartikel (z.B. Tupfer, Handschuhe, Einmalspritzen ohne Kanüle, Katheter, Infusionsgeräte ohne Dorn), restentleerte Urinsammelsysteme und Infusionsbeutel oder Ähnliches, auch wenn diese blutig sind, nicht-restentleerbare Medizinprodukte, die mit ausreichend aufsaugendem Material konditioniert sind (z.B. Dialysesets, gelgefüllte Absaugsysteme). Zu dieser Fraktion zählen in Österreich auch Abfälle, die mit HIV, Hepatitis oder

Sars-Covid 19 kontaminiert sind.

Für Abfälle gem. 4.3 ÖNorm sollten Einwegbehälter verwendet werden. Mehrwegbehälter dürfen nur nach Desinfektion wieder eingesetzt werden.

Sammelbehälter müssen zumindest folgenden Kriterien entsprechen:
- verschließbar
- undurchsichtig
- transportsicher
- flüssigkeitsdicht

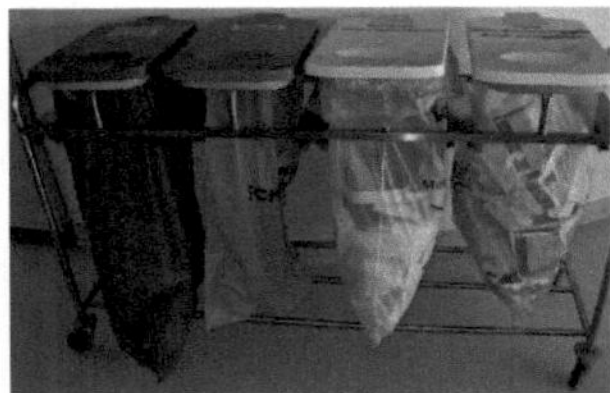

Abb. 81 Abfalltrennung

Abfallsäcke aus Polyethylen müssen definierte Festigkeitseigenschaften aufweisen. Sammelsäcke sind mit geeigneten Verschlusshilfen (Draht, Schnur, Clips ...) vor der Zwischenlagerung bzw. dem Transport zu verschließen.
Die Abfallsäcke werden zentral in Presscontainern gesammelt und in eine Verbrennungsanlage für nicht gefährliche Abfälle verbracht.

3.2.2 Abfälle mit Verletzungsgefahr (SN 97105) gem. Abs. 4.3 2) ÖNorm S2104

Kanülen und sonstige verletzungsgefährliche spitze oder scharfe Gegenstände, wie z.B. Lanzetten und Skalpelle - auch mit aktiviertem Sicherheitsverschluss.

Zur Vermeidung von Verletzungen müssen die Behälter zusätzlich folgende Eigenschaften aufweisen:
- durchstichfest gem. British Standard
- ausreichend bruchfest
- dauerhaft verschließbar

Sammelbehälter aus Pappe sind nicht geeignet. Gem. der Abfallbehandlungspflichtenverordnung sind Abfälle getrennt zu sammeln und der Verbrennung zuzuführen. Ist die Verbrennung sichergestellt, dann können die Abfälle auch zusammen mit dem med. Abfall gesammelt werden. Ein Verpressen oder mechanische Abfallbehandlung sind nicht zulässig.

3.2.3 Nassabfälle (SN 97104) gem. Abs. 4.3 3) ÖNorm S2104

Nicht restentleerte, z.B. mit Absaugsekreten gefüllte Einwegsysteme, bei deren Transport die Gefahr des Flüssigkeitsaustritts besteht. Die Abfälle werden in Einwegbehältern aus Kunststoff gesammelt, selten in Säcken (diese müssen in Transportbehältern transportiert werden). Die Abfälle dürfen nicht in

Presscontainern verdichtet werden. Die Abfälle werden in Verbrennungsanlagen für nicht gefährliche Abfälle verbrannt.

Achtung: Gefahr des Flüssigkeitsaustritts beim Transport.

3.2.4 Körperteile und Organabfälle (SN 97103) gem. Abs. 4.3 4) ÖNorm S2104

Bei der Zuordnung sind die Vorschriften des Leichenbestattungsgesetzes des jeweiligen Bundeslandes zu beachten. Die Abfälle werden in Einwegbehältern aus Kunststoff gesammelt. Die Abfälle dürfen nicht in Presscontainern verdichtet werden. Die Abfälle werden in Verbrennungsanlagen für nicht gefährliche Abfälle verbrannt.

3.3 Abfälle gem. Punkt 4.4 ÖNorm („innerhalb und außerhalb des med. Bereiches gefährlich")

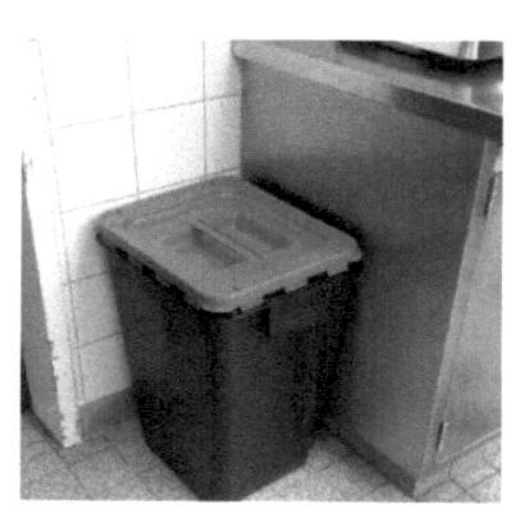

ABB. 82 KRANKENHAUSABFALLBEHÄLTER = KAB

Abfälle, die innerhalb und außerhalb des medizinischen Bereiches eine Gefahr darstellen und daher in beiden Bereichen einer besonderen Behandlung bedürfen.

Abfall, der mit bestimmten Erregern melde- und anzeigepflichtiger übertragbarer Krankheiten behaftet ist und durch den eine Verbreitung dieser Krankheiten zu befürchten ist. Die Gefahr einer Verbreitung ergibt sich aus der Art der Krankheitserreger unter Berücksichtigung ihrer Ansteckungsgefährlichkeit, Überlebensfähigkeit, des Übertragungsweges, dem Ausmaß und der Art der Kontamination sowie der Menge des Abfalls. Die Einteilung erfolgt nach dem derzeitigen Stand des Wissens.

Die Abfälle sind grundsätzlich in Krankenhausabfallbehältern (KAB) zu sammeln, die auch als Transportbehälter dienen und zusammen mit dem Abfall verbrannt werden.

KAB: Tuberkulose (akive Form), CJK

3.3.1 Mit besonders gefährlichen Erregern behaftete Abfälle

Gem. Punkt 4.4 1) ÖNorm S2104: Abfälle, die mit Erregern folg. Infektionskrankheiten kontaminiert sein können: Virusbedingte hämorrhagische Fieber, Pocken, Affenpocken.

Die Abfälle sind innerhalb des medizinischen Bereiches vor dem Transport zu desinfizieren. Die Desinfektion hat thermisch zu erfolgen. Nach der Desinfektion können die Abfälle gem. 4.3 ÖNorm S2104 entsorgt werden.

3.3.2 Mit gefährlichen Erregern behaftete Abfälle (SN 97101)

Abfälle, die mit Erregern gem. Punkt 4.4 2) ÖNorm S2104 mit folgenden Infektionskrankheiten kontaminiert sein können:
Cholera / Brucellosen / Lepra / Maul- und Klauenseuche / Milzbrand / Paratyphus A,B,C / Pest / Polio / Psittakose / Ornithose / Q-Fieber / Rotz / Tuberkulose (aktive Form) / Tularämie / Tollwut / Typhus abdominalis / Creutzfeldt-Jakob-Krankheit.

Infobl_Kap15-Abfall_3.3.2-Gefährliche Erreger

Die Abfälle unterliegen der UN-Nummer 3291 und sind in Verpackungen mit der Kennzeichnung „X" oder „Y" im Verpackungscode gem. ADR, Teil 6, zu transportieren. Dabei ist gem. ADR die Verpackungsanweisung P 621 zu beachten.
Die Abfälle werden ausschließlich in genehmigten Anlagen für gefährliche Abfälle verbrannt.

Infobl_Kap15-Abfall_3.3.2-Abfälle gem. Punkt 4.4 ÖNorm

3.4 Abfälle gem. Punkt 4.5 (sonstige Abfälle)

3.4.1 Abfälle von Arzneimitteln

Das Gefährdungspotential von Arzneimitteln ist aus der bekannten Zusammensetzung (Signatur) abzuleiten. Es wird unterschieden:

- Zytotoxische Arzneimittel (SN 53510g)
  Gemische aus zytotoxischen Arzneimittel und sonstigen Arzneimitteln sowie nicht benötigte zytotoxische Zubereitungen.
  Anmerkung: Der Umgang mit Zytostatika stellt primär ein arbeitsmedizinisches Problem dar.
- Sonstige Arzneimittel (SN 53501 oder 53510g)
  Weisen die Arzneimittel gefahrenrelevante Eigenschaften oder gemischte Arzneimittel auf, so gelten sie als gefährlicher Abfall.

Arzneimittel sind getrennt zu sammeln. Konzentrierte zytotoxische Arzneimittel werden in Einweggebinden gesammelt. Die Abfälle werden in einer Verbrennungsanlage für gefährliche Abfälle verbrannt.

3.4.2 Desinfektionsmittel (SN 53507g)

Desinfektionsmittel und –reste sind gefährliche Abfälle. Sie können sauer, basisch oder neutral sein. Reste sind getrennt nach ihrem pH-Wert zu sammeln. Eine allfällige Entsorgung über das Abwasser ist nur nach Maßgabe der abwasserrechtlichen Bestimmungen zulässig. Die Abfälle werden entweder verbrannt oder chemisch / physikalisch aufbereitet.

3.4.3 Quecksilber gem. 4.5.3

Achtung: Quecksilber entwickelt bei Raumtemperatur giftige Dämpfe. Es wird unterschieden:

- Metallisches Quecksilber z.B. in alten Fieberthermometern (SN 35326gn)
- Amalgam im zahnärztlichen Bereich (SN 35326gn): Amalgamreste und Rückstände aus Amalgamabscheideanlagen.

Die Abfälle sind getrennt zu sammeln. Mechanisch nicht greifbare Quecksilberreste können mit einem handelsüblichen Quecksilber-Bindemittel aufgenommen werden. Die Abfälle werden durch berechtigte Entsorger aufbereitet.

Bei Austreten von metallischem Quecksilber (z.B. Bruch von Fieberthermometer) sind die quecksilberhaltigen Rückstände in geeigneten Behältern sicherzustellen (luftdicht, Hg mit Wasser überschichten).

3.4.4 Laborabfälle und Chemikalienreste (SN 59305g)

Die Abfälle können unterschiedlichste Stoffgruppen umfassen, bspw. Säuren, Laugen, halogenierte Lösemittel, halogenfreie Lösemittel, Reinsubstanzen ... Die Abfälle sind nach Möglichkeit entsprechend ihrer Stoffeigenschaften getrennt zu sammeln und einzustufen. Eine allfällige Entsorgung von in-vitro-Diagnostika über das Abwasser ist nur nach Maßgabe der wasserrechtlichen Bestimmungen zulässig. Laborabfälle werden je nach chemischer Struktur entweder verbrannt oder chemisch/physikalisch aufbereitet.

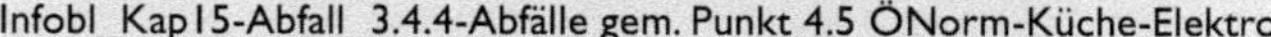

Infobl_Kap15-Abfall_3.4.4-Abfälle gem. Punkt 4.5 ÖNorm-Küche-Elektro

4 Gefahrgutmanagement

4.1 Einleitung

Als Gefahrgut (engl. Dangerous goods) bezeichnet man Stoffe, Zubereitungen (Gemische, Gemenge, Lösungen) und Gegenstände, welche Stoffe enthalten, von denen aufgrund ihrer Natur, ihrer physikalischen oder chemischen Eigenschaften oder ihres Zustandes beim Transport bestimmte Gefahren für:

- die öffentliche Sicherheit oder Ordnung, insbesondere für die Allgemeinheit
- wichtige Gemeingüter
- Leben und Gesundheit von Menschen, Tieren und anderen Sachen

ausgehen können und die aufgrund von Rechtsvorschriften als gefährliche Güter einzustufen sind.

Die Einteilung erfolgt nach Gefahrgutklassen mit speziellem Gefahrensymbol, die einzelnen Klassen sind dann weiter spezifiziert.

4.2 Klassifizierung

KLASSE - KENNZEICHNUNG

1	Explosive Stoffe und Gegenstände mit Explosivstoff
2	Verdichtete, verflüssigte oder unter Druck gelöste Gase
3	Entzündbare flüssige Stoffe
4.1	Entzündbare feste Stoffe
4.2	Selbstentzündliche Stoffe
4.3	Stoffe, die in Berührung mit Wasser entzündbare Gase entwickeln
5.1	Entzündend (oxidierend) wirkende Stoffe
5.2	Organische Peroxide
6.1	Giftige Stoffe
6.2	Ansteckungsgefährliche Stoffe
7	Radioaktive Stoffe
8	Ätzende Stoffe
9	Verschiedene gefährliche Stoffe und Gegenstände

Die einzelnen Gefahrgüter sind in den o.a. Klassen zugeordnet und werden durch Gefahrsymbole gekennzeichnet.

4.3 UN - Nummer

Die Einteilung der Gefahrgüter unterliegt einer Systematik. Jedem Gefahrgut ist ein 4-stelliger Zahlencode, der „UN“ vorangesetzt und eine offizielle Benennung zugeordnet. UN steht für "United Nations" und bedeutet eine weltweite Gültigkeit der Richtlinien. Z.B. für Probenmaterial (Blut-, Harn-, Gewebeprobe):

- UN 3373 Biologischer Stoff, Kategorie B, bzw. im Flugverkehr: UN 3373 Biological Substance, Category B
- UN 2814 ABFALL Ansteckungsgefährlicher Stoff; gefährlich für Menschen (entspricht ASN 97101 bzw. EAK 18 01 03)
- UN 3291 Klinischer Anbfall, unspezifiziert n.a.g.

Für jedes Gefahrgut gelten detaillierte Vorschriften bzgl. Verpackung, Kennzeichnung, Deklaration. Eine Nicht-Einhaltung der Vorschriften führt zu hohen Strafen und stellt eine Gefährdung dar.

Im medizinischen Bereich ist die Klasse 6.2 von großer Bedeutung, da in diese

Klasse sämtliche medizinische Proben, die auf der Straße (Post) oder im Flugzeug (Expressdienst) befördert werden, fallen.
Der Versand von Probenmaterial unterliegt der UN Nummer 3373. Probenmaterial wird gemäß der Verpackungsanweisung P650 verpackt: Dabei sind Proben immer dreischalig in eine Primär-, flüssigkeitsdichte Sekundär- und eine Außenverpackung zu verpacken. Die Außenverpackung muss mit einer rautenförmigen Kennzeichnung UN3373 und dem Text "Biologischer Stoff, Kategorie B" gekennzeichnet sein.

.Infobl_Kap15-Abfall_4.3-Verpackungscode

5 Glossar

Hausmüll / Siedlungsabfall	Alle Abfälle, die in Art und Beschaffenheit dem Abfall entsprechen, der üblicherweise in einem Haushalt anfällt.
Medizinischer Abfall	Abfall, der üblicherweise nicht in einem Haushalt anfällt bzw. mit dem Patienten in Kontakt war. Ein wesentliches Unterscheidungskriterium zum Hausmüll ist das erhöhte Verletzungs- oder Infektionspotential (HIV, Hepatitis, ...). Bei dieser Fraktion ist besonders der Arbeitnehmerschutz zu berücksichtigen!
Infektiöser Abfall	Abfall, der mit Erregern bestimmter Krankheiten (lt. ÖNorm S 2104) kontaminiert ist. Die Unterscheidung zum medizinischen Abfall liegt in der Gefahr von Epidemien. Der Abfall wird in schwarzen Krankenhausabfallbehältern (= KAB) gesammelt und in einer Verbrennungsanlage für gefährliche Abfälle verbrannt.
Wertstoffe / Altstoffe	Nicht verschmutzte Fraktionen, die aufgrund ihrer Materialbeschaffenheit dem Recyclingprozess zugeführt werden sollen (Kartonagen, Papier, Glas, Dosen, Kunststoffe, Holz, Styropor, ...)

Verpackungsabfall aus Kunststoff	Jegliche Verpackungen, sofern sie nicht kontaminiert sind, die aus mindestens einem Teil Kunststoff bestehen (Folien, Säcke, Plastikschachteln, Verbundstoffe, Tetrapack, Infusionsflaschen ....). Produkte aus Kunststoff (z.B. kaputtes Spielzeug, Zahnbürsten, ...) gehören in den Abfall
Verbundstoffe	Verpackungsmaterialien, die aus mehreren Lagen bestehen, wovon mindestens 1 Teil Kunststoff sein muss (z.B. Kaffeepackerl, Blisterverpackungen, Spritzenverpackungen, ...)
Verpackungsabfall aus Metall	Verpackungen aus Weißblech oder Aluminium (Dosen aus der Küche, Softdrink-Dosen, Alufolie), auch LEERE Spraydosen.
Verletzungsgefährlicher Abfall	Dazu zählen in erster Linie Kanülen, Skalpelle, aber auch Punktionsnadeln, Objektträger, Brechampullen, ...
Gefährlicher Abfall	Alle Abfälle, von denen eine Gefahr für die Umwelt ausgeht, überwiegend Chemikalien, Batterien, Reinigungsmittel, Altmedikamente, ... (im Haushaltsbereich = Problemstoffe), werden getrennt gesammelt. Ein Begleitschein ist bei Übergabe an den Entsorger auszustellen.
Gefahrgut	Gefahrstoffe (z.B. diagnostische Proben, gefährlicher Abfall, Druckgasflaschen), die auf öffentlichen Verkehrswegen (Straße, Schiene) mit Kraftfahrzeugen transportiert werden.

6 Beachten Sie bei der Abfallentsorgung Folgendes:

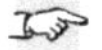

Abfall: - an Ort und Stelle entsorgen - nicht zusammenpressen
- wenig (keine) Flüssigkeit zugeben - nicht umfüllen
- Abfallsäcke nicht zu voll machen - Abfallsäcke fix verschließen
- verletzungsgefährdende Materialien geschützt abwerfen
- Abfallsäcke gut verschließen (und ggf. mit Kostenstellenklebern kenn zeichnen.)

Wichtig beim Versand von Proben: Es gelten strenge Auflagen des Gefahrgutbeförderungsgesetzes. Wenden Sie sich an den Gefahrgutbeauftragten.

Video: www.abfallforum.at

RÜCKBLICK

Abfallmanagement

Abfälle sind Stoffe, die im Krankenhausbetrieb täglich in großen Mengen anfallen. Die Abfallentsorgung ist ein komplexer Prozess, an dem eine Vielzahl von Berufsgruppen (Pflege, Ärzte, Reinigung, Transportdienst, Entsorger) beteiligt sind. Dem Erzeuger von Abfällen fällt die Verantwortung für die richtige Deklaration und Verpackung der Abfälle zu.

Der Umgang mit Abfällen im Krankenhaus ist in der Önorm S2104 „Abfälle im medizinischen Bereich" detailliert geregelt. Der Abfallbeauftragte arbeitet Richtlinien für alle Berufsgruppen aus und schult die betroffenen Berufsgruppen ein.

Von bestimmten Abfällen gehen Gefahren aus. Bei allen Abfällen, die mit Patient*innen in Kontakt waren, ist eine Infektions- und Verletzungsgefahr vorhanden (Arbeitnehmerschutz!). Verletzungsgefährdende Gegenstände sind besonders umsichtig in durchstichsichere Gebinde zu entsorgen.

Die Menge von Abfällen zur Abfallentsorgung sollte so gering wie möglich gehalten werden. Daher sind Wertstoffe wie Papier und Verpackungsabfälle getrennt zu sammeln. Sie kommen in die Verwertung und Produktkreisläufe werden geschlossen.

Abfälle mit besonderer Gefahr (hohe Infektionsgefahr, Brandgefahr, Verätzungsgefahr, ...) werden gesondert, unter hohen Sicherheitsbedingungen gesammelt.

Gefahrgutmanagement

Beim Gefahrgutmanagement geht es um Gefahren für Mensch und Umwelt, die beim Transport auftreten. So können auch bestimmte Abfälle Gefahrgüter sein wie bspw. hoch infektiöse Abfälle oder Lösemittelabfälle.

Das Gefahrgutbeförderungsgesetz regelt den Transport von Gefahrgütern auf der Straße, der Schiene oder im Luftverkehr. Es gelten sehr strenge Bedingungen hinsichtlich Verpackung, Deklaration, Begleitpapiere und Sicherheitsausrüstung.

Ein alltägliches Gefahrgut im medizinischen Bereich stellt der Versand von Blutproben z.B. mit der Post dar. Es handelt sich dabei um Gefahrgut mit der Bezeichnung „UN 3373 Biologischer Stoff, Kategorie B" und es gelten umfangreiche Vorschriften für Verpackung und Deklaration. Verstöße können zum Verlust der Proben und zu hohen Strafen führen.

REFLEXIONSFRAGEN

Wie werden Abfälle grundlegend eingeteilt?

Was ist Gefahrgut?

In welchem Regelwerk wird die Abfallentsorgung in Krankenhäusern beschrieben und wie werden die Abfälle grundlegend eingeteilt?

Nenne fünf mögliche Gefährdungspotentiale von Stoffen?

Welche Verantwortlichkeit trägt der Abfallerzeuger?

Welche Abfälle zählen zu den nicht gefährliche Abfällen?

Wie wissen Sie, ob ein Abfall aus Plastik in den gelben Sack oder in den medizinischen Abfall gehört?

In welche Abfallkategorie wird kontaminiertes Material einer HIV-PatientIn (z.B. Tupfer, Verbände) zugeordnet?

Was ist beim Versand von Probenmaterial per Post zu beachten?

Reflexionsfragen-ANTWORT_Kap15-Abfall

Kapitel XVI

Mikrobiologie

1 Kolonisation und Kontakt mit Keimen

Beim Umgang mit Menschen kommen wir ständig mit ihren Keimen in Kontakt; umgekehrt setzen wir unsere Mitmenschen permanent unseren Keimen aus. Hierbei unterscheidet man zwischen der normalen Kolonisationsflora, d.h. denjenigen Keimen mit denen Haut und Schleimhäute ständig besiedelt sind, und Fremdkeimen, die sich nur vorübergehend auf uns und in uns befinden.

Dieser Keimkontakt ist etwas Natürliches und im täglichen Umgang normalerweise von nur geringem Risiko begleitet. Im medizinischen Bereich bedarf es jedoch einer erhöhten Wachsamkeit und verstärkter Vorsichtsmaßnahmen.

Zum einen haben wir es hier mit Patient*innen zu tun, für die auch ein Kontakt mit Keimen, die normalerweise nicht krankheitserregend sind, gefährlich sein können. Zweitens fallen im medizinischen Bereich Arbeiten an, bei denen Sterilität notwendig ist und daher auch die eigentlich nicht krankheitserregende Kolonisationsflora zu massiven gesundheitlichen Problemen führen kann. Drittens treffen wir hier auf Patient*innen, die mit teils gefährlichen Krankheitserregern infiziert sind, so dass entsprechende Vorsichtsmaßnahmen getroffen werden müssen, um eine Übertragung auf das medizinische Personal zu verhindern.

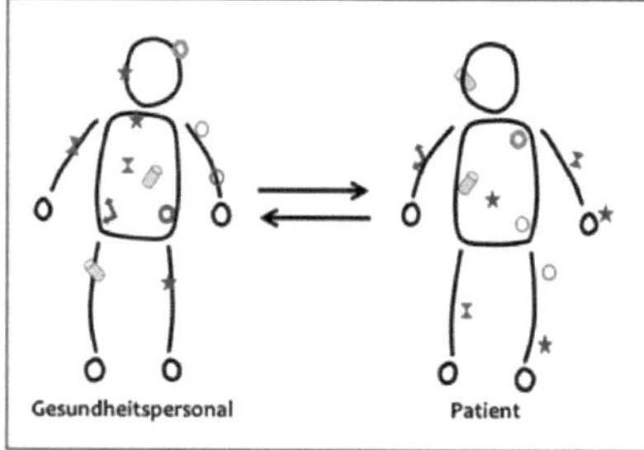

ABB. 83 KONTAKT MIT MENSCHEN BEDEUTET AUCH KONTAKT MIT IHREN KEIMEN

Kontakt mit Keimen ist im Umgang mit Menschen etwas Normales, kann aber im medizinischen Bereich zu Problemen führen.

1.1 Zusammensetzung der Kolonisationsflora

Haut und Schleimhäute des Körpers sind ständig von Keimen besiedelt, die sich an diese Lebensbedingungen angepasst haben. Am dichtesten besiedelt sind der Darm und die Haut, auch in Mund/Rachen findet man zahlreiche Keime. Zur Kolonisationsflora, die ständig unsere Haut und die Schleimhäute besiedelt, gehören.

Keimart	vorherrschende Lokalisation	Beispiel
Bakterien	v. a. Darm, Haut, Mund	Staphylococcus epidermidis auf der Haut Escherichia coli im Darm
Pilze	Haut	Malassezia
Arthropoden	Haarfollikel auf der Haut	Haarbalgmilben

TAB. 1 ZUSAMMENSETZUNG DER KOLONISATIONSFLORA

Gerade im Darm und auf der Haut teilen sich mehrere hundert Bakterienarten diese ökologischen Nischen. Die genaue Artenzusammensetzung ist etwas Individuelles; äußere Faktoren, wie z.B. Kosmetik, Hormonspiegel, Medikamen-

te, können diese Zusammensetzung beeinflussen und verändern.
Andere Regionen des Körpers sind dagegen steril, jeder Keimnachweis deutet auf eine Infektion hin. Blut ist z.B. im Gesunden immer steril, wenn im Blut Bakterien nachgewiesen werden, liegt eine Blutvergiftung oder Sepsis vor. Eine Sepsis ist lebensbedrohlich und mit einer hohen Sterblichkeitsrate verbunden. Auch viele andere innere Organe sind normalerweise steril, so z.B. Herz, Hirn, Nieren, Leber usw. Auch die Harnblase ist steril, der Harn wird jedoch beim Durchtritt durch die untere Harnröhre, die sehr wohl besiedelt ist, mit Keimen kontaminiert. Um die Kontamination mit dieser Harnröhrenflora möglichst gering zu halten und somit sicherer auf einen Harnwegsinfekt schließen zu können, soll bei einer Harnprobe die PatientIn informiert werden, Mittelstrahlharn für eine Diagnostik abzugeben. Dabei sollen, wenn möglich, die äußeren Genitale mit warmem Wasser und ev. Syndet kurz gereinigt werden. Dann soll die PatientIn die erste Portion des Harns in die Toilette laufen lassen und dann erst eine Harnprobe in das Probengefäß füllen. Diese Probe soll schnell eingeschickt oder sofort gekühlt werden, um eine Bakterienvermehrung im Röhrchen zu vermeiden.

1.2 Vor- und Nachteile der Kolonisationsflora

Wir erfahren ständig mögliche Vorteile und Nachteile unserer Kolonisationsflora.

Nachteile	**Vorteile**
Auslösen von Krankheiten	Verdrängen von Krankheitserregern
Karies	Entwicklung und Training des Immunsystems
Mitesser, Pickel	Verdauen der Nahrung
Mundgeruch	Produktion mancher Vitamine
Körper-/Schweißgeruch	
Blähungen	

TAB. 2 Vorteile und Nachteile unserer Kolonisationsflora

Einige Erscheinungen des täglichen Lebens sind auf unsere Kolonisationsflora zurückzuführen.

1.2.1 Nachteile der Kolonisation mit Keimen

Prinzipiell können auch Kolonisationskeime Krankheiten auslösen, wenn sie an sterile Körperbereiche verschleppt werden. So können Darmkeime Harnwegsinfekte verursachen, wenn sie in die Harnwege gelangen. Geraten Hautkeime über Verletzungen in Wunden, können sie zur Bildung eitriger Abszesse führen.

Im Mund kann die lokale Flora Zahnbelag und Karies auslösen. Die Rachenbakterien lagern sich an der Zahnoberfläche an; werden sie nicht gründlich beim Zähneputzen abgebürstet, können sie sich durch Abgabe organischer Substanzen fest und dauerhaft an die Zahnoberfläche ankleben. Nach Einlagerung von Mineralien wie Kalzium haben wir einen festen Zahnbelag (Plaque). In diesem Zahnbelag vermehren sich die Mundbakterien weiter und verstoffwechseln Zucker, den wir mit der Nahrung zu uns nehmen. Stoffwechselprodukte der Zucker sind organische Säuren, die den Zahnschmelz angreifen und Karies verursachen.

Mitesser, Pickel und Akne sind weitere Nachteile, die zumindest in der Pubertät jeder am eigenen Leibe erfährt. Kommt es in der Pubertät zur Hormonumstellung, werden die Talgdrüsen der Haut aktiviert und produzieren große Mengen des Hautfetts, das die Haut geschmeidig hält. Die Hautbakterien nutzen diese plötzliche Zufuhr des nährstoffreichen Talgs zur starken Vermehrung in den Haarfollikeln, in denen die winzigen Härchen auf der Haut entspringen. Die Stoffwechselprodukte der Bakterien reizen die Haut so, dass Mitesser entstehen, und führen schließlich zu eitrigen Entzündungen, den Pickeln.

Mundgeruch entsteht durch die schwefelhaltigen Stoffwechselprodukte der Mundbakterien. Vor allem bei reduziertem Speichelfluss (Diät, trockener Mund, verminderte Speichelproduktion in der Nacht) bzw. bei mangelhafter Mundhygiene sammeln sich diese Stoffwechselprodukte an und machen sich für die Umgebung unangenehm bemerkbar. Starker Mundgeruch wird auch als Halitose bezeichnet. Ähnlich wie Mundgeruch entsteht auch Schweißgeruch durch Stoffwechselprodukte der körpereigenen Flora, diesmal auf der Haut. Die Bakterien setzen den Schweiß um und bewirken so, dass aus dem geruchslosen frischen Schweiß stark riechende Substanzen entstehen.

Blähungen sind etwas Natürliches, jeder Mensch entlässt täglich circa einen Liter Gase aus dem Darm. Ursachen für diese Gase sind zum einen das Schlucken von Luft beim Essen, zum zweiten aber auch das Entstehen mehr oder minder stark riechender Gase beim Umsetzen der Nahrung durch die Darmbakterien.

1.2.2 Vorteile der körpereigenen Flora

Körpereigene Keime besetzen Kontaktflächen mit der Umwelt, wie z.B. die

Haut oder den Darm. Dadurch können Krankheitserreger zum allergrößten Teil keinen Platz finden, werden verdrängt und können nicht zu einer Infektion führen. Das ist ein ganz wesentlicher Nutzen der Kolonisationsflora. Ist die schützende Darmflora gestört, z.B. durch langdauernde Antibiotikagabe, kann die Aufnahme von Pathogenen zu schweren Darminfektionen führen.
Des Weiteren helfen die Kolonisation mit Bakterien und der ständige Kontakt mit diesen harmlosen Keimen dem Immunsystem, sich gesund auszubilden und für den „Ernstfall", sprich den Kontakt mit pathogenen Keimen, trainiert zu sein. Die Darmflora hat einen weiteren unmittelbaren Nutzen, indem sie wesentlich zum Verdauen der Nahrung mit beiträgt. Auch einige Vitamine, die vom Körper nicht hergestellt werden können, entstehen im Stoffwechsel der Bakterien und werden dann dem Körper zur Verfügung gestellt.

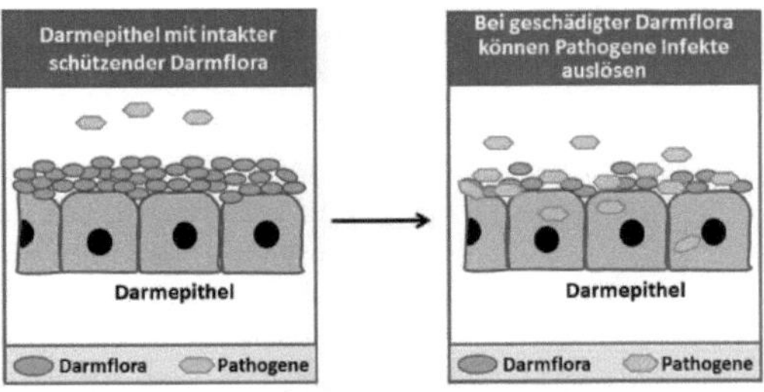

ABB. 84 INTAKTE DARMFLORA SCHÜTZT DAS DARMEPITHEL VOR INFEKTEN. BEI STÖRUNGEN IM GLEICHGEWICHT DER DARMFLORA KÖNNEN PATHOGENE INFEKTE AUSLÖSEN

1.3 Keimkontakt: Symbiose und Parasitismus

Beim Kontakt verschiedener Lebewesen, wie z.B. von Menschen mit Keimen, lassen sich zwei Begriffe definieren. Von einer Symbiose spricht man, wenn beide Seiten Vorteile vom Zusammenleben haben. So hat z.B. der Mensch einen Vorteil von der Darmflora, da sie ihm beim Verdauen der Nahrung hilft und Krankheitserreger verdrängt. Umgekehrt hat die Darmflora auch einen Vorteil, da der Mensch die Bakterien mit Nahrung versorgt und ihnen einen Platz zum Leben bietet.
Dagegen wird es als Parasitismus bezeichnet, wenn nur eine Seite einen Vorteil vom Zusammenleben hat, die andere Seite aber einen Nachteil. Typisches Beispiel hierfür ist der Kontakt zwischen Menschen und pathogenen (krankheitsauslösenden) Keimen. Die Keime haben den Vorteil, dass sie im Menschen günstige Bedingungen für Überleben und Vermehrung finden. Umgekehrt hat der Mensch aber einen Nachteil, nämlich die Krankheit.

Die Kolonisation ist ein Beispiel für Symbiose, die Infektion ein Beispiel für Parasitismus.

1.4 Probiotische Keime

Die Darmflora besteht aus einer großen Vielfalt von Bakterien, weit über 400 verschiedenen Arten. Zwei wichtige Arten sind die Laktobazillen und die Bifidobakterien; diese spielen eine wesentliche Rolle für die Darmgesundheit, da sie zur Verdrängungen von Durchfallerregern essentiell beitragen. In ihrem Stoffwechsel entstehen Milchsäuren, die das Darmmilieu leicht ansäuern und somit „unbehaglich" für pathogene Keime machen.

Probiotische Lebensmittel sind solche, die Mikroorganismen enthalten, die der Darmgesundheit förderlich sind. Solche Lebensmittel enthalten oft Laktobazillen oder Bifidobakterien; durch den Verzehr der probiotischen Produkte wird der Anteil dieser Keime im Darm erhöht und somit eine Anzahl positiver Effekte erzielt. Der wissenschaftlich am besten dokumentierte Nutzen ist die Reduktion der Gefahr an Durchfall zu erkranken, was sowohl bei Kindern wie auch bei Erwachsenen durch Studien belegt ist.

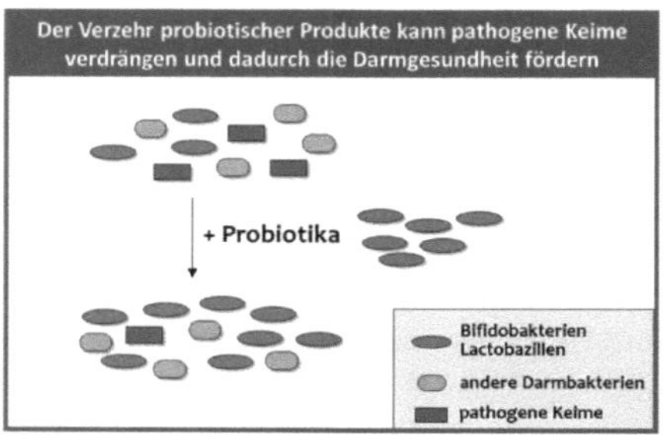

ABB. 85 PROBIOTISCHE BAKTERIEN KÖNNEN VOR DARMERKRANKUNGEN SCHÜTZEN

Andere positive Effekte werden vermutet, sind aber nicht in sauberen wissenschaftlichen Studien belegt. Die Werbung erfindet eine Anzahl weiterer Begriffe, die aber nicht belegt sind und daher sehr kritisch gesehen werden sollten. Das ändert allerdings nichts am prinzipiellen Nutzen, den probiotische Lebensmittel haben können. Dafür ist allerdings der kontinuierliche Konsum solcher Produkte erforderlich, da sonst der Anteil von probiotischen Bakterien im Darm wieder auf das normale Grundniveau absinkt.

1.5 Medizinisch relevante Keime

Man kann 7 Gruppen von medizinisch relevanten Keimen unterscheiden, die man als Kolonisationskeime oder als Krankheitserreger findet. Die wichtigsten sind Bakterien, Viren und Pilze. Zusätzlich können auch Protozoen, Arthropoden und Würmer Krankheiten beim Menschen auslösen. Die siebte Gruppe sind die Proteine, die seltene Krankheiten wie BSE beim Rind bzw. Creutzfeldt-Jacob beim Menschen auslösen.

Medikamente gegen Bakterien werden als Antibiotika bezeichnet, solche gegen Viren als Virustatika, und die Präparate gegen Pilze als Antimykotika.

Nach dem Aufbau der Zellen kann man Lebewesen in Prokaryonten und Eukaryonten einteilen. Die Zellen von Eukaryonten, zu denen Tiere, Pflanzen, Protozoen und Pilze gehören, weisen einen Zellkern auf, der das Erbgut beinhaltet, sowie Zellorganellen, die (ähnlich wie die Organe beim Menschen) spezifische Funktionen übernehmen wie z.B. Proteinsynthese und Energiegewinnung. Bei den Prokaryonten, zu denen die Bakterien gehören, fehlt ein Zellkern wie auch die Zellorganellen, alle Zellprozesse laufen im Zytoplasma ab.

2 Bakterien

2.1 Aufbau der Bakterien

Im Mikroskop zeigt sich, dass Bakterien drei verschiedene Formen aufweisen können: Kugeln, Stäbchen oder Spiralen (Schrauben). Kugelförmige Bakterien erkennt man häufig schon am Namen, sie werden auch als Kokken bezeichnet, z.B. Staphylokokken oder Streptokokken.

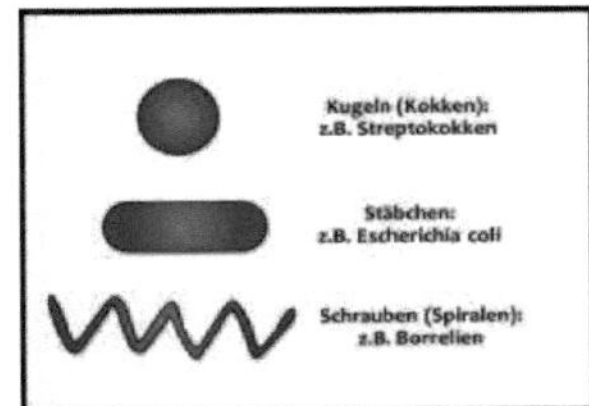

Abb. 86 Bakterien weisen drei mögliche Morphologien auf: Kugeln (Kokken), Stäbchen und Schrauben (Spiralen).

Zusätzlich zur Form gibt es noch eine weitere Einteilung in zwei Bakteriengruppen, die sich am Bauplan für die Bakterienhülle orientiert. Bakterien, die dem ersten Bauplan folgen, haben eine Zellmembran aus Fetten (Lipiden), auf der noch eine dicke Zellwand aufliegt, die aus Zuckern (Polysacchariden) besteht. Der Bauplan für die zweite mögliche Bakterienhülle weist ebenfalls eine Zellmembran aus Fetten auf, darüber liegt aber nur eine dünne Zellwand. Um eine ähnliche Stabilität in der Umwelt zu erreichen, haben diese Bakterien zum Ausgleich über der Zellwand noch eine weitere Zellmembran.

Die beiden verschiedenen Bauformen lassen sich mit dem sogenannten Gram-Farbstoff leicht sichtbar machen. Dieser Farbstoff lagert sich an die Zuckermoleküle in der Zellwand an. Bakterien mit der dicken Zellwand können viele Farbstoffmoleküle binden und erscheinen daher im Mikroskop blau-violett. Bakterien, die zwischen den beiden Zellmembranen nur eine dünne Zellwand haben, können wenig Farbstoff binden und färben sich daher hellrot an. Entsprechend bezeichnet man auch die ers-

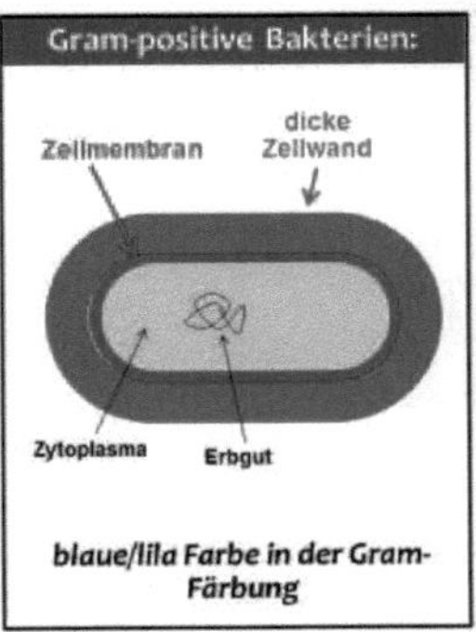

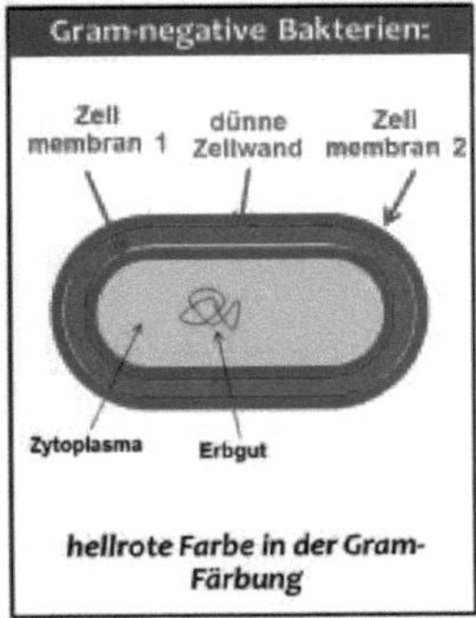

Abb. 87 Aufbau der Bakterienhülle bei Gram-positiven und Gram-negativen Bakterien

teren Bakterien als gram-positiv, die letzteren als gram-negativ.

Bakterien kann man nach Morphologie (Kugeln, Stäbchen, Schrauben) und nach dem Aufbau der Hülle (gram-positiv/gram-negativ) einteilen.

Diese Gramfärbung ist nach wie vor von großer Bedeutung. Gerade bei kritisch kranken Patient*innen ist es für den Arzt wichtig, möglichst schnell den auslösenden Krankheitserreger zu kennen. Während es für eine exakte Bestimmung häufig länger dauert, kann man Informationen über die Form (Kugeln, Stäbchen, Spiralen) und vor allem über die Gram-Färbung (gram-positiv, gram-negativ) schnell bekommen. Anhand dieser Informationen kann der Arzt eine erste Therapie einleiten, denn zahlreiche Medikamente wirken nur gegen gram-positive bzw. nur gegen gram-negative Bakterien. Auch für manche Hygienemaßnahmen kann der Aufbau der Bakterienhülle eine Rolle spielen, da bestimmte Desinfektionsmittel besser oder schlechter wirken.

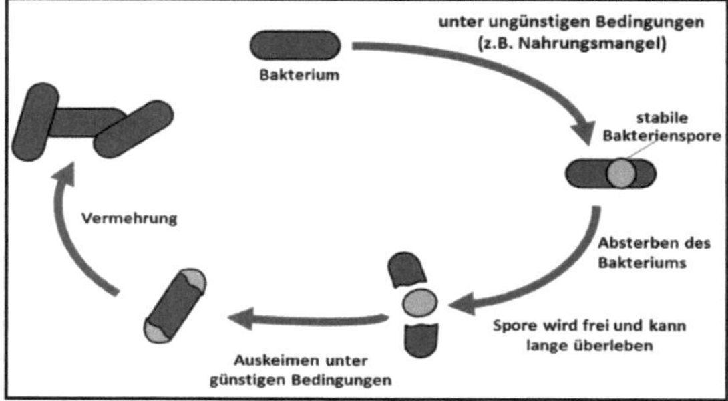

ABB. 88 BILDUNG VON BAKTERIENSPOREN ALS ÜBERLEBENSFORM BEI UNGÜNSTIGEN UMWELTBEDINGUNGEN

Manche (nicht alle!) Bakterien können noch eine weitere Bakterienform bilden, die Sporen. Treten für das Bakterium ungünstige Bedingungen auf, kann es eine sehr stabile Spore bilden. In dieser Spore sind alle lebenswichtigen Bestandteile des Bakteriums auf engstem Raum konzentriert, außen schützt eine dicke, feste Wachsschicht vor Umwelteinflüssen. Diese Sporen können sich nicht vermehren, aber jahrzehntelang in diesem Ruhezustand überleben. Bessern sich die äußeren Bedingungen, kann die Spore wieder zum vollständigen Bakterium auskeimen, welches sich wieder vermehrt.

Bakteriensporen sind aufgrund ihrer hohen Stabilität ein Problem bei Hygienemaßnahmen.

2.2 Vermehrung der Bakterien

Bakterien vermehren sich durch Zweiteilung. Die schnellsten Bakterienarten können sich alle 20 Minuten teilen, so dass unter optimalen Bedingungen innerhalb eines Tages aus einem Keim mehr als 20 Milliarden Bakterien werden

2.2.1 Der pH-Wert

Die Wachstumsgeschwindigkeit hängt von verschiedenen Faktoren ab. Einer dieser Faktoren ist der pH-Wert der Umgebung, in der sich das Bakterium befindet. Unter einem pH-Wert versteht man eine Messzahl, die angibt, wie sauer, neutral oder alkalisch (basisch) eine Flüssigkeit oder Umgebung ist. Die pH-Skala geht von 1-14, wobei 7 dem neutralen pH entspricht, die Werte darunter auf eine saure Umgebung hinweisen, und die Werte über 7 einem alkalischen oder basischen pH entsprechen. Der Körper macht es sich zunutze, dass das Überleben und die Vermehrung von Bakterien vom pH-Wert abhängen. So liegt der pH-Wert der Haut mit 5,5 im leicht sauren Bereich, wodurch nur die daran angepasste Hautflora dort dauerhaft überleben kann, während Fremdkeime mit diesem pH Schwierigkeiten haben. Ein weiteres Beispiel ist der Magen, der durch in der Magenschleimhaut produzierte Salzsäure einen extrem sauren pH von 1-2 aufweist. In diesem Milieu werden fast alle Keime, die mit der Nahrung aufgenommen werden, abgetötet, was einen sehr effizienten Schutz vor Durchfallerkrankungen darstellt. Blut ist dagegen neutral mit einem pH von 7,2 bis 7,4.

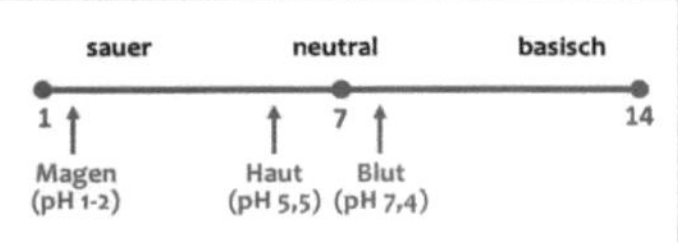

Abb. 89 pH-Skala mit einigen wichtigen physiologischen pH-Werten

2.2.2 Temperatur

Ein weiterer Faktor, der die Geschwindigkeit der Bakterienvermehrung bestimmt, ist die Temperatur. Jede Bakterienspezies hat ihr eigenes Temperaturprofil, es gibt jedoch einige generelle Regeln. Bei der Temperatur im Gefrierfach (-20°C) wird die Vermehrung von Bakterien komplett gestoppt, wodurch sich Lebensmittel lange halten. Jedoch sterben nur wenige Bakterien ab, einfrieren ist also kein Mittel zur Reduktion der Keimzahlen. Bei Temperaturen, wie sie in Kühlschrank herrschen (4°C-10°C), ist die Vermehrung von Bakterien sehr stark verlangsamt. Das Temperaturoptimum für die Vermehrung liegt bei den Bakterienarten in der Regel zwischen 10°C und 60°C. Werden Lebensmittel also nicht gekühlt, sondern bei Raumtemperatur aufbewahrt ermöglicht man eine gute Keimvermehrung. Erhöht man die Temperatur weiter, werden Bakterien gehemmt, manche Spezies sterben bereits ab. Die sichere Abtötung von Bakterien findet zwischen 75°C und 100°C statt. Dies gilt jedoch nicht für Bakteriensporen, die auch Kochen überleben können.

Die Abtötung von Bakterien bei hohen Temperaturen macht man sich in verschiedenen Bereichen zunutze, um eine Keimreduktion zu erreichen. Milch wird durch Pasteurisierung (70°C, 30 sec) so keimarm gemacht, dass sie länger haltbar ist und keine Gesundheitsgefahr von ihr ausgeht. Will man Milch über Monate lagern, wendet man beim Ultrahocherhitzen sogar Temperaturen von 134°C für wenige Sekunden an, wobei allerdings der Geschmack beeinträchtigt ist. Im Krankenhaus werden infektiöse Abfälle verbrannt, die Reste können dann normal entsorgt werden. Sowohl im Krankenhaus- wie auch im Pflegebereich stellt der Befall von Wasserleitungen mit Nasskeimen wie Legionellen oder Pseudomonaden ein großes hygienisches Problem dar. In solchen Fällen kann man mittels Durchspülen der Leitungen mit Heißwasser eine drastische Verminderung der Keimbelastung erreichen. Am häufigsten im Krankenhausbereich angewandt ist die Keimreduktion durch Autoklavieren. Temperaturen von 121°C bzw 134°C ermöglichen in Kombination mit Druck, dass Gegenstände völlig keimfrei gemacht werden.

Die Temperatur spielt für die Geschwindigkeit der Keimvermehrung eine wesentliche Rolle. Hohe Temperaturen können effizient zur Keimreduktion eingesetzt werden.

2.2.3 Sauerstoff

Die Geschwindigkeit der Bakterienteilung hängt auch von der Anwesenheit von Sauerstoff ab. Bakterien, die Sauerstoff zur Vermehrung brauchen, bezeichnet man als aerob; solche, die keinen Sauerstoff benötigen, als anaerob. Die unterschiedlichen Bedürfnisse der Bakterien an die An- oder Abwesenheit von Sauerstoff sind auch der Grund, warum beim Abnehmen einer Blutprobe für den Nachweis von Bakterien zwei Flaschen angeimpft werden müssen. Die Blutprobe der Patient*innen wird halbiert und zum einen in eine Kulturflasche mit aeroben Bedingungen gegeben, zum anderen in eine Kulturflasche mit anaerober Umgebung. So kann sichergestellt werden, dass Bakterien, die die Sepsis der Patientnnen ausgelöst haben, lebend im Diagnostiklabor ankommen, unabhängig davon, ob es sich um aerobe oder anaerobe Keime handelt.

2.2.4 Nährstoffe

Weiters wird die Teilungsgeschwindigkeit der Bakterien von der Verfügbarkeit von Nährstoffen reguliert. Aus diesem Grund müssen bei Verschmutzung nicht nur Desinfektionsmaßnahmen durchgeführt werden, da sonst nur Keime stark reduziert werden, die Nährstoffe aber nach wie vor vorhanden sind, und eine schnelle Vermehrung der übrig gebliebenen Keime erlauben. Reinigung und Desinfektion sind daher die adäquaten Maßnahmen.

Reinigung plus Desinfektion sind eine ideale Kombination, um eine Reduktion von Keimen und Nährstoffen zu erreichen.

2.3 Antibiotika und Resistenzen

Antibiotika sind Medikamente, die spezifisch die Vermehrung von Bakterien behindern oder diese abtöten. Es existiert eine Vielzahl von Antibiotikaklassen, die sich im Wirkspektrum und in den möglichen Nebenwirkungen und Wechselwirkungen unterscheiden. Prinzipiell kann man von Breitbandantibiotika und von Schmalbandantibiotika sprechen. Erstere wirken gegen eine Vielzahl von Bakteriengruppen und sind daher besonders wichtig, wenn man noch keine genaue Keimbestimmung hat, der Zustand der Patient*innen aber einen sofortigen Therapiebeginn notwendig macht. Eine solche Initialtherapie wird mit einem Breitbandantibiotikum durchgeführt. Ein Schmalband- oder Schmalspektrumantibiotikum dagegen wirkt nur gegen wenige Bakterienarten; es wird verabreicht, wenn die Diagnose feststeht und man gezielt den Keim bekämpfen kann.

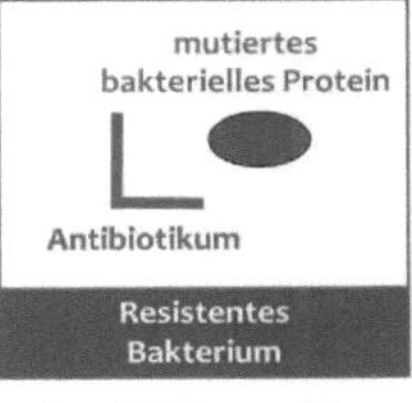

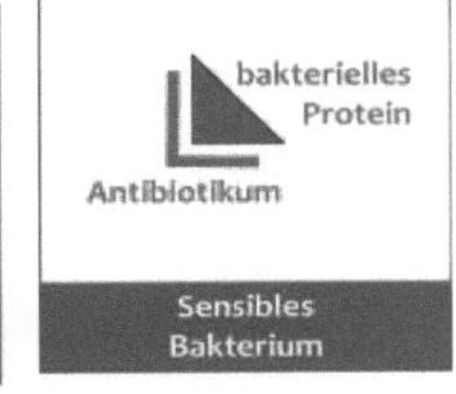

Abb. 90 Durch Mutationen können Bakterien gegen Antibiotika resistent werden

Wird eine Bakterienart nicht von einem Antibiotikum gehemmt oder abgetötet, spricht man von Resistenz. Eine solche Resistenz kann auch erworben werden, d.h. Bakterien, die normalerweise auf ein Antibiotikum reagieren, können durch eine Mutation plötzlich auch in Anwesenheit dieses Antibiotikums wachsen.

Infektionen, die durch solche resistent gewordenen Bakterien verursacht werden, verlaufen in der Regel schwerer, da die Therapie mit einem nun wirkungslosen Antibiotikum gestartet und wertvolle Zeit verloren wird, bis die Resistenz erkannt und die Behandlung umgestellt wird. Gerade im Krankenhausbereich findet man zahlreiche Resistenzen, da durch die Gabe vieler Antibiotika über längere Zeiträume ein hoher Selektionsdruck für die Bakterien zur Mutation und Resistenzentwicklung vorhanden ist.

Bakterien, die gegen Antibiotika resistent geworden sind, stellen im klinischen Bereich ein großes Problem dar und sind oft schwierig zu therapieren.

2.4 Bakterien und Biofilme

Viele Bakterien können sogenannte Biofilme bilden, d.h. sie heften sich an Oberflächen, vermehren sich dort und sezernieren organische Substanzen. Diese Kombination aus Bakterien und den von ihnen abgegebenen Substanzen bezeichnet man als Biofilm. In der Schutzhülle aus organischen Stoffen sind die

Keime weitgehend geschützt vor Antibiotika und Desinfektionsmitteln, deshalb sind die Biofilme in der Medizin wie auch in der Hygiene von großer Bedeutung. Unter günstigen Bedingungen erreichen die Biofilme beachtliche Größen und enthalten dann hohe Keimmengen. Teile des Biofilms können auch jederzeit abreißen, dann werden schlagartig hohe Keimmengen frei. Typische medizinisch relevante Biofilme findet man in Wasserleitungen, wo sich Legionellen oder Pseudomonaden anlagern. Auch im Inneren von Harnkathetern oder Venenkathetern kann sich ein Biofilm bilden und von dort ausgehend zu schweren Infektionen führen.

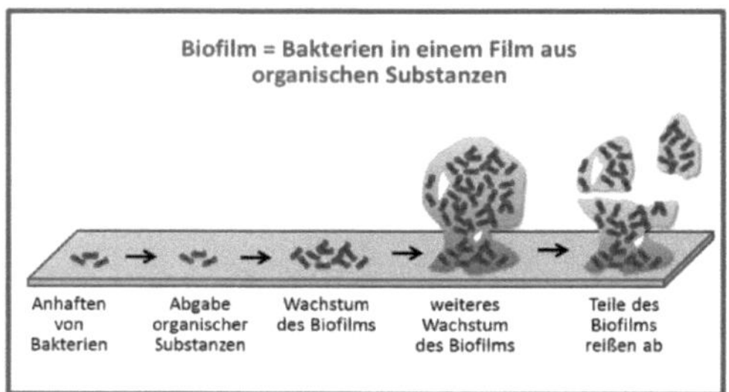

ABB. 91 BILDUNG UND WACHSTUM EINES BIOFILMS

Bakterielle Biofilme spielen im medizinischen Bereich eine wichtige Rolle, z.B. in Wasserleitungen, in Harnkathetern oder Venenkathetern.

2.5 Nachweis von Bakterien

Wird eine Patient*innenprobe in ein Diagnostiklabor geschickt, um einen Krankheitserreger nachzuweisen und näher zu bestimmen, ist das Problem die geringe Größe der Bakterien. Daher werden Nährplatten verwendet, die aus Nährstoffen wie Zucker, Salzen und Aminosäuren bestehen, sowie aus einer gelatineartigen Substanz namens Agar.

Dieser Agar lässt die Nährlösung fest werden, und auf diesen Agarplatten werden die Patient*innenproben ausgestrichen. Nach 24-48 Stunden hat sich jedes einzelne Bakterium auf dieser Agarplatte vielfach vermehrt und bildet nun eine „Kolonie" aus Nachkommenbakterien. Diese Kolonien werden abgezählt, so dass man auf die Keimzahl in der Patient*innenprobe Rückschlüsse ziehen kann: Jede Kolonie entspricht einem Ausgangsbakterium in der Probe. Die Bakterienkolonien dienen auch als Grundlage für die weitere Identifizie-

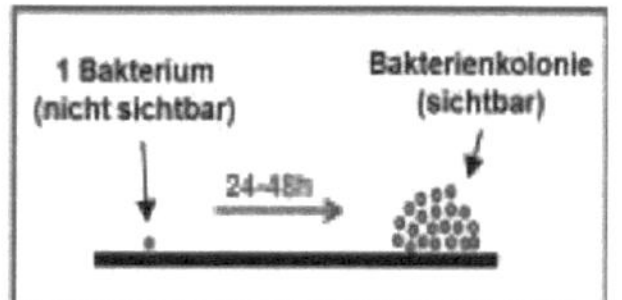

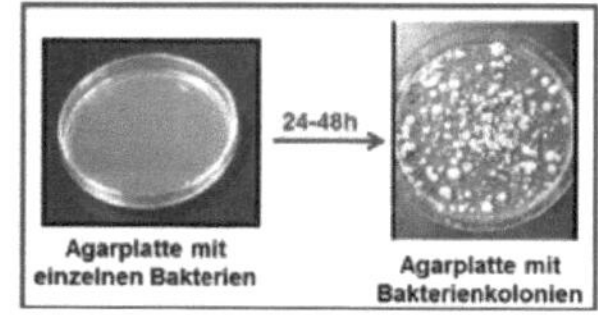

ABB.92 ANZUCHT VON BAKTERIEN ZUR DIAGNOSTIK

rung des Krankheitserregers. Ein lebendes Bakterium wird daher auch als „Kolonie-bildende Einheit" (KBE) bezeichnet. In Hygienevorschriften wird daher geregelt, wieviele KBE in Lebensmitteln, Trinkwasser, in der Raumluft im Krankenhaus oder auf Flächen vorhanden sein dürfen.

Der Ausdruck KBE bezieht sich auf die Zahl lebensfähiger Keime und kommt in vielen Hygienevorschriften vor.

Die Keimmenge auf Oberflächen kann man mit sogenannten Abklatschplatten bestimmen. In diesen Platten ist der Nähragar so hoch eingegossen, dass er wie ein Stempel aus der Plastikschale übersteht. Diesen Nähragar presst man auf die fragliche Oberfläche, so dass die Keime darauf haften bleiben, und inkubiert ihn ebenfalls 1-2 Tage, bis die Bakterienkolonien sichtbar werden.
Will man die Keimmenge im Wasser bestimmen, gibt es zwei Möglichkeiten. Geringe Mengen Wasser oder andere Flüssigkeiten kann man direkt auf die Nährplatten geben. Größere Mengen filtert man ab und legt dann den Filter auf die Agarplatte.

2.6 Staphylokokken

Staphylokokken sind eine Bakterienart mit kugelförmiger Morphologie, von der es mehrere Arten gibt. Sie lagern sich in typischer Weise zu Trauben zusammen (gr. staphyle = Traube).

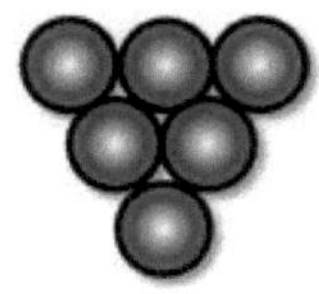

Abb. 93 Staphylokokken

Die wichtigsten Arten sind Staphylococcus epidermidis und Staphylococcus aureus. S.epidermidis ist normaler Bestandteil der Hautflora und dort einer der häufigsten Keime. Wird in der Pubertät verstärkt Hautfett (Talg) gebildet, kann er sich übermäßig vermehren und trägt so zusammen mit anderen Hautkeimen zur Bildung von Mitessern und Pickeln bei. Staphylococcus epidermidis kann auch zu Infektionen führen, wenn er in Wunden eindringt; gelangt er von dort in den Blutstrom, kann er auch eine lebensbedrohliche Sepsis herbeiführen.
Während S. epidermidis nur selten zu schweren Infektionen führt, ist Staphylococcus aureus ein wichtiger pathogener (= krankheitserregender) Keim. Er kann zahlreiche Krankheiten verursachen, so z.B. Wundinfektionen, Hautinfektionen, Lebensmittelvergiftungen, Kindbettfieber etc. Aber auch 20-50% der gesunden Personen tragen diesen Keim ohne jegliche Symptome, v.a. im Nasenvorhof. Hat ein Träger von S. aureus einen Atemwegsinfekt, so kann der Keim über Niesen und Husten an Kontaktpersonen weitergegeben werden, und dann wieder eine Kolonisation oder eine Infektion hervorrufen. Gerade Gesundheitspersonal hat ein hohes Risiko für eine Kolonisation mit Staphylo-

coccus aureus. Patient*innen und medizinisches Personal können auf ein Trägertum von S. aureus getestet werden, indem ein Abstrich des Nasenvorhofs durchgeführt wird.
Von S. aureus ist die resistente Variante MRSA ein wichtiger Problemkeim im Gesundheitsbereich. MRSA steht für Methicillin-resistenter Staphylococcus aureus, wobei Methicillin ein Leitantibiotikum ist. Nach diesem Antibiotikum ist der Keim zwar benannt, aber er ist auch gegen viele verschiedene Antibiotika resistent. Durch Mutationen in einem Zellwandprotein können mehrere Antibiotika nicht mehr binden und verlieren daher ihre Wirksamkeit. Je nach europäischem Land sind zwischen 1% und 50% der Isolate von S.aureus, die Infektionen verursacht haben, resistente MRSA-Varianten; in Österreich sind es circa 10%. Auch mit MRSA kann man asymptomatisch im Nasenvorhof besiedelt sein.

MRSA sind die wichtigsten resistenten Keime im Krankenhausbereich und sind meist gegen viele Antibiotika gleichzeitig unempfindlich.

Wird von mit Staphylococcus aureus besiedelten Personen der Keim durch Niesen oder durch kontaminierte Hände auf Lebensmittel übertragen, kann er sich dort vermehren. Bestimmte Stämme von S. aureus können bei der Vermehrung in Lebensmitteln Gifte produzieren, die zu Durchfall und Erbrechen führen. Erhitzen dieser befallenen Lebensmittel tötet zwar die Bakterien ab, die Gifte sind jedoch hitzestabil. Je nachdem, mit wievielen Keimen das Lebensmittel kontaminiert ist, können sich die Symptome schon nach einigen Stunden zeigen. Aus diesem Grund sollte man Lebensmittel auf jeden Fall gekühlt aufbewahren, sich beim Niesen oder Husten stets abwenden und vor dem Umgang mit Lebensmitteln die Hände waschen. Auf keinen Fall beim Niesen die Hand vor den Mund halten und dann mit den potentiell kontaminierten Händen mit Speisen hantieren. Patient*innenessen sollte immer abgedeckt und nicht über längere Zeit warm gehalten werden.
Eine typische Hautinfektion, die durch Staphylococcus aureus hervorgerufen wird, ist der Furunkel. Dabei handelt es sich um eine schmerzhafte Entzündung eines Haarfollikels, der unter irreversiblem Veröden des Follikels abheilt. Personen mit vorgeschädigter Haut (z.B. durch Neurodermitis) haben ein erhöhtes Risiko für ein gehäuftes Auftreten solcher Furunkel, was man als Furunkulose bezeichnet. Sind sogar mehrere benachbarte Haarfollikel befallen, können schmerzhafte ausgedehnte Beulen entstehen, die sogenannten Karbunkel.

Arbbl_Kap16-Mikrobiologie_MRSA_Lücktext

2.7 Streptokokken

Streptokokken sind ebenfalls grampositive kugelförmige Bakterien, von denen es verschiedene Arten gibt. Streptokokken sind kugelförmige, gram-positive Bakterien, die in Ketten aneinanderhängen. Zusammen mit den Staphylokokken sind es die wichtigsten Verursacher bakterieller Hautinfektionen. Daneben können sie aber auch z. B. Mittelohrentzündung auslösen, Scharlach, Pneumonie und Meningitis.

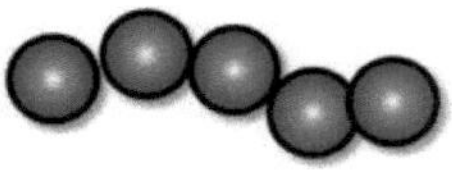

Abb. 94 Streptokokken

Eine Hautinfektion, die häufig durch Streptokokken verursacht wird, ist die Cellulitis. Dabei dringen die Bakterien durch kleine Verletzungen ein und bewirken durch die Infektion eine Entzündung unter der Hautoberfläche. Auf der Haut sieht man die Rötung sowie die Schwellung. Eine Ansteckungsgefahr ist hier nicht gegeben, da auf der Haut keine Bakterien vorhanden sind.

Mittelohrentzündung ist eine der häufigsten Ursache für Arztbesuche von Kleinkindern. Vom Rachen aufsteigend bewirken die Streptokokken eine Entzündung in der Tube, die zwischen Rachen und Trommelfell verläuft. Sie ist bei Kindern ohnehin noch eng ausgebildet, und die Entzündung führt vollends zu einem Verschluss und zur schmerzhaften Ansammlung von Flüssigkeit.

Auch Scharlach wird von bestimmten Streptokokken ausgelöst. Typisch für diese Krankheit sind Angina mit einem geröteten entzündeten Rachen, eine Himbeerzunge und ein Ausschlag am ganzen Körper.

Eine besondere Streptokokkenart ist Streptococcus pneumoniae, die auch als Pneumokokken bezeichnet wird. Pneumokokken lösen bei Kleinkindern hauptsächlich Hirnhautentzündung (Meningitis) aus, bei Erwachsenen Lungenentzündung (Pneumonie). Risikofaktoren für eine Pneumonie sind ein hohes Alter sowie Vorerkrankungen der Lunge. Vor allem diese Patient*innengruppen haben auch ein hohes Risiko, eine nosokomiale Pneumonie zu bekommen, d. h. eine im Krankenhaus erworbene Lungenentzündung. Hier kommt ein weiterer wichtiger Faktor hinzu, der diese Krankheit begünstigt, nämlich die maschinelle Beatmung. Je nach Dauer der künstlichen Beatmung können 10-30% der Patient*innen erkranken, daher muss bei diesen Patient*innen besonders auf Symptome geachtet werden.

Pneumokokken-Infektionen sind gefürchtete Komplikationen bei beatmeten Patient*innen.

2.8 Escherichia coli

Escherichia coli gehört zur normalen Darmflora von Mensch und Tier. Will man Lebensmittel oder Wasser auf Anwesenheit von Fäkalien untersuchen, versucht man meist den Nachweis von E. coli. Kann dieser Keim nachgewiesen werden, so weiss man, dass das Nahrungsmittel mit Fäkalien verunreinigt ist, daher bezeichnet man E.coli auch als Fäkalindikator. Dessen Verzehr wäre zwar nicht gesundheitsschädlich, jedoch können dann auch andere pathogene Keime anwesend sein, die ebenfalls über den Stuhl ausgeschieden werden, z.B. bakterielle und virale Durchfallerreger oder Hepatitis A. Die Trinkwasserverordnung in Österreich legt die Gesamtzahl der Keime im Trinkwasser fest, und bestimmt gleichzeitig, dass unter den nachgewiesenen Keimen nicht Escherichia coli sein darf.

Bei Nachweis des Keims Escherichia coli kann man auf die Verunreinigung mit Fäkalien schließen, der Keim ist also ein „Fäkalindikator".

Auch wenn E. coli als normaler Darmkeim beim Verzehr nicht krankmachend ist, so kann er doch Krankheiten auslösen. Dieses Bakterium ist der häufigste Verursacher von Harnwegsinfekten. Gelangt Stuhl z.B. durch Durchfall, verunreinigtes Badewasser oder falsches Abwischen von hinten nach vorne an den Ausgang der Harnwege, so kann es in der Harnröhre aufsteigen bis in die Blase. In seltenen Fällen kann das Bakterium sogar noch über den Harnleiter bis in die Niere aufsteigen und dort eine Nierenbeckenentzündung auslösen. Erfolgt in der stark durchbluteten Niere ein Übertritt des Keims ins Blut, entsteht eine Sepsis, die, da sie von den Harnwegen ausgeht, auch als Urosepsis bezeichnet wird. Wenn E. coli in Wunden gerät, kann es auch zu schweren Wundinfektionen kommen. Somit ist die Anwesenheit von E.coli in Leitungswasser doppelt relevant, da es zum einen ein Indikator für Fäkalien im Wasser ist, zum anderen bei der Körperpflege und beim Baden Harnwegsinfekte und Wundinfektionen verursachen kann.

2.9 Legionellen und Pseudomonaden

Die Bakterien Legionella und Pseudomonas sind sogenannte Nasskeime, d.h. man findet sie häufig in Wasser und Wasserleitungen.

Legionellen und Pseudomonaden können Biofilme in Wasserleitungen bilden und davon ausgehend schwere Infekte hervorrufen.

2.9.1 Legionellen

Legionellen kommen universell im Wasser vor, können sich aber in kaltem Wasser nicht vermehren. Wird das Wasser dagegen auf Temperaturen zwischen 25°C und 50°C erwärmt, bietet das optimale Bedingungen für die Vermehrung der Legionellen. Sie bilden dann Biofilme in den Leitungen bzw. im Warmwasserspeicher. Begünstigt wird dieser Prozess noch durch die Anwesenheit von Sedimenten in Boilern und Leitungen, die Nährstoffe für die Bakterien bilden, sowie durch bestimmte Leitungsmaterialien, die die Anheftung fördern. Besonders kritisch ist die Entstehung von Legionellen-Biofilmen aber dann, wenn Wasser über längere Zeit in den Leitungen den Warmwasserspeichern stagniert. Wird z.B. ein Wasserhahn über längere Zeit nicht benutzt, fließen dann beim ersten Öffnen mit dem Wasser große Mengen Legionellen aus der Leitung. Die Infektion mit Legionellen erfolgt ausschließlich aerogen, d.h. über Einatmen von Legionellen-haltigen Tröpfchen in die Lunge; das Verschlucken von Legionellen-haltigem Wasser stellt keine Gefahr dar. In den meisten Fällen verläuft die Infektion asymptomatisch.

Legionellen (KBE/100ml)	**Bewertung**	**Maßnahmen**	**Weitere Untersuchung**
< 100	keine bzw. geringe Kontamination	keine	routinemäßig
> 100	mittlere Kontamination	keine	Kontrolle innerhalb von 4 Wochen
> 1.000	hohe Kontamination	Sanierungsmaßnahmen erforderlich	umgehend
> 10.000	extrem hohe Kontamination	Sanierungsmaßnahmen unverzüglich erforderlich, Nutzungseinschränkung (z.B. Duschverbot)	umgehend

TAB. 3 SCHEMA ZUR BEWERTUNG VON LEGIONELLENNACHWEISEN IM WASSER

Falls sich Symptome einstellen, bezeichnet man die Krankheit als Legionärskrankheit oder Legionellose. Es handelt sich um eine Lungenentzündung mit Fieber, Schüttelfrost, Kopf- und Gliederschmerzen, Husten, 10-20% der erkrankten Patient*innen sterben. Risikopersonen für einen solchen schweren Verlauf sind ältere Personen, Raucher, Personen mit chronischen Lungenkrankheiten und immunsupprimierte Patient*innen. Transplantations- und Dialysepatient*innen haben ein besonders hohes Risiko, diese Bereiche im

Krankenhaus werden daher besonders strikt kontrolliert.

Prophylaxe: Vorsichtsmaßnahmen, um einen Befall des Leitungssystems mit Legionellen zu verhindern sind die Speicherung des Heißwassers bei über 60°C, wobei der Boiler regelmäßig auf über 70°C aufgeheizt werden sollte. Weiters wichtig ist eine ständige gute Zirkulation des Wassers im gesamten Leitungssystem, über längere Zeit stagnierendes Warmwasser sollte vermieden werden. Kann das nicht beachtet werden, sollte das Wasser vor Entnahme eine Zeit lang laufen gelassen werden.

Bewertung einer Kontamination: Werden Legionellen in den Leitungen nachgewiesen, hängen die Dringlichkeit und das Ausmaß der Maßnahmen und weiteren Kontrollen zum einen vom Ausmaß der Kontamination ab, zum anderen aber auch von der betroffenen Personengruppe. Bei immungesunden Personen wird man ein anderes Handlungsschema anlegen als bei immunsupprimierten. Ein mögliches Schema ist in Tabelle 3 angegeben. Sanierung und Sofortmaßnahmen: Bei Legionellenbefall gibt es mehrere mögliche Sanierungsmaßnahmen. Zum einen können der Warmwasserspeicher wie auch alle Leitungen auf Temperaturen um 70°C erhitzt werden. Dann muss allerdings darauf geachtet werden, dass die Patient*innen in dieser Zeit kein Wasser entnehmen, denn es besteht dann natürlich hohe Verbrühungsgefahr. Beseitigt man allerdings nicht gleichzeitig auch die Ursachen des Legionellenbefalls wie stagnierendes Wasser oder schlecht isolierte Leitungen, kann es nach dieser Maßnahme schnell zum Wiederbefall kommen.

Eine weitere Möglichkeit zum Sanieren der Leitungen ist das Chloren des Wassers. Chlor ist ein starkes Desinfektionsmittel und wirkt gegen eine Vielzahl von Keimen. Allerdings ist der Geschmack des Wassers beeinträchtigt, so dass es sich bei der Chlorung nur um eine vorübergehende Maßnahme handeln kann.

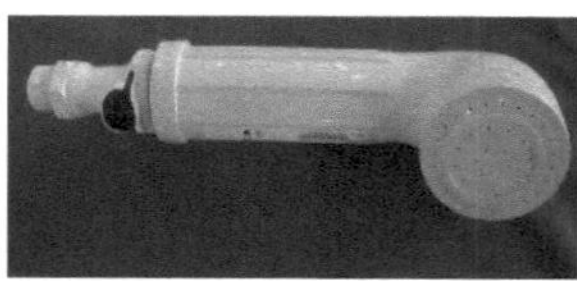

Abb. 95 Wasserfilter, integriert im Duschkopf

Wenn auf einer Station wegen Legionellenbefall Nutzungseinschränkungen drohen, kann man diese vermeiden, indem auf Wasserhähnen und Duschköpfen sogenannte Legionellenfilter montiert werden. Diese Filter haben eine so geringe Porengröße, dass die Bakterien nicht durchgehen, sondern auf dem Filter hängenbleiben. Das ausfließende Wasser ist somit gesundheitlich unbedenklich. Solche Filter werden manchmal prophylaktisch auch ohne Legionellenbelastung montiert, wenn auf einer Station stark immungeschwächte Patient*innen vorhanden sind (z.B. Transplantationspatient*innen, hämato-onkologische Patient*innen). Im Umgang mit diesen Filtern müssen Regeln beachtet werden. So müssen die Filter alle 2-4 Wochen, je nach Angaben des Herstellers, gewechselt werden. Andernfalls können die Filter verstopfen und dann reißen, so dass dann schlagartig große Mengen Legionellen von der Oberseite des Filters freiwerden. Auch dürfen die Filter nicht von der Unterseite her kontaminiert werden.

2.9.2 Pseudomonaden

Pseudomonas aeruginosa ist der zweite Nasskeim, der im Zusammenhang mit Wasserleitungen eine wichtige Rolle spielt. Während Legionellen „nur" durch Einatmen keimhaltiger Tröpfchen zu einer Gesundheitsgefährdung führen können, kann die Infektion mit Pseudomonaden auch über Mikroläsionen der Haut erfolgen. Krankheitsbilder sind daher neben einer Lungenentzündung auch Hautinfektionen, Wundinfekte und evtl. eine Sepsis. In Schwimmbädern oder Therapiebecken kann Pseudomonas auch in Mikroläsionen der Haut des Gehörgangs eindringen und so eine Außenohrentzündung (Otitis externa) auslösen.

2.10 Weitere wichtige Bakterien

Da Bakterien eine der größten Gruppen von humanpathogenen Mikroorganismen sind, können nicht alle relevanten Arten und Krankheiten hier besprochen werden. Wir müssen uns daher auf einige wenige konzentrieren.

2.10.1 Tuberkulose

Tuberkulose wird von Mykobakterien verursacht, die auch als Tuberkelbakterien bezeichnet werden. Man schätzt, dass ein Drittel der Weltbevölkerung infiziert ist, aber nur ein kleiner Prozentsatz von diesen latent infizierten Personen erkrankt. Das ist aber ausreichend, um im Jahr 2016 1,8 Millionen Menschen an Tuberkulose sterben zu lassen. Es ist auch eine der wichtigsten Infektionskrankheiten, die häufig auf medizinisches Personal im Beruf übertragen wird.

Der wichtigste Übertragungsweg der Tuberkelbakterien ist über die Lunge; erkrankte Personen husten winzige Tröpfchen mit Tuberkelbakterien im Inneren aus, die von Kontaktpersonen eingeatmet werden. Die Bakterien infizieren dann Zellen in der Lunge und vermehren sich. Doch in gesunden Personen wandern Immunzellen in die Lunge und kapseln die Bakterien wie auch infizierte Zellen ein.

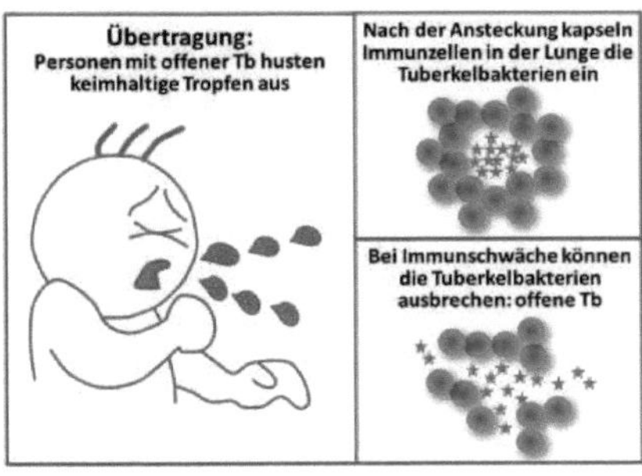

Abb. 96 Ansteckung mit Tuberkulose-Bakterien und Krankheitsverlauf

Wie eine Mauer liegen die Immunzellen um den Infektionsherd in der Lunge, können so zwar die Keime nicht abtöten, aber doch zumindest die Ausbreitung verhindern. Diese frühen Schritte verlaufen fast immer ohne Symptome, und bei 90% der Infizierten bleibt die Infektion in diesem Stadium lebenslang stehen. Wird allerdings die Immunabwehr geschwächt, können die Immunzellen die Mauer um den Infektionsherd nicht mehr aufrecht erhalten, die Bakterien brechen aus der Umkapselung aus und vermehren sich stark. Dann spricht man von einer offenen Tuberkulose, die auch hochansteckend ist.

Von Patient*innen mit offener Lungentuberkulose geht für medizinisches Personal ein hohes Ansteckungsrisiko aus.

Im Umgang mit diesen Patient*innen müssen besondere Vorsichtsmaßnahmen getroffen werden. Von der Lunge aus können die Bakterien sich auch im gesamten Körper verteilen und verschiedenste Organe befallen. Werden z.B. die Harnwege infiziert, dann ist auch der Urin der betreffenden Person infektiöses Material und muss als solches behandelt werden. Mit einer Kombination von mehreren Antibiotika kann die Krankheit bekämpft werden.

2.10.2 Syphilis (Lues)

Syphilis, auch Lues genannt, wird sexuell übertragen und gehört zusammen mit Gonorrhoe (Tripper) zu den Geschlechtskrankheiten. Den Krankheitsverlauf kann man in drei Stadien einteilen. Direkt nach der Infektion, im Primärstadium, führt die Infektion zu Läsionen in der Schleimhaut am Eintrittsort (Mund/Rachen bei Oralsex, die Schleimhäute im Genital- oder Analbereich bei entsprechenden sexuellen Praktiken). Bereits in diesem Primärstadium sollte unbedingt eine Antibiotika-Therapie eingeleitet werden. Zwar heilen die Läsionen auch ohne Therapie ab, dann allerdings kann es zur Verbreitung der Bakterien im gesamten Körper kommen (Disseminierung). Wenige Wochen nach dem Primärstadium entwickeln die Patient*innen daher Manifestationen in verschiedenen Organen. So kommt es zum Beispiel zu einem Ausschlag am ganzen Körper, es können auch die Leber oder die Gelenke angegriffen werden (Sekundärstadium).

Die Syphilisbakterien können lebenslang im Körper bleiben und nach Jahren einen weiteren Krankheitsschub verursachen, das Tertiärstadium. Vor allem das Hirn ist betroffen mit vielfältigen neurologischen Symptomen, aber auch in allen anderen Organen kann es zu Symptomen kommen. In allen Stadien kann Syphilis von der Mutter auf das Kind übertragen werden und dann beim Kind zu schweren Entwicklungsstörungen und Fehlbildungen führen. Syphilis gehört zu den meldepflichtigen Infektionen. Die leichte Übertragbarkeit der Syphilisbakterien hat dazu geführt, dass sie im Geschlechtskrankheitengesetz geregelt ist. Verdächtige Patient*innen müssen sich untersuchen lassen. Auch eine Therapie kann bei bestätigter Infektion über das Gesetz angeordnet werden.

Syphilis ist eine der wichtigsten Geschlechtskrankheiten, mittels des Geschlechtskrankheitengesetzes können weitreichende Maßnahmen getroffen werden.

Arbbl_Kap16-Mikrobiologie_Lücktext

3 Viren

Viren stellen neben den Bakterien und den Pilzen die wichtigste Gruppe von Krankheitserregern beim Menschen dar. Es sind winzige Partikel, um einiges kleiner als Bakterien, und sie sind auch sehr einfach aufgebaut. Man kann auch bei den Viren zwei Bauprinzipien unterscheiden. Die nackten oder unbehüllten Viren bestehen lediglich aus ihrem Erbgut und einer Proteinhülle. Die behüllten Viren dagegen haben ebenfalls Erbgut und eine Proteinhülle, aber noch zusätzlich eine Membran aus Lipiden (Fetten).

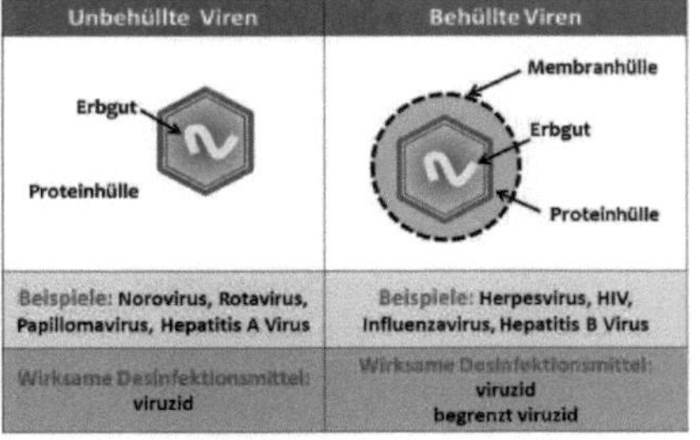

Abb. 97 Viren können zwei verschiedene Bauformen haben, die sich in der Stabilität gegenüber Desinfektionsmitteln unterscheiden.

Trotz ihrer zusätzlichen Membran sind die behüllten Viren weniger stabil als die nackten Viren und lassen sich auch mit schwächeren Desinfektionsmitteln abtöten. Desinfektionsmittel, die sowohl behüllte als auch unbehüllte Viren inaktivieren, bezeichnet man als viruzid; begrenzt viruzide Desinfektionsmittel dagegen können nur behüllte Viren angreifen und sind unwirksam gegenüber nackten Viren.

Behüllte Viren lassen sich mit viruziden und begrenzt viruziden Desinfektionsmitteln bekämpfen, unbehüllte Viren dagegen nur von viruziden Desinfektionsmitteln.

Viren haben keinen eigenen Stoffwechsel und können sich daher nur in den Zellen von infizierten Pflanzen, Tieren oder Menschen vermehren, indem sie deren Stoffwechsel verwenden. Daher entsprechen Viren nicht der Definition eines Lebewesens. Streng genommen kann man daher ein Virus nicht abtöten, sondern inaktivieren. Für Desinfektionsmittel wird sowohl der Begriff „virusinaktivierend" als auch der Ausdruck „viruzid" oder „virusabtötend" verwendet, die aber alle das gleiche meinen. Auch wenn Viren sich nicht in der Umwelt, sondern nur in infizierten Lebewesen vermehren können, so können sie in der Umgebung doch teils lange überleben und so immer wieder zu Infektionen und Ausbrüchen führen.

Wie Bakterien können auch Viren mutieren und so resistent gegenüber antiviralen Medikamenten werden. Bei Viren ist dieser Prozess der Mutationen und damit Resistenzentwicklung sogar noch effizienter als bei Bakterien. Auch die Entwicklung von Impfstoffen wird durch die hohe Wandelbarkeit der Viren erschwert; so muss die Grippeimpfung derzeit jedes Jahr aktualisiert werden, da sich die Grippeviren sehr schnell verändern und der Impfstoff ständig angepasst werden muss.

Viren können auf mehreren Wegen nach Infektion zu Krankheitssymptomen führen. Zum einen können sie Zellen bzw. Organe infizieren, und durch Zerstörung von Zellen die Funktion des Organs einschränken. Besonders drastisch sind die Folgen, wenn bei einer Schwangeren das Virus durch die Plazenta hindurchdringt und den Fötus infiziert. Wenn während der Embryonalentwicklung Zellen von den Viren zerstört werden, kann es zum Abort oder zu schwerwiegenden Fehlbildungen führen. Eine andere Möglichkeit, wie Virusinfekte zur Ausbildung von Krankheiten führen, ist die Entstehung von Tumoren. Circa 15% aller Tumore werden durch Viren ausgelöst. Die wichtigsten Beispiele sind Zervixkarzinome, die durch Papillomaviren verursacht werden, und Leberkarzinome durch Hepatitis B oder Hepatitis C Virus.

3.1 Virale Durchfallerreger

Rotaviren und Noroviren sind die wichtigsten viralen Durchfallerreger beim Menschen. Rotaviren findet man eher bei Kindern, sie sind assoziiert mit Ausbrüchen in Kindergärten und auf Kinderstationen. Rein statistisch hat jedes Kind auf der Welt bis zum 5. Lebensjahr mindestens eine Rotavirus-Infektion durchgemacht, die meisten sogar mehrere. Besonders in ärmeren Ländern in Afrika und Asien mit schlechter medizinischer Versorgung verlaufen viele Rotavirus-Infekte bei Kleinkindern tödlich, die Kinder sterben an Dehydrierung und hohem Elektrolytverlust.

Noroviren dagegen sind die hauptsächlichen viralen Durchfallerreger bei Erwachsenen und sind typischerweise verantwortlich für Ausbrüche in Pflegeheimen und auf Stationen.

Die Übertragungswege sind für beide Viren die gleichen. Infizierte Personen scheiden große Mengen an Virus über den Stuhl aus. Wenn winzigste Mengen an Stuhl nach dem Toilettengang an den Händen verbleiben, werden Kontaktflächen mit den Viren kontaminiert (Türklinken, Haltegriffe im Bus, Treppengeländer, Einkaufswagen ...). Kommt der Nächste dann mit diesen Flächen in Kontakt, werden die Keime auf die Hände übertragen und geraten so leicht in den Mund. Als typische nackte Viren sind Noroviren und Rotaviren sehr stabil, werden durch die Magensäure nicht inaktiviert und können dann im Darm das Epithel schädigen. Schon geringste Mengen Virus reichen, um eine Infektion hervorzurufen. Diesen Übertragungsweg bezeichnet man auch als „Schmierinfektion." Schmierinfektionen sind z.B. auch im medizinischen Bereich bei der Körperpflege von Erkrankten möglich. Ähnlich können die Viren auch übertragen werden, wenn infizierte Personen mit Lebensmitteln oder Trinkwasser umgehen und noch Stuhlreste an den Händen haben. Über Verzehr dieser nun kontaminierten Lebensmittel können innerhalb kurzer Zeit viele Personen an Brechdurchfall erkranken. Die viralen Durchfallerreger können auch eingeatmet werden. Beim schwallartigen Erbrechen der Erkrankten entstehen winzige Tröpfchen, die längere Zeit in der Luft schweben und die Viren enthalten. Beim Einatmen der Tröpfchen kommt es zur Infektion. Diese Übertragungswege sind nicht nur während der akuten Krankheitsphase von Bedeutung, sondern noch Tage bis Wochen nach der Erkrankung können Viren über den Stuhl ausgeschieden werden und noch Kontaktpersonen infizieren.

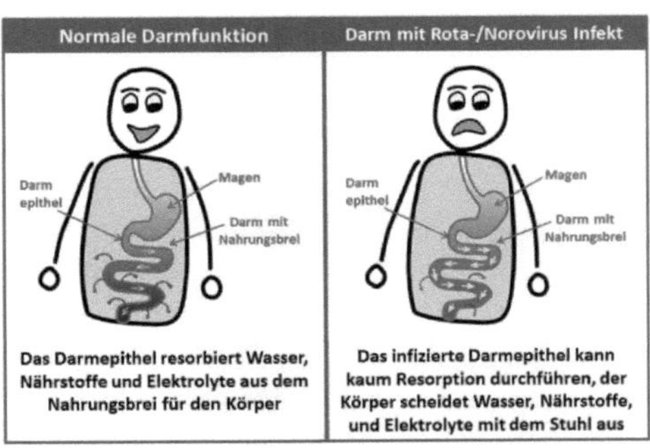

ABB. 98 DARMFUNKTION BEI GESUNDEN PATIENT*INNEN UND BEI PATIENT*INNEN MIT ROTA- ODER NOROVIRUSINFEKTION

Nur wenige Stunden nach der Ansteckung können die Symptome beginnen. Die Epithelzellen im Darm werden infiziert und können daher ihre normale Funktion, die Resorption von Nährstoffen, Wasser und Elektrolyten aus dem Nahrungsbrei im Darm, nicht mehr erfüllen.

Schwallartiges Erbrechen setzt ein, gefolgt von Diarrhoe, die 1-3 Tage andauern kann. Bei Älteren, Kleinkindern und Personen mit geschwächtem Immunsystem kann die Krankheit schwer verlaufen und der Flüssigkeits- und Elektrolytverlust gefährlich werden. Dann können auch Todesfälle vorkommen. Gegen Rotaviren ist eine Impfung verfügbar, die im Österr. Impfplan aufgenommen ist und zu einer deutlichen Verringerung der Anzahl an Krankenhausaufenthalten bei Kleinkindern geführt hat. Für Noroviren gibt es keine Impfung.

Rotaviren sind die häufigsten viralen Durchfallerreger bei Kindern, Noroviren bei Erwachsenen. Sie infizieren die Zellen des Darmepithels.

3.2 Hepatitis-Viren

	Hepatitis A	Hepatitis B	Hepatitis C
Übertragung	Stuhl (Schmierinfektion, Nahrung/Getränke)	sexuell, Blut, Mutter-Kind	v.a. Blut
Symptome	Übelkeit, Erbrechen, Gelbsucht	Übelkeit, Erbrechen, Gelbsucht	Übelkeit, Erbrechen, Gelbsucht
mögliche Komplikation	fulminante Hepatitis mit Leberversagen	fulminante Hepatitis mit Leberversagen chronische Infektion: Virus bleibt im Körper, lebenslang Ansteckung möglich Spätfolgen: Leberfibrose, Leberzirrhose, Leberkarzinom	chronische Infektion: Virus bleibt im Körper, lebenslang Ansteckung möglich Spätfolgen: Leberfibrose, Leberzirrhose, Leberkarzinom

Tab. 4 Vergleich der Hepatitisviren A, B und C

Die verschiedenen Hepatitisviren unterscheiden sich hauptsächlich im Übertragungsweg sowie in den möglichen Komplikationen und Spätfolgen. Die Symptome während der akuten Infektion sind dagegen für alle Hepatitisviren gleich: Oft verläuft die Infektion asymptomatisch; wenn Symptome auftreten, bestehen sie in Übelkeit und Erbrechen im ersten Stadium, gefolgt von Gelbsucht. Die Gelbsucht kommt dadurch zustande, dass die Viren die Hepatozyten (Leberzellen) infizieren und dadurch die Leber in ihrer Funktion eingeschränkt ist. So kann z.B. auch der Blutfarbstoff Bilirubin nicht mehr ausreichend abgebaut werden und lagert sich in den Schleimhäuten ab. Diese Gelbfärbung z.B. in den Skleren des Auges ist ein erster Hinweis. Reichert sich noch mehr Bilirubin im Blut aufgrund der beeinträchtigten Leber an, so färbt sich auch die Haut der Patient*innen gelb.

3.2.1 Hepatitis A

Hepatitis A ist ein nacktes und somit sehr stabiles Virus. Infizierte Personen scheiden das Virus in großen Mengen mit dem Stuhl aus, und über Schmierinfektionen bzw. kontaminierte Nahrung/Trinkwasser kommt es zur Infektion von Kontaktpersonen. Hepatitis A ist häufig eine Reiseinfektion, wenn ungewaschene und/oder ungekochte Lebensmittel in Ländern mit mangelhaften Hygienestandards verzehrt werden. Bereits 10 Viren reichen für eine Ansteckung aus.

Wie oben beschrieben kann die Infektion asymptomatisch verlaufen, was bei circa einem Viertel der Erwachsenen und über 90% der Kinder der Fall ist. Gerade bei solchen asymptomatisch infizierten Personen ist die Ansteckungsgefahr groß, da kein äußerlich erkennbares Anzeichen einer Infektion zu erhöhter Sorgfalt bei Hygienemaßnahmen mahnt. Kommt es zu Symptomen, sind es die oben beschriebene Übelkeit, Erbrechen und die Gelbsucht. In seltenen Fällen kann die durch das Virus hervorgerufene Entzündung der Leber so schwer verlaufen, dass man von einer fulminanten Hepatitis spricht. Dann kann es auch zu einem kompletten Leberversagen kommen, mit hoher Sterblichkeitsrate bzw. der Notwendigkeit einer Transplantation.

Gegen Hepatitis A ist eine Impfung möglich, entweder mit einem Einzelimpfstoff, oder mit einem Kombinationsimpfstoff, der sowohl gegen Hepatitis A als auch gegen Hepatitis B schützt. Diese Impfung wird von der Obersten Sanitätsbehörde empfohlen, besonders für das Personal in medizinischen Einrichtungen.

3.2.2 Hepatitis B und Hepatitis C

Beide Hepatitisviren haben viele Gemeinsamkeiten und werden daher zusammen besprochen. Beide werden über Blut und Blutprodukte, die von infizierten Personen stammen, übertragen. Gerade beim Drogenmissbrauch, wenn mehrere Personen die gleiche Nadel (Kanüle) für intravenöse Drogenapplikation verwenden, kann es durch Blutreste in und an der gemeinsam benutzten Nadel leicht zur Virusübertragung kommen. Für Hepatitis B ist auch Sexualkontakt eine wichtige Ansteckungsquelle, wie auch die Übertragung von der Mutter auf das Kind; für Hepatitis C sind diese beiden Infektionswege von untergeordneter Bedeutung.

Im Gegensatz zu Hepatitis A können Hepatitis B und C bei infizierten Personen chronisch werden. In diesem Fall verbleibt das Virus lebenslang im Körper und wird in der Leber ständig weiter vermehrt, was auch lebenslange Ansteckungsgefahr für Kontaktpersonen bedeutet. Durch die sich über Jahre hinziehende Infektion und Entzündung kommt es als Spätfolge auch zur Leberfibrose und Leberzirrhose. Auch Leberkarzinome können sich ausbilden.

Während ein Impfschutz gegen Hepatitis C nicht möglich ist, ist gegen Hepatitis B ein Impfstoff verfügbar. Wie bei Hepatitis A ist auch hier die Impfung generell empfohlen, besonders aber für medizinisches Personal.

3.3 HIV

Das Humane Immundefizienzvirus HIV hat, ähnlich wie Hepatitis B, drei wichtige Übertragungswege. Der Hauptanteil der Infektionen geschieht durch Geschlechtsverkehr, weitere Wege sind der Kontakt mit Blut (Transfusion von kontaminiertem Blut oder Blutprodukten, Nadelstichverletzungen nach Blutabnahme bei HIV-Patient*innen, Needlesharing bei Drogenabhängigen) und die Übertragung von der Mutter auf das Kind.

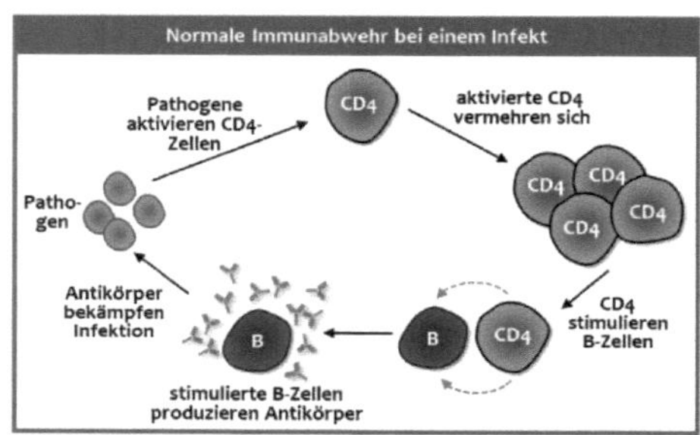

Abb. 99 Normaler Ablauf einer Immunreaktion bei Infektion mit einem Pathogen

Weltweit lebten 2017 36,9 Mill. HIV-infizierte Menschen, zwei Drittel davon in Afrika unterhalb des Saharagürtels. 2017 steckten sich 1,8 Millionen Menschen mit HIV an, die Krankheit forderte 2017 940 Tsd. Tote. Für Österreich vermutet man ungefähr 12.000 HIV-positive Personen, 2017 waren es 510 Neuinfektionen Die Hauptinfektionsquelle sind derzeit heterosexuelle Kontakte, gefolgt von homosexuellen Kontakten und intravenösem Drogenmissbrauch mit needle-sharing. Wenn HIV in den Körper eindringt, wird eine spezielle Form von Immunzellen, die CD4-Zellen, infiziert. Es handelt sich um bestimmte T-Lymphozyten, die normalerweise bei einem Infekt mit einem Pathogen aktiviert werden und dann die B-Lymphozyten zur Produktion von Antikörpern stimulieren. Wenn die CD4-Zellen mit HIV infiziert werden, ist ihre Funktion gestört und sie können die B-Zellen nicht mehr zur Produktion von Antikörpern stimulieren. Gleichzeitig produzieren die infizierten CD4-Zellen neue HI-Viren, die wiederum andere CD4-Zellen infizieren, wodurch das Immunsystem zunehmend seine Funktion verliert.

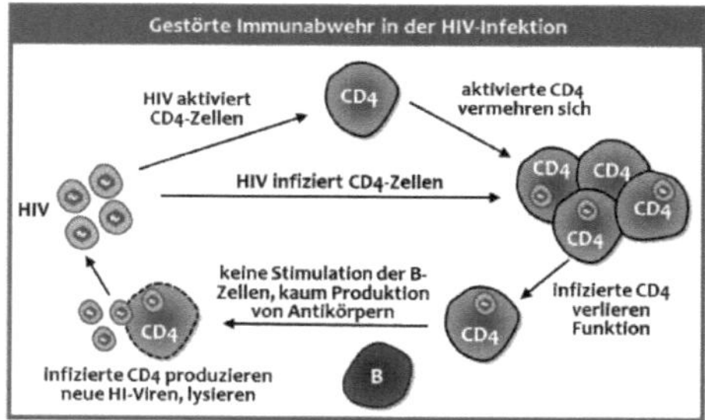

Abb. 100 HIV infiziert Zellen des Immunsystems und verhindert so eine wirksame Immunreaktion.

Unmittelbar nach der Infektion mit HIV in der akuten Phase steigt die Konzentration an Viren im Blut stark an. Parallel werden durch das HI-Virus viele CD4-Zellen zerstört. Durch das Immunsystem wird die Infektion zurückgedrängt, aber der Erreger bleibt lebenslang im Körper und vermehrt sich. Somit besteht auch lebenslange Ansteckungsgefahr für Kontaktpersonen. Nach der akuten Infektion folgt eine jahrelange asymptomatische Phase, in der die CD4-Zehlen ständig abnehmen und die Virusmenge ansteigt. Durch die langsame Zerstörung des Immunsystems kommt es dann zu ersten Symptomen und schließlich zum Endstadium AIDS. In diesem Stadium: Kollaps des Immunsystems und folglich starker Anstieg der Viruskonzentration im Blut.

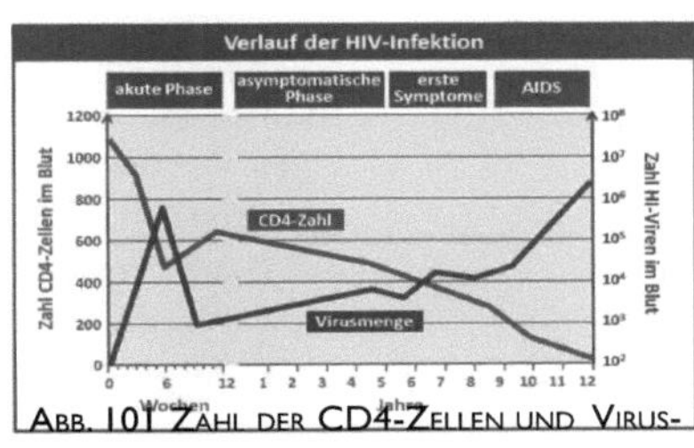

Abb. 101 Zahl der CD4-Zellen und Virusmenge im Blut von HIV-infizierten Pat. in verschiedenen Phasen der Krankheit

Am höchsten ist die Virusmenge im Blut und damit auch die Ansteckungsgefahr bei Nadelstichverletzungen des medizinischen Personals in der akuten Phase und im Endstadium AIDS.

Charakteristisch für das AIDS-Stadium ist das Auftreten von zahlreichen Infektionen, von Tumoren sowie von neurologischen Symptomen.
In diesem Endstadium AIDS werden die Patient*innen häufig durch eine Umkehrisolation vor Infekten geschützt. Im Gegensatz zur normalen Isolierung, wo die Umwelt durch die Isolierungsmaßnahmen vor den Keimen der Patient*innen geschützt werden soll, ist das Ziel der Umkehrisolierung, die Patient*innen vor den Umweltkeimen zu schützen, gegen die sie sich wegen ihres schwachen Immunsystems nicht mehr wehren können.

normale Isolierung:
Schutz der Umwelt vor den Keimen des Patienten

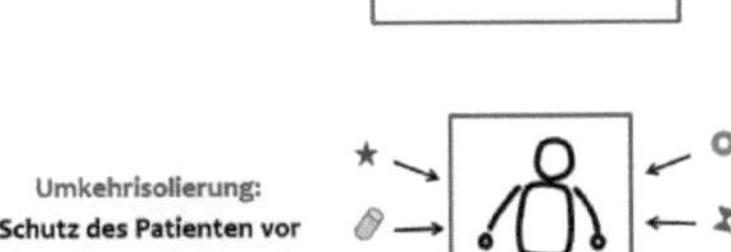

Abb. 102 Vergleich der normalen Isolierung mit der Umkehrisolierung von Patient*innen

3.4 Papillomaviren (Warzenviren)

Bei den Papillomaviren (HPV: humane Papillomaviren) handelt es sich um nackte Viren, die sehr stabil sind. Es gibt über 150 verschiedene Typen, die mit Nummern bezeichnet werden. Diese verschiedenen Typen können entweder die Haut

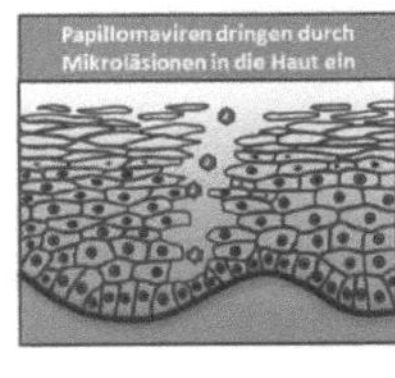

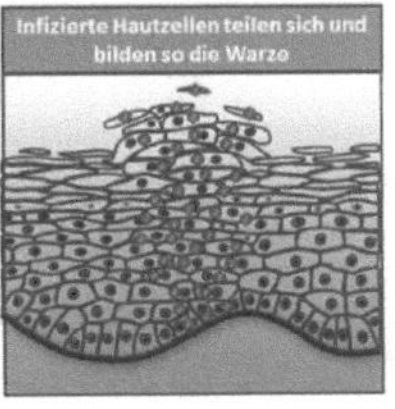

re. Abb. 103 Inf. mit Papillomaviren über Mikroläsionen der Haut

oder die Schleimhäute infizieren.
Die Ansteckung mit Papillomaviren kann über das Berühren einer Warze erfolgen, da auf der Oberseite jeder Warze infektiöses Virus vorhanden ist. Auch indirekt ist eine Infektion möglich durch Kontakt mit von einer Warze abgeschuppten Hautzellen (z.B. auf Fußböden, über Kleider). Die Übertragung mit Warzen im Genitalbereich kann über Sexualverkehr stattfinden, oder von der Mutter auf das Kind beim Durchtritt durch den Geburtskanal. Die infizierten Basalzellen der Haut vermehren sich stark und bilden so die Warze. An der Oberfläche ist wieder infektiöses Virus vorhanden, ebenso wie an den Epithelzellen, die von der Warze abschuppen.
Zum Beseitigen der Warzen können chirurgische Verfahren angewandt werden wie Ausschaben oder eine Lasertherapie. Alternativ können die Warzen mit einer Säure weggeätzt werden oder durch Kryotherapie vereist.
Bestimmte Papillomaviren, die die Schleimhäute im Anogenitalbereich infizieren, können Zervixkarzinome (Gebärmutterhalskrebs) verursachen. Jedes Jahr erkranken mehrere Hunderttausend Frauen an dieser Krebsart. Diese Fähigkeit zur Tumorauslösung ist auf ganz wenige Typen von Papillomaviren begrenzt. Die beiden Impfstoffe gegen Gebärmutterhalskrebs schützen gegen die häufigsten Verursacher von Gebärmutterhalskrebs. Einer der beiden Impfstoffe schützt auch gegen die häufigsten Papillomaviren von Genitalwarzen.

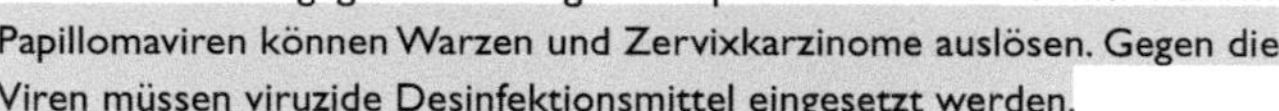
Papillomaviren können Warzen und Zervixkarzinome auslösen. Gegen die Viren müssen viruzide Desinfektionsmittel eingesetzt werden.

3.5 Herpes simplex

Herpes ist eine der häufigsten Virusinfektionen. Es gibt zwei Herpesvirus-Typen, von denen einer Fieberbläschen im Mund-/Lippenbereich (Herpes labialis) verursacht, der andere Fieberblasen im Genitalbereich (Herpes genitalis). Die Übertragung von Herpes labialis erfolgt durch Kontakt mit einer Fieberblase (Küssen) oder mit einem kontaminierten Gegenstand (Besteck, Trinkglas o.ä.). Die Infektion mit Herpes genitalis geschieht über Sexualverkehr oder von Mutter auf Kind während der Geburt im Geburtskanal. In den Schleimhäuten des Mund-/Lippenbereichs oder des Genitalbereichs werden die Epithelzellen infiziert und es entstehen Bläschen mit einer Flüssigkeit im Inneren, die hohe Mengen an Viruspartikeln enthält. Problematisch wird es, wenn durch Schmierinfektion diese Flüssigkeit ins Auge vertragen wird und dort eine Keratitis verursacht, die zu Seh-Beeinträchtigungen führen kann. Auch die Ansteckung von Kindern im Geburtskanal kann zu einer schweren Erkrankung mit hoher Sterblichkeitsrate führen; das Virus kann große Bereiche der Haut des

Neugeborenen schädigen, oder sogar die inneren Organe befallen.

Das Herpesvirus kann vom Immunsystem nicht aus dem Körper entfernt werden, sondern etabliert eine lebenslange Infektion. Das Virus infiziert nicht nur die Epithelzellen, sondern auch die Nerven, deren Endigungen in die Schleimhäute des Labialbereichs oder des Genitalbereichs münden. In diesen Neuronen wird das Virus bis zum Zellkörper transportiert und bleibt dort lebenslang vorhanden. Im Zellkörper kann das Virus lange Zeit ohne Vermehrung bleiben, diese Phase bezeichnet man als Latenzphase. Es kann aber jederzeit zu einer Reaktivierung kommen. In diesem Fall startet das Virus wieder seine Vermehrung, wandert vom Zellkörper zu den Nervenendigungen, wird dort freigesetzt und bildet eine neue Fieberblase. Die Reize, die eine solche Reaktivierung auslösen können, sind mannigfaltig: UV-Licht, Fieber und Stress sind darunter, es kann aber zahlreiche weitere geben.

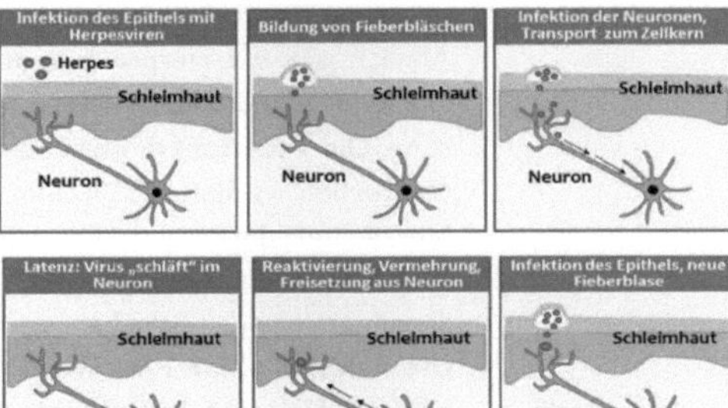

ABB. 104 AKUTE INFEKTION, LATENZ UND REAKTIVIERUNG VON HERPES SIMPLEX VIREN

Herpesviren lösen Fieberblasen im Lippenbereich bzw. im Genitalbereich aus. Die Flüssigkeit in den entstehenden Fieberblasen ist hochansteckend. Nach der Infektion bleiben Herpesviren lebenslang im Körper und können sich jederzeit wieder reaktivieren.

Die Therapie solcher Fieberbläschen erfolgt in der Regel durch Cremes, die ein Virustatikum enthalten. Diese Cremes müssen sehr frühzeitig in der Entstehung einer Fieberblase angewandt werden, um noch eine Wirkung zu erzielen. In schweren Fällen müssen manchmal Tabletten eingenommen werden.

3.6 Varizellen und Gürtelrose

Eng verwandt mit den Herpesviren ist Varizella zoster. Dieses Virus wird entweder über Tröpfcheninfektion übertragen (Anniesen oder Anhusten durch eine infizierte Person) oder durch Hautkontakt mit einer infizierten Person. Die sehr hohe Ansteckungsrate bewirkt, dass die Infektion meist schon im Kindesalter erfolgt, Varizellen gehören daher zu den Kinderkrankheiten.

Beim ersten Kontakt verursacht das Virus Windpocken (Schafblattern) mit dem typischen vesikulären Ausschlag am Rumpf und im Gesicht. Besonders

gefährlich ist die Infektion, wenn Frauen während einer Schwangerschaft Erstkontakt zu dem Virus haben. Das Virus kann die Plazenta überqueren und zu teils schweren Fehlbildungen beim Kind führen (Hirn, Augen, Gelenke).
Ähnlich wie das Herpesvirus infiziert auch Varizella Nervenendigungen, die in die Haut münden und verbleibt lebenslang in den Zellkörpern der Neurone. Die Latenzphase ohne Vermehrung kann durch eine Reaktivierung unterbrochen werden, wo Viren in den Neuronen wieder vermehrt und zu den Nervenendigungen zurücktransportiert werden. Da ein solcher Nerv Endigungen in einem bandförmigen Hautareal hat, entsteht auch ein bandförmiger Streifen mit neuen Bläschen, die Gürtelrose. Auch bei Varizella gibt es zahlreiche Reize, die eine Reaktivierung und damit eine Gürtelrose auslösen können, z.B. UV-Licht, Immunsuppression, Stress durch Operationen u.a. Neben dem Hautausschlag treten bei der Gürtelrose auch starke Schmerzen auf, die noch monatelang andauern können, wenn der Ausschlag längst abgeheilt ist (postherpetische Schmerzen). Die Wahrscheinlichkeit für eine Reaktivierung steigt mit der Alterung des Immunsystems, ab dem 50. Lebensjahr erhöht sich das Risiko.
Gegen Varizella gibt es eine Impfung, die im österreichischen Impfkalender für Kinder empfohlen wird. Auch Erwachsene sollten sich durch eine Impfung schützen, vor allem Frauen mit Kinderwunsch. Diese Impfung kann auch solchen Personen helfen, die als Kind Windpocken hatten, so dass nun das Risiko für eine Gürtelrose besteht. Die Impfung, ab dem 50. Lebensjahr empfohlen, kann sehr effizient die Gürtelrose verhindern.

Varizellen verursachen bei der Infektion der Patient*innen Windpocken (Schafblattern) und bleiben lebenslang im Körper. Bei der Reaktivierung löst das Virus die Gürtelrose aus.

3.7 Epstein-Barr Virus (EBV)

Das Epstein-Barr Virus wird meist über den Speichel übertragen, man bezeichnet die Infektion daher auch als „kissing disease". Die Infektion verläuft meist asymptomatisch, v.a. im Kindesalter. Bei Jugendlichen und Erwachsenen kann Pfeiffersches Drüsenfieber auftreten mit Fieber, geschwollenen Lymphknoten und teils viele Wochen anhaltender Mattigkeit. Gelegentlich können auch Lungenentzündung oder Hepatitis dazukommen. Das Virus bleibt ebenfalls lebenslang latent im Körper, allerdings verlaufen die Reaktivierungen ohne jegliche Symptome. In diesen Phasen der Reaktivierung enthält der Speichel wieder große Mengen an infektiösem Virus und es besteht daher erhebliche Ansteckungsgefahr für Kontaktpersonen.

3.8 Die Kinderkrankheiten Masern, Mumps, Röteln

3.8.1 Masern

Masern sind eine der ansteckendsten Krankheiten überhaupt, nahezu 100% der Personen, die Kontakt zu Masernpatient*innen haben, stecken sich an. Die Übertragung erfolgt durch Aerosole, die von den Infizierten beim Niesen, Husten oder Sprechen in der Luft verteilt werden. Auch direkter Kontakt mit dem Nasen- oder Rachensekret von Infizierten (z.B. über kontaminierte Hände der Patient*innen) führt zur Ansteckung.

Nach einer Inkubationszeit von circa 2 Wochen entwickelt die Patientin Fieber und eine Entzündung der oberen Atemwege. In der Mundschleimhaut erscheinen die sogenannten Koplik-spots, kalkspritzerartige weiße Flecken in der Wangenschleimhaut. Dann beginnt die Phase mit dem typischen Ausschlag (Exanthem) am ganzen Körper, der circa 10 Tage anhält. Asymptomatische Verläufe von Maserninfektionen sind sehr selten.

Das Masernvirus verursacht eine vorübergehende Immunschwächung, die bis zu einem halben Jahr anhalten kann. In dieser Phase ist die Anfälligkeit gegenüber Infektionen erhöht und latente Erkrankungen wie Tuberkulose können vermehrt reaktiviert werden.

Desweiteren kann die Krankheit zu Augenschäden führen, zu Lungenentzündungen und zur Entstehung von Geschwüren im Mund. Diese Komplikationen treten vor allem bei schlechter medizinischer Versorgung auf und bei Kindern mit Vitamin A Mangel. So sterben jedes Jahr weltweit zwischen 500.000 und eine Million Menschen an Masern, es handelt sich also beileibe nicht um eine harmlose Erkrankung.

Besonders schwerwiegend ist die Enzephalitis, die vom Masernvirus ausgelöst werden kann. Dabei unterscheidet man verschiedene Formen. Das Masernvirus kann eine Autoimmunreaktion auslösen, die direkt nach der eigentlichen Masernerkrankung zu einer Enzephalitis führt. Jede vierte PatientIn stirbt im Durchschnitt an dieser Entzündung des Hirngewebes. Aber auch viele Jahre nach dem Maserninfekt kann es noch zum Auftreten einer Enzephalitis kommen. Besonders wenn sehr kleine Kinder infiziert werden, kann sich circa 7 Jahre später diese sogenannte subakute sklerosierende Panenzephalitis (SSPE) entwickeln, mit einer Sterblichkeitsrate von 100%. Mit zunehmender Persönlichkeitsveränderung und Abbau der geistigen Leistungsfähigkeit versterben die Patient*innen.

Gegen Masern steht ein Lebendimpfstoff zur Verfügung, der entweder als Einzelimpfstoff gegeben wird, oder als Kombi-Impfstoff Masern-Mumps-Röteln verabreicht wird. Bereits die erste Impfung schützt über 90% der Geimpften, mit der empfohlenen zweiten Impfung kann man die Schutzrate noch weiter erhöhen.

3.8.2 Mumps (Ziegenpeter)

Auch Mumps wird über Tröpfchen übertragen und ist hochansteckend, daher erfolgt die Ansteckung meist schon im Kindesalter („Kinderkrankheit"). Neben Fieber und Hautausschlag ist für die Infektion die starke Schwellung der Speicheldrüsen typisch. Vor allem bei der Infektion im Erwachsenenalter kommt es bei männlichen Patienten zu einer schmerzhaften Hodenentzündung mit der Gefahr von Hodenatrophie und Unfruchtbarkeit. Bei weiblichen Erkrankten sind öfter die Ovarien betroffen. Bis zu 10% der Patient*innen entwickeln eine Meningoenzephalitis oder eine Meningitis.
Auch gegen Mumps steht ein Impfstoff zur Verfügung, der als Einzelimpfstoff oder als Kombinationsimpfstoff (Masern-Mumps-Röteln) verabreicht werden kann.

3.8.3 Röteln

Wie Masern und Mumps werden auch die Röteln über Tröpfchen übertragen und treten meist schon bei Kindern und Jugendlichen auf. Bei Röteln gibt es aber viele asymptomatische Verläufe, auch beim Auftreten von Symptomen sind diese häufig eher milde. Fieber, Schwellung der Lymphknoten und der typische Ausschlag sind zu beobachten, bevor nach einigen Tagen die Genesung eintritt. Selten können auch Entzündungen der Gelenke oder eine Enzephalitis auftreten.
Wenn eine Frau während einer Schwangerschaft zum ersten Mal Kontakt zum Rötelnvirus hat, kann das Virus die Plazenta durchqueren und den Embryo infizieren. Dann können in Abhängigkeit von der Phase der Schwangerschaft schwere Fehlbildungen beim Embryo auftreten, v.a. an Ohr, Auge und Herz. Die inneren Organe, Zähne, Skelett, Muskulatur und ZNS können ebenfalls betroffen sein. Häufig sind auch allgemeine Entwicklungsstörungen (niedriges Geburtsgewicht, verlangsamtes Wachstum). Eine Impfung (Einzelimpfstoff oder in Kombination mit Masern und Mumps) kann davor schützen. Die Impfung erfolgt meist schon im Kindesalter, kann aber auch beim Erwachsenen vorgenommen werden.

Masern, Mumps und Röteln sind Kinderkrankheiten, die hochansteckend für Kontaktpersonen sind, und können schwere Schäden hervorrufen. Über eine Impfung lässt sich die Infektion sehr wirkungsvoll verhindern.

Arbbl_Kap16-Mikrobiologie_FüllwortRätsel

3.9. COVID-19, Influenza, Erkältungskrankheiten

3.9.1. COVID-19 (Coronavirus disease-2019)

Die 2019 zuerst in China aufgetretene Erkrankung wird durch das Coronavirus SARS-CoV-2 (severe acute respiratory syndrome coronavirus type 2) verursacht. Coronaviren sind unter Säugetieren und Vögeln weit verbreitet und verursachen bei Menschen vorwiegend milde Atemwegserkrankungen (Erkältung, Schnupfen), manchmal aber auch schwer verlaufende Lungenentzündungen.

Die Übertragung erfolgt in erster Linie respiratorisch über Tröpfchen (>5 µm) und Aerosole (<5µm), die von Infizierten beim Atmen und Sprechen sowie verstärkt beim Singen, Schreien, Husten und Niesen in die Luft abgegeben werden. Während Tröpfchen schnell zu Boden sinken, können Aerosole längere Zeit in der Luft schweben, weshalb das Abstand halten, das regelmäßige Lüften von Räumen und das Tragen eines Atemschutzes zu den wichtigsten vorbeugenden Maßnahmen gegen eine Übertragung zählen. Da die Viren auf Oberflächen mehrere Tage infektiös bleiben können, sind auch Schmierinfektionen möglich. Zur Inaktivierung der Viren auf den Händen sind gründliches Händewaschen (mindestens 20 Sekunden!) oder eine hygienische Händedesinfektion (30 Sekunden) erforderlich. Da SARS-CoV-2 zu den behüllten Viren gehört, ist dafür ein begrenzt viruzides Händedesinfektionsmittel ausreichend.

NIESHYGIENE immer beachten: Beim Niesesn ein sauberes Taschentuch verwenden, alternativ in "die Ellenbeuge" Niesen / Husten. An Händehygienemaßnahmen denken, nach Kontakt mit Nasenschleim, Speichel, etc..

Zu den Risikogruppen für einen schweren Verlauf der Erkrankung zählen vor allem Ältere (stetig steigendes Risiko ab 50 – 60 Jahren), Personen mit chronischen Vorerkrankungen (Lungen- und Herzerkrankungen, Diabetes ...) sowie stark adipöse Menschen. Die durchschnittliche Inkubationszeit beträgt 5-6 Tage. Nach derzeitigem Wissen entwickeln etwa 80 % der Infizierten einen milden und ca. 20 % einen schweren Krankheitsverlauf. Zu den häufigsten Symptomen zählen (trockener) Husten, Fieber, Schnupfen/Atembeschwerden und Störungen des Geruchs- und/oder Geschmackssinns (siehe Tab. 5). In etwa 3 % der Fälle entwickelt sich eine Pneumonie, seltener werden gastrointestinale Symptome, Herz-Kreislauf-Erkrankungen, neurologische Symptome, Nierenversagen und Hautveränderungen beschrieben. Je nach Risikogruppe liegt die Sterblichkeitsrate zwischen 1–10 %. (Wissensstand Oktober 2020).
Infizierte Patient*innen können bereits 1-2 Tage vor Auftreten der Symptomatik das Virus übertragen. Die Ansteckungsfähigkeit ist in der Zeit um den Symptombeginn am größten und kann bei schwerem Verlauf bis zu 10 Tage

nach Symptombeginn oder länger bestehen. Für die Diagnostik wird Material von der Nasen- und Rachenschleimhaut abgenommen (Abstrich) und mittels Polymerase-Kettenreaktion (PCR) untersucht.

Merke: Der wichtigste Übertragungsweg von SARS-CoV-2 ist über Tröpfchen und Aerosole, dementsprechend gelten Abstand halten, regelmäßiges Lüften von Innenräumen und das Tragen eines Atemschutzes als wirkungsvollste Vorbeugungsmaßnahmen. Daneben nicht auf das regelmäßige Händewaschen und/oder Händedesinfektion vergessen!

3.9.2. Influenza („Echte" Grippe)

Die Grippe wird durch Influenza-Viren verursacht. Als natürliches Reservoir dienen Wildvögel, und durch Zugvögel erfolgt auch die effektive weltweite Verbreitung der Viren auf andere Vögel und verschiedene Säugetiere (z.B. Schwein, Pferd, Wale ...) einschließlich des Menschen. Innerhalb der menschlichen Bevölkerung erfolgt die Verbreitung in erster Linie respiratorisch durch Tröpfchenübertragung.

Influenza-Viren können sich durch Mutationen und Vermischung verschiedener Virustypen sehr rasch verändern. In den letzten Jahren dominieren vier dieser Typen in wechselnden Varianten, daher wird für die jährliche Impfung immer ein „gemischter" Impfstoff für die gerade kursierenden Varianten dieser vier Typen verwendet (4-valenter Impfstoff). Da auch Kinder häufig schwere Erkrankungsverläufe zeigen, wird die Impfung im österreichischen Impfplan für Kinder und Säuglinge ab dem siebten Lebensmonat empfohlen.

In Europa tritt die Influenza klassischerweise saisonal im Zeitraum von Dezember bis März auf („Grippewellen"). Im Gegensatz zum grippalen Infekt (Erkältung, Schnupfen) ist die Influenza eine häufig schwer verlaufende Erkrankung, die oft sehr rasch innerhalb weniger Stunden eintritt. Typische Symptome sind (hohes) Fieber, Husten (im Gegensatz zu COVID-19 produktiv) sowie Kopf- und Gliederschmerzen (siehe Tab. 5). Unter den möglichen Komplikationen sind vor allem bakterielle Folgeinfektionen (Staphylokokken, Streptokokken, Pneumokokken) der geschädigten Atemwege gefürchtet, die schwere Lungenentzündungen verursachen können. In einer „normalen" Grippesaison liegt die Todesrate bei ca. 0,1 – 0,2 %. In Österreich sind 1000 Influenza-Tote in einer Saison nicht ungewöhnlich!

Merke: Im Gegensatz zum grippalen Infekt („Erkältung") ist die Influenza eine schwere virale Erkrankung der Atemwege, die in etwa 0,1 % der Fälle tödlich enden kann. Im Gegensatz zum grippalen Infekt ist jedoch ein Schutz durch Impfung möglich.

3.9.3. Grippaler Infekt (Erkältungskrankheiten)

Erkältungskrankheiten sind Infektionen der Atemwege mit Viren. Sie treten am häufigsten in den Herbst- und Wintermonaten auf, wenn die Viren durch die räumliche Nähe der Menschen und trockene, rissige Atemwege (trockene Luft entzieht den Schleimhäuten die Feuchtigkeit) ideale Verbreitungsbedingungen vorfinden.

Im Gegensatz zu COVID-19 und Influenza kann ein breiteres Spektrum von Viren einen grippalen Infekt verursachen, unter anderem zählen dazu Rhinoviren, Adenoviren und vier Typen von Coronaviren. Die Erreger werden vor allem durch Tröpfchen übertragen, aber auch Infektionen über die Hände von kontaminierten Oberflächen sind möglich.

Grippale Infekte verlaufen meistens harmlos mit einer Dauer von ein bis zwei Wochen. Nach einer Inkubationszeit von ein bis drei Tagen tritt als erstes Symptom meistens Schnupfen (Entzündung der Nasenschleimhaut) mit erschwerter Atmung aufgrund der Anschwellung der Schleimhaut auf. Bei einem Befall der unteren Atemwege stellen sich ein rauer Hals und Hustenreiz ein. Selten auftretende Komplikationen (Nebenhöhlen-, Mittelohr- oder Lungenentzündung) sind oft durch bakterielle Folgeinfektionen bedingt (siehe Tab. 5).

Merke: Erkältungskrankheiten verlaufen meistens harmlos; Komplikationen können mitunter durch bakterielle Folgeinfektionen der geschädigten Atemwege auftreten.

	COVID-19	Grippe	Erkältung
Erreger	SARS-CoV-2 (behüllt)	Influenza Virus (behüllt)	zahlreiche Erreger (behüllt und unbehüllt)
Übertragung	Aerosole und Tröpfchen (auch: Hände)	Aerosole und Tröpfchen (auch: Hände)	Aerosole und Tröpfchen (auch: Hände)
Schwere	teils schwere Erkrankung mit Todesfällen	teils schwere Erkrankung mit Todesfällen	leichte bis mittel-schwere Erkrankung
Impfung	noch nicht (2020)	ja	nein
	Symptome		
Husten	oft	oft	wenig
Halsschmerzen	gelegentlich	gelegentlich	oft
Kurzatmigkeit	gelegentlich	nein	nein
Schnupfen	gelegentlich	gelegentlich	oft
Niesen	nein	nein	oft
Fieber	oft	oft	kaum
Geruchs/Geschmacksverlust	gelegentlich	nein	gelegentlich
Gliederschmerzen	gelegentlich	oft	oft
Kopfschmerzen	gelegentlich	oft	kaum
Durchfall	kaum	gelegentlich	nein

Tab. 5 Vergleichender Überblick COVID-19, Grippe (Influenza) und Erkältung (grippaler Infekt)

4 Pilze

4.1 Was sind Pilze?

Im Gegensatz zu Viren und Bakterien sind Pilze „höhere“ Lebewesen mit einem echten, abgegrenzten Zellkern (Eukaryonten). Irrtümlicherweise werden sie oft noch den Pflanzen zugeordnet; sie bilden jedoch ein eigenes Reich und leiten sich von Einzellern ab, stehen also den Tieren näher als den Pflanzen!

Der Artenreichtum der Pilze ist enorm. Es wird vermutet, dass es 1,5 - 3 Millionen Arten gibt, von denen bis heute etwa 100.000 beschrieben sind. Etwa 300 davon sind für Menschen medizinisch relevant.

4.2 Lebensweisen von Pilzen

Hinsichtlich ihrer Lebensweisen kann man Pilze prinzipiell in 3 Gruppen einteilen:

- Saprophyten leben von toter organischer Substanz, die von ihnen zersetzt wird. Beispiele dafür sind holzzersetzende Pilze oder der klassische „Schimmel“ auf Lebensmitteln.
- Parasiten befallen lebende Wirte und schädigen sie durch die Infektion. Unter den Pilzen gibt es viele Krankheitserreger an Pflanzen und Tieren, einige infizieren auch Menschen.
- Symbionten bilden mit anderen Organismen Lebensgemeinschaften zum beiderseitigen Nutzen.

Die Grenzen zwischen diesen Gruppen sind oft fließend. Zum Beispiel sind viele Erreger von Pilzerkrankungen normalerweise Saprophyten, die als Umweltkeime oder harmlose Kolonisationskeime von toter organischer Substanz leben. Unter bestimmten Bedingungen, wie vorliegenden Grunderkrankungen der Patient*innen, mechanischer Schädigung (z.B. Brandwunden) oder einer geschwächten Immunabwehr können sie zur parasitischen Lebensweise wechseln und Infektionen verursachen („opportunistische Krankheitserreger“).

4.3 Bauformen der Pilze und ihre Vermehrung

Bei medizinisch bedeutsamen Pilzen werden zwei Formen unterschieden:

4.3.1 Hyphenpilze (Fadenpilze)

Hyphenpilze bestehen aus sogenannten Hyphen, das sind lange Pilzfäden aus einzelnen Pilzzellen, die stark verzweigt sein können und so das Pilzgeflecht bilden Die endständigen Pilzzellen der Fäden teilen sich und bewirken so die Verlängerung der Hyphen. Zur Vermehrung dienen außerdem Sporen. Diese keimen zu Hyphen aus, die wachsen und sich zu einem dichten Geflecht verzweigen, aus dem dann an vielgestaltigen Sporenträgern wiederum Sporen gebildet werden. Zu den Hyphenpilzen zählen Schimmelpilze wie z.B. Aspergillus und die Gruppe der Dermatophyten.

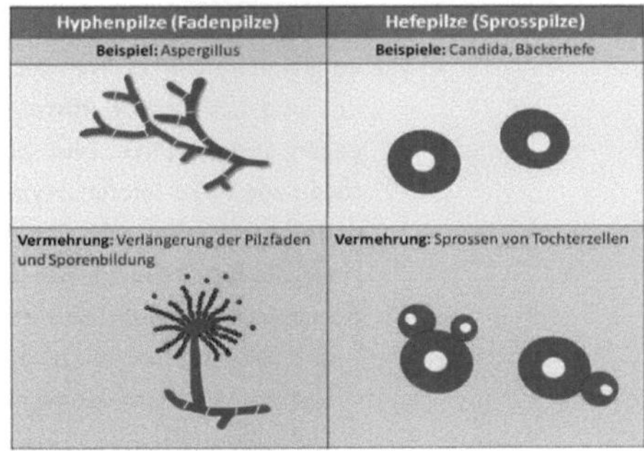

ABB. 105 AUFBAU UND VERMEHRUNG VON HYPHENPILZEN UND HEFEPILZEN.

4.3.2 Hefepilze (Sprosspilze)

Hefepilze sind rund und vermehren sich durch Sprossung. Aus den Mutterzellen wachsen (sprossen) Tochterzellen aus, die hängenbleiben oder abbrechen können. Hefen erscheinen also im Mikroskop als Ansammlung von kugeligen Aggregaten. Zu den Hefepilzen gehört z.B. die Bäckerhefe, die allerdings keine medizinische Relevanz hat. Die für den Pflegebereich bedeutsamsten Hefen sind Candida-Arten; daneben sei die Gattung Malassezia als Verursacher von starker Schuppenbildung erwähnt.

Bei Pilzen unterscheidet man Hyphenpilze und Hefepilze, die sich in der Form und in der Art der Vermehrung voneinander unterscheiden.

4.4 Nutzen von Pilzen

Abgesehen von der großen ökologischen Bedeutung von Pilzen in Stoffkreisläufen als Abbauer organischer Substanz (Humus-Bildung) und als wichtige Symbionten von Bäumen sind Pilze noch in mehrfacher Hinsicht für Menschen von Nutzen:

- Für Lebensmittel und Genussmittel werden sowohl Hefen als auch Schimmelpilze eingesetzt. Die Bäckerhefe Saccharomyces cerevisiae dient als Backhilfsmittel (Germ) bei der Brotherstellung und lässt durch sein Stoffwechselprodukt CO_2 den Teig aufgehen. Der gleiche Pilz ist für die alkoholische Gärung bei der Bier- und Weinproduktion verantwortlich, hier ist sein Stoffwechselprodukt Ethanol besonders wichtig. Bestimmte „Edelschimmel" finden Verwendung für Schimmelkäse wie Camembert und Blauschimmelkäse.
- Große Bedeutung haben Pilze in der Antibiotikaproduktion erlangt, so z.B. in der Synthese von Penicillin durch den Schimmelpilz Penicillium.

4.5 Pilze und Desinfektionsmittel

Zur Bekämpfung von Pilzen im Krankenhaus- und Pflegebereich werden Desinfektionsmittel verwendet, die als „fungizid" oder „levurozid" gekennzeichnet sind. Levurozide Mittel sind gegen Hefen wirksam, aber nicht zwangsläufig gegen andere Pilze. Nur als „fungizid" gekennzeichnete Desinfektionsmittel töten alle Pilze (Hefen, Hyphen und Pilzsporen) ab! Da Pilzsporen keine Überdauerungsformen sind, sondern der Vermehrung dienen, sind sie weit weniger stabil als Bakteriensporen. Der Begriff „sporozid" auf aggressiveren Desinfektionsmitteln bezieht sich daher immer auf Bakteriensporen!

Die Begriffe fungizid und levurozid auf Desinfektionsmitteln beziehen sich auf die Wirksamkeit gegenüber Pilzen. Fungizide Mittel töten alle Pilzformen ab, levurozide nur die Hefepilze.

4.6 Pathogenität von Pilzen

Pilze können drei verschiedene Arten von Erkrankungen auslösen:

- Allergien durch eingeatmete Pilzsporen
- Vergiftungen durch toxische Stoffwechselprodukte (Mykotoxikosen)
- Pilzinfektionen (Mykosen)

Pilze können durch Auslösen von Allergien, durch Bildung toxischer Stoffe und durch Infektion von Patient*innen zu Symptomen führen.

4.6.1 Allergien durch eingeatmete Pilzsporen

Pilzsporen zählen neben Pollen, Tierhaaren und Hausstaubmilben zu den häufigsten Allergieauslösern, die durch Einatmen aufgenommen werden. Die frühen Symptome der Pilzsporenallergie gleichen denen eines klassischen Heuschnupfens: Die Augen sind gereizt und tränen, daneben treten Fließschnupfen und Niesattacken auf. Bei manchen Betroffenen kommt es im Laufe der Jahre zu einem „Etagenwechsel" in die unteren Bereiche der Atemwege, mit pfeifenden Atemgeräuschen bis hin zu allergischem Asthma mit Atemnot. Besonders gefährdet, Pilzallergien zu entwickeln, sind Patient*innen mit chronischen Atemwegserkrankungen und Personen, die bereits andere Allergien haben.
Zur Vermeidung dieser Allergien ist es vor allem wichtig, die Sporenkonzentrationen in der Atemluft möglichst gering zu halten, um eine Sensibilisierung zu vermeiden (s. auch Kapitel: „Schimmelpilze").

Man schätzt, dass 5-10% der Weltbevölkerung an Pilzallergien leidet. Wenn die Konzentration an Pilzsporen in der Atemluft gering ist, kann das Risiko zur Allergieauslösung minimiert werden bzw. ein Symptomschub bei Patient*innen mit bereits vorhandener Allergie vermieden werden.

4.6.2 Vergiftungen durch toxische Stoffwechselprodukte (Mykotoxikosen)

Mykotoxikosen werden durch den Verzehr von schimmelnden Lebensmitteln ausgelöst, in denen die Schimmelpilze giftige Stoffwechselprodukte (Mykotoxine) gebildet haben. Dieser Mechanismus sollte nicht mit „Pilzvergiftungen" verwechselt werden, die durch den Verzehr von giftigen Pilzen entstehen.
Die Mykotoxine können Organe (v.a. Leber, Nerven, Immunsystem) schädigen und überdies krebserregend sein. Besonders gefährdet für schwere Verläufe und Folgeschäden sind Personen mit bereits geschwächter Immunabwehr. Insgesamt sind rund 200 Mykotoxine bekannt, die durch Schimmelbefall auf und in unterschiedlichsten Lebensmitteln entstehen. Die zwei wichtigsten Beispiele sind:

- Patulin wird durch verschiedene Schimmelpilze an faulendem Obst produziert. Es durchdringt die ganze Frucht und ist vor allem in Apfel- und

Birnensäften eine Gefahr für die Gesundheit.

- Aflatoxine entstehen vor allem in schimmligen Erdnüssen, Pistazien und Getreide. Sie sind hochtoxisch und können Hepatitis und Leberkrebs auslösen.

Bei sichtbarem Schimmel durchziehen die Pilzfäden oft schon die gesamten Nahrungsmittel, und vor allem bei hohem Flüssigkeitsanteil verbreiten sich die Gifte sehr schnell auch abseits des befallenen Bereichs. Daher sollten angeschimmelte Lebensmittel möglichst verworfen werden. Dies gilt insbesondere für Patient*innen mit geschwächtem Immunsystem, Kleinkinder und ältere Personen.

Schimmelnde Lebensmittel stellen eine Gesundheitsgefahr dar. Pilzfäden und Mykotoxine können das ganze Lebensmittel durchziehen, daher sollte ein Lebensmittel mit Schimmelbefall immer als Ganzes entsorgt und nicht nur der befallene Teil ausgeschnitten werden.

4.6.3 Pilzinfektionen (Mykosen)

Im Gegensatz zur reinen Kolonisation dringen die Pilze bei Mykosen in menschliches Gewebe ein und führen zu dessen Zerstörung und zu Entzündungen. Wir unterscheiden zwischen Oberflächenmykosen (Befall von Haut, Haar, Nägeln und Schleimhäuten) und Systemmykosen, bei denen innere Organe befallen sind. Systemmykosen stellen immer gefährliche Erkrankungen dar und sind mit einer hohen Sterblichkeitsrate assoziiert. Manche Pilze wie Candida und Aspergillus können sowohl Oberflächenmykosen als auch Systemmykosen auslösen, andere wie die Dermatophyten ausschließlich Oberflächenmykosen.

Bei Pilzinfektionen unterscheidet man zwischen lokalen Oberflächenmykosen auf Haut/Schleimhaut und generalisierten Systemmykosen, die die inneren Organe betreffen.

4.6.4 Schimmelpilze: Vorkommen und Risiken

Schimmelpilze gehören zu den Hyphenpilzen. Viele von ihnen können Allergien und Vergiftungen verursachen; einige wenige sind auch für Patient*innen infektiös. Die meisten infektiösen Schimmelpilze sind Erreger von Systemmykosen, seltener von Oberflächenmykosen.

Prinzipiell finden sich Schimmelpilze überall dort, wo sie Nährstoffe und genügend Feuchtigkeit vorfinden. In großen Mengen kommen sie im Erdboden und in Biomüll vor. Im häuslichen Bereich finden wir sie in Topfpflanzen und auf verdorbenen Lebensmitteln, aber auch als Sporen im normalen Hausstaub. Feuchte Umgebungen wie Klimaanlagen, Keller und Fensternischen begüns-

tigen ihre Vermehrung. Am häufigsten sind sie in Badezimmern und anderen Nassbereichen zu finden. Hier bieten ihnen Feuchtigkeit und Wärme, Nährstoffe wie Hautschuppen und Haare und die Verwirbelung von Sporen durch Haartrockner ideale Bedingungen.
Während in normalen Räumen selten mehr als 100 Sporen pro Kubikmeter Luft vorhanden sind, kann diese Anzahl in stark belasteten Räumen auf über 10.000 ansteigen. Dabei genügen oft schon einfache Maßnahmen, um die Belastung deutlich zu reduzieren:

- Einrichtungsgegenstände mit genügend Abstand zur Wand aufstellen, um stehende Luft und Kondenswasserbildung zu vermeiden.
- Wohnung regelmäßig und ausreichend lüften (Stoßlüftung mit weit geöffneten Fenstern, wenn möglich Querlüftung durch gegenüberüberliegende Fenster und Türen).
- Vorsicht bei Topfpflanzen! Bei sichtbarem Schimmel Pflanzen frisch umtopfen oder entfernen.
- Durch Reinigung und geeignete Materialien (z.B. spezielle Fugenmasse) werden den Pilzen die Nährstoffe entzogen.
- Sichtbaren Befall gründlich reinigen und desinfizieren. Bei ausgeprägtem Befall ist die Sanierung durch einen Fachmann notwendig.

Spezielle Vorsichtsmaßnahmen sind naturgemäß im Kranken- und Pflegebereich geboten, da alte und kranke bzw. immungeschwächte Personen ein erhöhtes Risiko für Pilzerkrankungen aufweisen. In diesen Bereichen sollten keinesfalls Topfpflanzen stehen. Auch sind raumlufttechnische Anlagen sowie besonders gründliche Reinigungs- und Desinfektionsmaßnahmen erforderlich. Für eine Risikoanalyse wird die Sporenkonzentration der Raumluft mit einem Air Sampler gemessen, einer Art speziellem „Staubsauger", der eine definierte Menge Luft ansaugt. Die Luftkeime bleiben auf einem Filter hängen, der anschließend auf eine Nähragarplatte gelegt wird. Nach Bebrütung werden die entstandenen Pilzkolonien ausgezählt und identifiziert.
Aspergillus fumigatus ist ein weltweit verbreiteter und sehr häufiger Schimmelpilz, der beispielsweise in großen Mengen in Biomüll vorkommt. Wie viele andere Erreger von Pilzinfektionen ist auch er ein „Opportunist", der normalerweise als Umweltkeim von toter organischer Substanz lebt und dem Menschen nur dann gefährlich wird, wenn dessen Immunsystem bereits geschwächt ist.
Jeder Mensch atmet täglich zahlreiche Aspergillus-Sporen ein. Diese werden bei gesunden Menschen normalerweise sofort durch Fresszellen des Immun-

systems in den Lungenbläschen vernichtet. Bei Immunschwäche, wenn dieser Schutzmechanismus nicht mehr funktioniert, können die Sporen jedoch auskeimen und der Pilz infiziert die ganze Lunge. Häufig dringen die Pilzhyphen dann sogar in die Blutgefäße ein, werden weiter verbreitet und können andere innere Organe wie beispielsweise das Gehirn befallen (Systemmykose). Die Sterberate ist dann sehr hoch und hängt vom Grad der Immunschwäche ab. Bei Patient*innen mit AIDS oder Knochenmark-Transplantation kann sie bei 90% und darüber liegen.

Hohe Konzentrationen von Schimmelpilzsporen in der Raumluft können Allergien auslösen oder bei immungeschwächten Personen zu Infektionen führen. Mit entsprechenden Maßnahmen kann und soll die Belastung der Atemluft gering gehalten werden.

4.6.5 Infektionen mit Candida albicans

Mehrere Arten von Hefen können sowohl oberflächliche als auch systemische Mykosen verursachen. Die wohl bedeutsamsten humanpathogenen Hefen sind Candida-Arten, von denen Candida albicans der häufigste und wichtigste Vertreter ist.

Candida albicans ist ein häufiger Kolonisationskeim und findet sich bei ca. 50% der gesunden Menschen in der oralen (Mundhöhle), gastrointestinalen (Verdauungstrakt) und vaginalen Flora. Infektionen durch Candida sind meist endogenen Ursprungs, d.h. sie stammen von der eigenen Besiedelung der Patient*innen.

Mykosen durch Candida entstehen:

- bei geschwächtem Immunsystem, beispielsweise während einer Schwangerschaft, bei alten Menschen oder infolge anderer Erkrankungen
- bei Veränderung und Schwächung der normalen bakteriellen Flora (Stoffwechselstörungen, während Antibiotika-Behandlungen oder infolge übertriebener Hygiene)
- bei Vorliegen von Hautschädigungen (Verbrennungen, wundgeriebene Hautbereiche bei fettleibigen Menschen oder bei Säuglingen bzw. inkontinenten Patient*innen im Windel-Einlagen-Bereich).

Entsprechend den Besiedelungsstellen findet man Oberflächenmykosen durch Candida auf Schleimhäuten im Mundbereich (Mundsoor), im Verdauungstrakt („Darmpilz") und in der Genitalregion (Scheidenpilz, Vaginalmykose).

Mundsoor erkennt man an weißen, abwischbaren Candida-Plaques in der

Mundhöhle. Durch den Befall hat die Patientin Schluck- und Essbeschwerden sowie ein Wundgefühl im Rachen. Bei schwerer Immunschwäche (AIDS) können die Candida-Plaques bis in die Speiseröhre hinabreichen.
Die übermäßige Vermehrung von Candida im Darm z.B. infolge von Stoffwechselstörungen und Antibiotika-Therapien, äußert sich durch Blähungen und Durchfälle. Der Nachweis von Candida gehört daher zu den Routine-Untersuchungen, wenn eine PatientIn mit solchen Symptomen den Arzt aufsucht
Beim Scheidenpilz kommt es zu gelblich-weißem Ausfluss, Juckreiz und Brennen beim Urinieren. An der Vaginalschleimhaut sind weiße, abwischbare Beläge erkennbar, die oft auch äußerlich gemeinsam mit Rötungen an der Vulva vorkommen (Vulvo-Vaginalmykose). Dieses Krankheitsbild entsteht oft durch übertriebene Intimhygiene mit Scheuern und der Verwendung ungeeigneter (alkalischer) Seifen, die das saure Milieu der Vaginalflora stören.

Candida kann asymptomatisch den Mund, den Darm und die Vagina besiedeln. Dort kann auch bei übermäßiger Vermehrung eine Infektion mit entsprechenden Symptomen entstehen.

Candida-Mykosen auf der Haut entstehen hauptsächlich bei mechanischer Vorschädigung der Haut und als Folge von Verbrennungen. Am häufigsten sind sie in Intertrigo-Bereichen (Wundreiben, „Wolf") zu finden (unter den Brüsten, Analfalte, Damm, zwischen den Oberschenkeln) und betreffen oft adipöse Patient*innen. Bei Säuglingen und Inkontinenzpatient*innen wird durch Candida eine Windeldermatitis verursacht. Durch Hautschädigung infolge Reibung der Windel und aggressive Substanzen aus Urin und Stuhl wird die Infektion für den Pilz erleichtert; das feuchtwarme Mikroklima begünstigt noch die Vermehrung. Bei der Pflege dieser Patient*innen muss daher sorgfältig auf entsprechende Symptome geachtet werden.
Systemmykosen durch Candida treten hauptsächlich bei stark immungeschwächten Patient*innen auf. Beim Setzen von Venen-Verweilkathetern ist eine gründliche Hautdesinfektion von großer Bedeutung, da diese eine häufige Eintrittspforte für Candida-Sepsis darstellen.

Bei inkontinenten Patient*innen muss bei der Pflege verstärkt auf Candida-Mykosen im Windelbereich geachtet werden, da hier die Bedingungen für eine Infektion optimal sind.

4.6.6 Schuppenbildung durch Malassezia

Dieser Hefepilz ernährt sich von Hauttalg und gehört zur normalen Hautflora des Menschen vor allem im Kopf- und Nackenbereich, wo er durch viele

Schweiß- und Talgdrüsen günstige Bedingungen vorfindet. Bei einer Schwächung der Hautbarriere (Klima, Hormonschwankungen während Pubertät oder Schwangerschaft, Stress, Mikroverletzungen beim Kämmen, aggressive Haarkosmetika ...) kann der Pilz in die Haut eindringen und kleine Entzündungsherde, Juckreiz und verstärkte Abschuppung auslösen. Antimykotische Shampoos können eingesetzt werden, um die Infektion zu bekämpfen und den Pilz wieder auf das Ausmaß der normalen Kolonisation zurückzudrängen.

Starke Schuppenbildung kann durch den Hautpilz Malassezia ausgelöst werden. Die Therapie erfolgt dann mit antimykotischen Shampoos.

4.6.7 Dermatophyten

Dermatophyten (wörtlich übersetzt „Hautpflanzen“) sind eine Gruppe von nahe miteinander verwandten Hyphenpilzen, die Oberflächenmykosen auf Haut, Haaren und Nägeln von Tieren und Menschen verursachen.

Die Ansteckung mit Dermatophyten erfolgt durch Pilzsporen, die entweder direkt durch Berührung übertragen werden, oder indirekt über abgeschilferte infizierte Hautschuppen, die sich auf Gegenständen oder Fußböden befinden. Zu etwa einem Drittel erfolgt die Übertragung von Tieren (Spielen mit dem Tier, Streicheln, aber auch durch kontaminierte Gegenstände). Bei zirka zwei Dritteln der Infektionen stammt der Erreger direkt oder indirekt von anderen Menschen und wird durch Hautkontakt (z.B. im Krankenhaus bei der Körperpflege) oder über kontaminierte Gegenstände (Schuhe, Matten) und Flächen, vor allem Fußböden, übertragen. In Schwimmbädern, Hallenbädern, Sauna etc. ist die Infektionsgefahr erhöht, da viele Menschen barfuß laufen und die Feuchtigkeit und Wärme die Haut aufweichen und somit deren Barrierefunktion herabsetzen.

Dermatophyten sind die häufigsten Erreger von Pilzinfektionen beim Menschen und können sowohl von Tieren als auch von Mitmenschen übertragen werden.

An dieser Stelle sei vor den Desinfektions-Fußduschen gewarnt, die oft wirkungslos sind oder das Infektionsrisiko gar noch erhöhen. Oft ist die Konzentration des Desinfektionsmittels nicht richtig eingestellt oder wird durch vom Körper abrinnendes Wasser verdünnt, auch wird die notwendige Einwirkzeit von den Benutzern meist nicht eingehalten. In der Umgebung der Fußduschen finden sich sogar besonders hohe Konzentrationen von Pilzsporen, da durch den starken Strahl Hautschuppen abgewaschen werden und potentiell Dermatophytensporen enthalten können. Wesentlich wirksamer ist, sich die Füße

immer gut abzutrocknen und stets Badeschuhe zu verwenden.
Infektionen der gesunden, intakten Haut und Nägel sind praktisch ausgeschlossen; erst bestehende Immunschwächen und/oder Risikofaktoren machen eine Übertragung möglich. Die wichtigsten Risikofaktoren sind:

- Feuchtigkeit, die die Haut aufweicht und damit gute Wachstumsbedingungen bietet: Schwitzen, Schwimmbäder, schlechtes Abtrocknen ...;
- Mikroverletzungen erleichtern das Eindringen des Pilzes, z.B. rissige Hände, kleine Sportverletzungen („Sportlerfuß“, z.B. leiden viele Profi-Fußballer an Fußpilz);
- schlechte Durchblutung der Haut: z.B. infolge von Rauchen, Diabetes.

Dermatophyten sind spezialisiert auf den Abbau des Keratins, das den Hauptbestandteil der Haare, Finger- und Zehennägel und der Hornschicht der Oberhaut bildet. Die Sporen keimen zu Pilzfäden aus, die das Keratin zersetzen und dadurch zur Zerstörung von Oberhaut, Haaren und Nägeln führen. Die tieferen Hautschichten sind kaum betroffen; der Befall breitet sich vom Befallsherd ausgehend mehr od. weniger kreisrund aus.

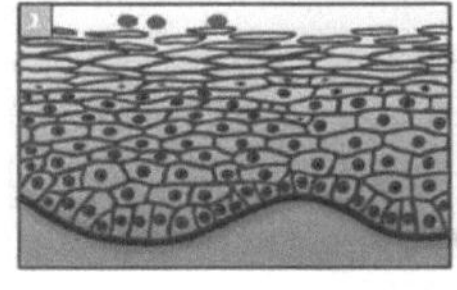

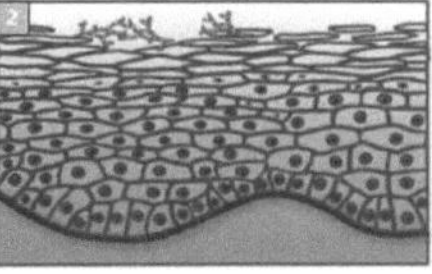

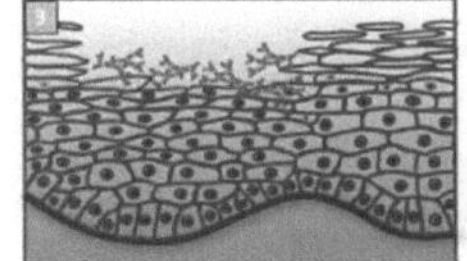

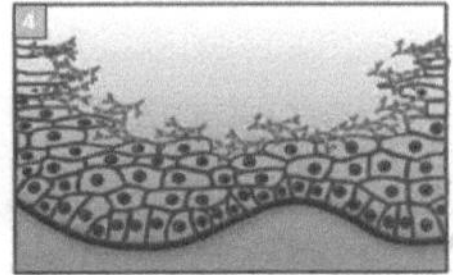

Abb. 106 Dermatophyten keimen auf der Haut aus und fressen sich durch die keratinhaltigen Hautschichten

Je nachdem, ob die Haut oder die Nägel betroffen sind, spricht man von einer Hautmykose (Tinea) oder einer Nagelmykose (Onychomykose). Die Symptome sind 1-2 Wochen nach Infektion sichtbar.

4.6.7.1 Hautmykosen (Tinea) durch Dermatophyten

Die Hautmykosen werden je nach dem betroffenen Bereich unterteilt in:

- Tinea corporis (am Rumpf)
- Tinea capitis (an der behaarten Kopfhaut)
- Tinea manus (an der Hand)
- Tinea pedis (Fußpilz)

Bei Tinea corporis zeigen sich typische kreisförmige Läsionen mit einem roten Randwall (Zone des Pilzwachstums) und blasserem Zentrum (Bereich des bereits zerstörten Keratins). Daher die englische Bezeichnung „Ringworm“.
Die Symptomatik bei Tinea capitis reicht von starker Schuppenbildungen über Haarausfall bis zu schweren eitrigen Entzündungen, was ohne Behandlung zu

bleibendem Haarverlust führen kann. An dieser Form der Hautmykose erkranken vor allem Kinder, die sich an „Streicheltieren" anstecken.
Beim Befall der Hand (Tinea manus) sind die Schädigungen oft nicht klassisch rund, sondern äußern sich meist durch Rötungen und Abschuppungen. Am häufigsten ist die Infektion auf die Innenfläche nur einer Hand beschränkt; oft tritt gleichzeitig ein Nagelpilz (Onychomykose) auf. Die Lokalisation an der Hand ist z.B. dann typisch, wenn im Rahmen der Körperpflege die Läsionen von Fußpilz-Patient*innen berührt werden.
Tinea pedis (Fußpilz) ist die häufigste Pilzerkrankung der Haut und kann ebenfalls häufig auf die Nägel übergreifen. Wie schon erwähnt, tritt diese Erkrankung oft bei Sportlern auf (Mikroverletzungen, feuchte Füße); am häufigsten beim Schwimmen, Joggen und Fußballspiel.
Die häufigste Form des Fußpilzes ist die Interdigitalmykose, bei der sich die Haut zwischen den Zehen weiß verfärbt und sich in Fetzen ablöst. Die Dermatophyteninfektion tritt deshalb besonders häufig interdigital auf, weil zwischen den Zehen die Haut am schlechtesten austrocknen kann und aufgeweichte Haut am empfänglichsten für eine Infektion ist. Bei der zweithäufigsten Form ist die Fußsohle befallen und es wird verstärkt Hornhaut gebildet (Hyperkeratose). Typisch sind daher Schuppungen und trockene Verdickungen der Fußsohlen, die sich oft auch auf die seitlichen Fußränder ausdehnen. Dieses typische Erscheinungsbild wird als „Mokassin-Mykose" bezeichnet.
Die Behandlung erfolgt mit antimykotischen Salben, die nach 1-3 Wochen meist zu einer völligen Heilung führen. Die nötigen begleitenden Maßnahmen gegen eine Reinfektion werden bei den Nagelmykosen beschrieben.

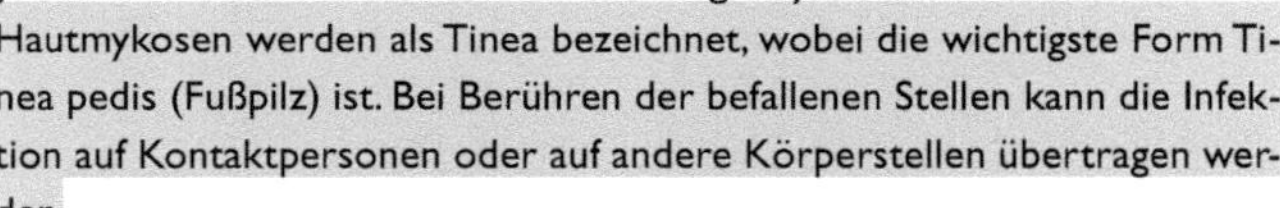

Hautmykosen werden als Tinea bezeichnet, wobei die wichtigste Form Tinea pedis (Fußpilz) ist. Bei Berühren der befallenen Stellen kann die Infektion auf Kontaktpersonen oder auf andere Körperstellen übertragen werden.

4.6.7.2 Nagelmykosen (Onychomykosen) durch Dermatophyten

Onychomykosen machen etwa 30-50% aller Nagelkrankheiten aus. Es sind chronische Infektionen durch Dermatophyten, die langsam fortschreitend die gesamte Nagelplatte zerstören. Sie sind häufig mit Tinea manus bzw. Tinea pedis assoziiert (siehe oben) und können sich auch leicht auf benachbarte Nägel ausbreiten.
In den meisten Fällen erfolgt die Infektion am vorderen Nagelrand und breitet sich langsam nach hinten über den Nagel aus. Fingernägel wachsen schneller als Zehennägel und werden öfter geschnitten; somit ist die Wahrscheinlichkeit,

dass eine befallene Stelle beim Nagelschneiden entfernt wird, sehr viel größer. Aus diesem Grund sind die langsamer wachsenden Zehennägel weit häufiger (ca. 5x) betroffen.

Der Pilz wächst im und unter dem Nagel und zerstört dabei das Keratin. Im frühen Stadium der Infektion verliert der Nagel seinen charakteristischen Glanz und wirkt stumpf; Verfärbungen (häufig gelbe Streifen) treten auf. Als Reaktion auf den Befall verdickt sich die Hornhaut unter dem Nagel, wodurch sich der Nagel vom Nagelbett abhebt. In dem so entstandenen Spalt können sich schnell Schmutz und Bakterien anreichern, was sich in weiteren Verfärbungen äußert. In späteren Stadien des Keratin-Abbaus wird der Nagel rissig, brüchig und krümelig; schließlich ist die Nagelplatte vollständig zerstört.

Während die frühen Symptome eher ein kosmetisches Problem sind, kommt es später zu Schmerzen beim Tragen von Schuhen, was letztendlich sogar zu orthopädischen Fehlstellungen führen kann.

Neben oben angeführten Risikofaktoren: Feuchtigkeit, Mikroverletzungen und schlechte Durchblutung (Rauchen, Diabetes, Bewegungsmangel, Venenschwäche) sind ältere Menschen häufiger betroffen, da sich das Wachstum der Nägel im Alter verlangsamt.

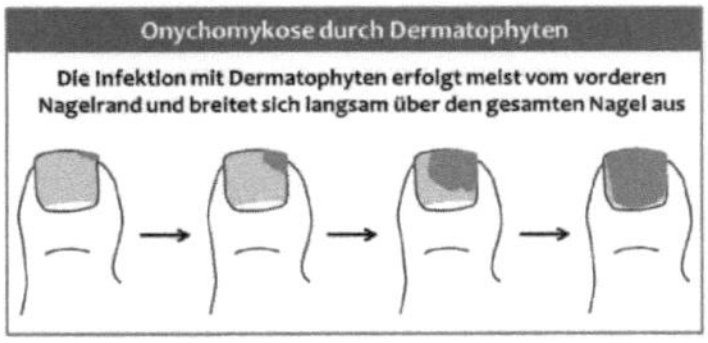

Onychomykose durch Dermatophyten

Die Infektion mit Dermatophyten erfolgt meist vom vorderen Nagelrand und breitet sich langsam über den gesamten Nagel aus

ABB. 107 EINE ONYCHOMYKOSE BREITET SICH VOM VORDEREN NAGELRAND AUSGEHEND ÜBER DEN GANZEN NAGEL AUS

Wie beim Fußpilz ist die Therapie in den meisten Fällen unproblematisch. Infizierte Nagelbereiche werden soweit wie möglich abgefeilt, dann wird ein antimykotischer Nagellack aufgetragen, was innerhalb einiger Wochen zum Absterben des Pilzes führt. Nur in Fällen, bei denen mehr als 70% des Nagels betroffen sind, müssen zusätzlich für 3-4 Monate Antimykotika oral eingenommen werden.

Fuß- und Nagelpilz werden beide von Dermatophyten verursacht. Eine frühe Therapie verhindert das Übergreifen auf die Haut bzw. die Nägel. Fußpilz ist einfacher und schneller zu bekämpfen als Nagelpilz.

Um eine Reinfektion zu vermeiden, sind bei Fußpilz und Nagelpilz begleitende Maßnahmen erforderlich:

- Schuhe müssen desinfiziert werden.
- Wäsche, v.a. Socken und Bettwäsche bei mindestens 60°C waschen; falls dies nicht möglich ist, muss ein Wäschedesinfektionsmittel verwendet werden.
- Handtücher müssen täglich gewechselt werden, um generell eine weitere

Verbreitung zu vermeiden.

- Während der Behandlung nicht barfuß gehen, keine Skischuhe ausleihen...

Bei Fuß und Nagelpilz sind begleitende Maßnahmen essentiell, um eine schnelle und dauernd wiederkehrende Reinfektion zu verhindern.

5 Protozoen

Protozoen sind kleine Einzeller, die schon dem Tierreich zugeordnet werden. Zu den Protozoen, die den Menschen infizieren können, gehören die Plasmodien, die Trichomonaden und die Toxoplasmen.

5.1 Plasmodien

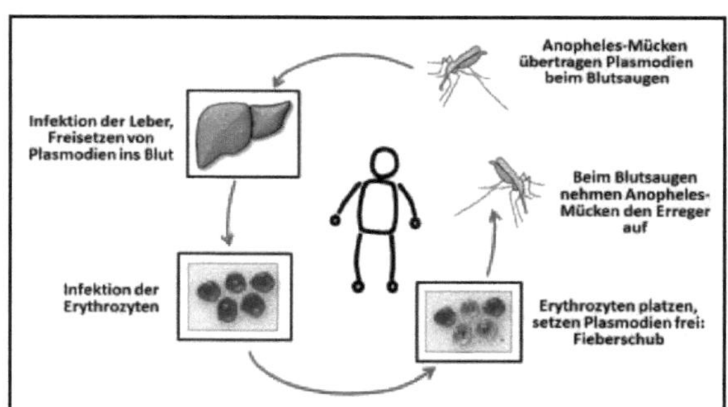

Abb. 108 Übertragung und Krankheitsverlauf der Malaria

Plasmodien sind die Erreger der Malaria. Man unterscheidet verschiedene Plasmodienarten, deren Infektion sich mit unterschiedlich schweren Symptomen äußert.

Übertragen werden die Plasmodien durch die weibliche Anopheles-Mücke, die in tropischen und subtropischen Gebieten anzutreffen ist. Fast 40% der Menschen leben in Risikogebieten, wo Malaria auftritt. In Österreich ist die Anopheles-Mücke nicht beheimatet, doch gibt es jedes Jahr circa 60 Malaria-Fälle in Österreich, bedingt durch Reisende, die nach der Rückkehr aus Malaria-Gebieten hier erkranken.

Beim Blutsaugen gelangen die Plasmodien in die Blutbahn des Gestochenen und infizieren dann die Leberzellen. Eine der Plasmodien-Arten kann sogar dauerhaft in der Leber bleiben und eine lebenslange Infektion etablieren, mit der ständigen Gefahr einer Reaktivierung. In der Leber entwickeln sich die Plasmodien weiter und die Leberzellen entlassen große Mengen an Plasmodien in den Blutstrom. Dort infizieren die Protozoen die Erythrozyten. In den Erythrozyten vermehren sich die Plasmodien sehr stark und bringen die Zellen schließlich zum Platzen. So werden schlagartig große Mengen an Plasmodien in den Blutstrom entlassen und lösen einen Fieberschub aus. Nun infizieren die freigesetzten Plasmodien neue Erythrozyten, die restlichen werden vom Immunsystem beseitigt: das Fieber verschwindet daher wieder. Wenige

Tage später haben sich in den neu infizierten Erythrozyten wieder so viele Erreger gebildet, dass die Zellen platzen und Plasmodien ins Blut entlassen. So entsteht der nächste Fieberschub. Diese kurzen Fieberschübe können je nach Plasmodienart alle 2-3 Tage auftreten und sind sehr charakteristisch für die Malaria. Während des Fiebers können die Erreger im Blutausstrich nachgewiesen werden. Bei den schwereren Formen der Malaria können zerstörte Blutzellen zusammenklumpen, sich an der Gefäßwand anlagern und so feinste Kapillaren verstopfen. Je nachdem, welches Organ wegen der verstopften Kapillaren nun nicht mehr mit Sauerstoff und Nährstoffen versorgt wird, können z.B. Hirnsymptome und Koma auftreten oder Nierenversagen.

Malaria wird durch Plasmodien ausgelöst, die durch den Stich der Anopheles-Mücke auf den Menschen übertragen werden. Charakteristisch sind Fieberschübe, die regelmäßig alle 2-3 Tage auftreten.

5.2 Trichomonaden

Der Keim Trichomonas vaginalis wird durch Geschlechtsverkehr übertragen. Man schätzt, dass es jedes Jahr weit über 100 Millionen Neuinfektionen mit diesem Protozoon gibt. Während die Infektion von Männern häufig asymptomatisch verläuft, treten bei Frauen meist Symptome auf. Die Entzündung der Vagina und/oder der Zervix äußert sich mit starkem Ausfluß und Brennen beim Wasserlassen. Die Diagnose kann mit einem Vaginalabstrich erfolgen, in dem die Keime sichtbar sind. Bei der Therapie muss darauf geachtet werden, dass jeweils beide Partner therapiert werden, auch wenn bei einem Partner keine Symptome vorhanden sind.

5.3 Toxoplasmose

Das Protozoon Toxoplasma gondii ist der Erreger der Toxoplasmose. Der Hauptwirt für Toxoplasma ist die Katze, die Tiere haben keine Symptome und scheiden den Erreger im Stuhl aus. Die Infektion des Menschen erfolgt entweder nach Schmierinfektionen mit Katzenkot (Streicheln der Katzen, Säubern des Katzenklos) oder durch Verzehr von mit Katzenkot kontaminiertem Salat oder Gemüse. Die Infektion verläuft meist ohne Symptome, nur selten bekommen die Patient*innen Fieber und fühlen sich matt. Aber der Erreger bleibt im ruhenden Stadium im Körper zurück, die Dauerformen verbleiben lebenslang z.B. im Hirn, im Auge oder im Muskelgewebe. Untersuchungen zufolge tragen 50-80% der Bevölkerung den Keim in sich. Im Falle einer starken Immunsuppression können diese ruhenden Formen jedoch reaktiviert werden. Vor allem bei HIV-Patient*innen können sich die Erreger wieder stark vermehren. Typisch ist dann die zerebrale Toxoplasmose, die sehr schwer verläuft und eine hohe Sterblichkeitsrate hat.

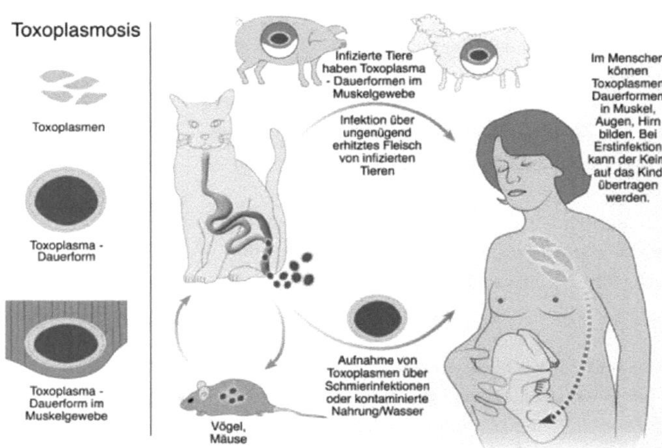

Abb. 109 Übertragung von Toxoplasmen von der Katze auf den Menschen

Wenn eine Frau während der Schwangerschaft zum ersten Mal Kontakt mit Toxoplasmen hat, kann der Erreger die Plazenta durchdringen und das Kind schädigen. Vor allem Hirn und Auge sind dann betroffen, es können Hydrocephalus, Hirnatrophien und Katarakte auftreten. Beim Feststellen einer Schwangerschaft wird daher sofort getestet, ob die Schwangere bereits Kontakt mit Toxoplasmen hatte. Wenn dies der Fall ist, sind keine weiteren Maßnahmen erforderlich, da eine Gefahr nur bei Erstinfektion gegeben ist. Wenn die Frau allerdings noch nicht mit Toxoplasmen infiziert ist und somit die Möglichkeit eines Erstkontakts in der Zeit der Schwangerschaft gegeben ist, sind wiederholte Kontrolluntersuchungen und bei Feststellen einer Infektion eine sofortige Therapie notwendig. Aus diesem Grund sollten Frauen während der Schwangerschaft nicht das Katzenklo säubern, um Kotkontakt zu vermeiden.

Die Infektion mit Toxoplasmen ist meist asymptomatisch, der Erreger bleibt allerdings lebenslang im Körper. Gefährlich ist ein Erstkontakt in der Schwangerschaft, da es zur Fruchtschädigung kommen kann. Bei HIV-Patient*innen können Reaktivierungen schwere Verläufe nehmen.

6 Arthropoden

Die Arthropoden (Gliederfüßer) sind eine äußerst formen- und artenreiche Abteilung des Tierreichs und umfassen unter anderem Tausendfüßler, Krebse, Spinnentiere und Insekten. Für die menschliche Gesundheit von Belang sind Vertreter der Spinnentiere (Milben, Zecken) und Insekten (v.a. Läuse, Flöhe und Wanzen).

Die Schädigung erfolgt auf unterschiedliche Weise:

- durch Blutsaugen bzw. direkten Hautbefall und die dadurch resultierenden Hautläsionen und Entzündungen (Läuse, Flöhe, Wanzen, Mücken, Zecken, Krätzmilben);
- durch das Auslösen von Allergien (Hausstaubmilben);
- Arthropoden können als Überträger (Vektoren) von Krankheitserregern fungieren (Borreliose und FSME durch Zecken; Pest durch Flöhe ...).

6.1 Milben

Milben zählen zu den Spinnentieren; Für Menschen von Bedeutung sind Haarbalgmilben, Hausstaubmilben, Krätzmilben und Zecken.

6.1.1 Haarbalgmilben

Haarbalgmilben sind bei fast allen Menschen vorhanden. Sie sind sehr kleine (ca. 0,1mm), walzenförmige Bewohner der Haarbalgschäfte, vor allem im Gesicht, den Ohren und den Augenlidern und ernähren sich von Talg. Üblicherweise sind sie vollkommen harmlose Mitbewohner, nur in seltenen Fällen kann es vor allem bei alten Menschen, schlechtem Allgemeinzustand oder als Folge anderer Erkrankungen (z.B. AIDS) zu einer besonders hohen Besiedlungsdichte mit Akne-ähnlichen Symptomen kommen.

6.1.2 Hausstaubmilben

Hausstaubmilben leben bevorzugt in Textilien, vor allem in Betten, Teppichen und Polstermöbeln, und ernähren sich dort von Hautschuppen, von denen jeder Mensch täglich etwa 1,5g verliert. Sie sind im Prinzip harmlos, aber ihr Kot enthält allergene Bestandteile, auf die etwa 4% der Bevölkerung ansprechen. Dies führt zu „Hausstauballergien" mit Symptomen wie Schnupfen, Husten und Niesanfällen, bis hin zu asthmatischen Reaktionen. Sensible Personen sollten auf Teppichböden und Polstermöbel verzichten und die Bettwäsche und Matratzenbezüge häufig bei 60°C waschen. Weitere Maßnahmen sind das Verwenden spezieller Filter in Staubsaugern. Als Maßnahmen gegen starke Vermehrung empfehlen sich ausreichendes Lüften sowie eine Raumtemperatur von nicht mehr als 20°C. Bei einer Luftfeuchtigkeit unter 50% sterben Hausstaubmilben ab.

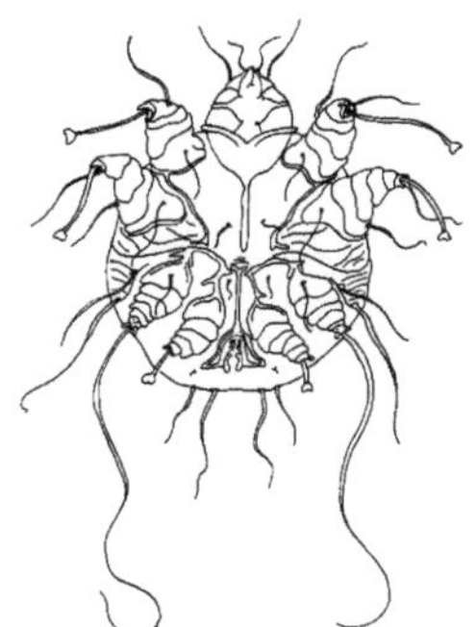

ABB. 110 KRÄTZMILBE

Eine Hausstauballergie ist nicht gegen Hausstaub gerichtet, sondern gegen den Kot der Hausstaubmilbe. Die Hausstaubmilben saugen kein Blut.

6.1.3 Krätzmilben

Diese Milben sind ca. 0,5mm groß und werden meist durch direkten körperlichen Kontakt übertragen, was beispielsweise in Wohn- und Pflegeheimen sowie in Kindergärten problematisch werden kann, aber auch indirekt über Kleidung oder Bettwäsche.

Das Krankheitsbild Skabies (Krätze) entsteht, wenn die weiblichen Milben tunnelartige Gänge in die Hornhaut bohren, um dort ihre Eier abzulegen. Bevorzugt werden die Bereiche zwischen den Fingern, die Handgelenke, Ellenbogen, Achselfalten, Brust und Leistengegend befallen, während Kopf und Rücken meist frei bleiben. Der Befall führt zu entzündlichen Hautausschlägen mit starkem, vor allem nächtlichem Juckreiz. Die entzündlichen und allergischen Symptome werden vor allem durch den Milbenkot ausgelöst.

Die therapeutische Behandlung erfolgt mit verschiedenen Insektiziden; daneben sind weitere Maßnahmen zur Verhinderung der Verbreitung unerlässlich. Unter anderem müssen Kontaktpersonen kontrolliert und mitbehandelt werden, Schutzkleidung und Handschuhe müssen getragen werden, die Kleidung und Bettwäsche müssen laufend gewechselt und bei 60°C gewaschen werden (Hygieneplan!).

6.1.4 Zecken

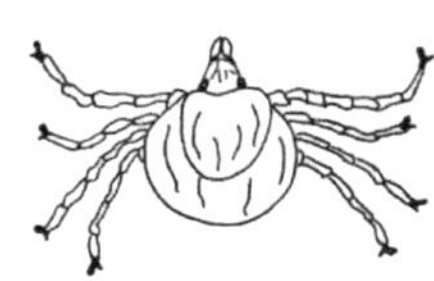

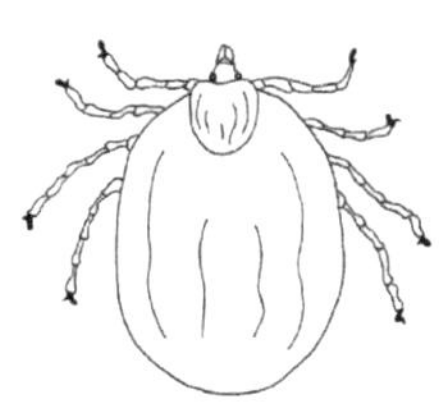

Abb. 111 a+b Zecken - oben: vor, unten: nach der Nahrungsaufnahme

Als Blutsauger nehmen die Zecken eine Sonderstellung unter den Milben ein, die ansonsten kein Blut saugen. In der warmen Jahreszeit warten sie auf Grashalmen und niedrigen Büschen auf einen Wirt (Wild- und Haustiere, Menschen), den sie durch spezielle chemische Sinnesorgane erkennen. Sobald sie ihren neuen Wirt an Kohlendioxid, Ammoniak und Milchsäure erkannt haben, lassen sie sich fallen und bohren sich in die Haut. Mit dem Speichel werden gerinnungshemmende und schmerzstillende Substanzen injiziert, dabei können durch die Zecken aber auch Krankheitserreger übertragen werden. Zecken können über viele Stunden Blut saugen und dabei ihren Körperumfang durch die Blutmahlzeit vervielfachen.

Die wichtigsten in Europa von Zecken ausgelösten Erkrankungen sind die Borreliose (verursacht durch schraubenförmige Bakterien) und die virale Frühsommer-Meningoenzephalitis (FSME). Die Wahrscheinlichkeit der Übertragung steigt mit der Dauer des Blutsaugens, daher sollten Zecken bei Entdeckung möglichst bald entfernt werden. Auch starke Quetschung veranlasst die Zecken, verstärkt Sekrete und damit auch Krankheitserreger in die Wunde abzugeben. Zecken also auch nicht mit

Öl oder Vaseline bedecken, sondern mit einer Pinzette möglichst nah an der Haut fassen und herausziehen. Da Zecken kein Schraubgewinde am Kopf haben, nicht drehen, sondern die Tiere gerade nach oben weggziehen.

Zecken können beim Blutsaugen Krankheitserreger wie FSME oder Borrelien übertragen. Bei Entdecken einer Zecke das Tier möglichst schnell und ohne Quetschung nach oben abziehen.

6.2 Läuse

Die medizinisch bedeutsamen Läuse sind hochspezialisierte Parasiten, die mehrmals täglich Blut saugen und dabei auch Krankheiten übertragen können (z.B. bakterielles Rückfallfieber). Die Eier der Läuse werden Nissen genannt.

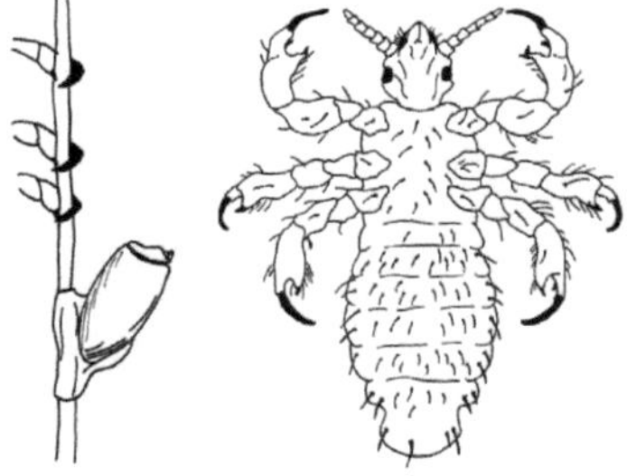

Abb. 112 a+b Kopfläuse, links: Nisse an einem Haar

6.2.1 Kopfläuse

Kopfläuse leben im Haupthaar des Kopfes. Die Weibchen legen bis zu 100 Eier (Nissen), die an den Haaren festkleben; aus diesen Nissen wächst innerhalb von ca. 3 Wochen die nächste Generation heran. Durch die Stiche der Läuse zum Blutsaugen entsteht der charakteristische Juckreiz.

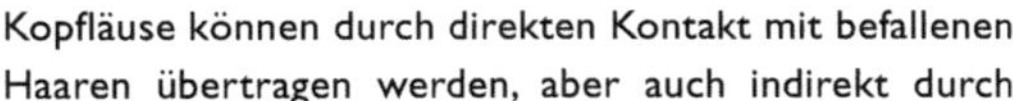

Kopfläuse können durch direkten Kontakt mit befallenen Haaren übertragen werden, aber auch indirekt durch Mützen oder Kämme. Dementsprechend kommt es am häufigsten in Kindergärten und Volksschulen, aber auch in Wohn- und Pflegeheimen zu Ausbrüchen. Die Therapie erfolgt mit speziellen Shampoos, die entsprechende Wirkstoffe enthalten; zusätzlich werden die Eier bzw. die leeren Eihüllen mit feinzahnigen Kämmen (Nissenkämme) ausgekämmt. Begleitend müssen Handtücher, Kopfkissen und Mützen bei 60°C gewaschen werden. Ist die thermische Behandlung nicht möglich, können Textilien, Haarbürsten etc. auch für mindestens 3 Wochen in einem dichten Plastiksack aufbewahrt werden; in dieser Zeit verhungern die Tiere. Betroffene Wohnbereiche müssen gründlich ausgesaugt werden.

6.2.2 Kleiderläuse

... leben körpernah in Falten und Nähten der Wäsche, wo sie auch ihre Eier ablegen, und kommen nur zur Nahrungsaufnahme auf die Haut. Sie bevorzugen Textilien aus Naturfasern wie Wolle. In Mitteleuropa sind Kleiderläuse durch den Einsatz von Waschmaschinen und die zunehmende Verwendung von

Kunstfasern inzwischen selten geworden.

6.2.3 Filzläuse

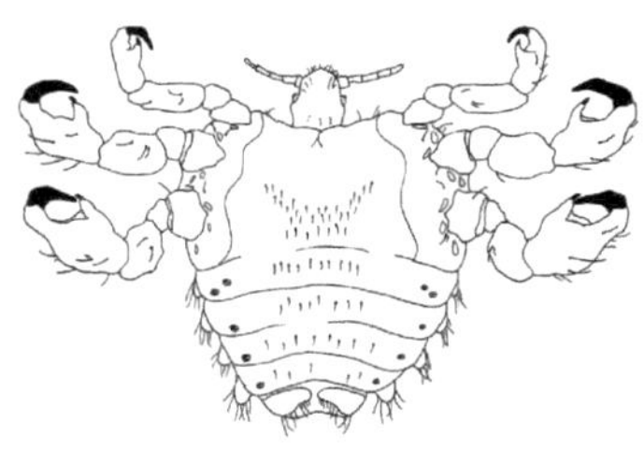

Abb. 113 Filzlaus

Filzläuse leben am häufigsten an schweißdrüsenreichen Schamhaaren, seltener an Achsel- und Barthaaren, Wimpern oder Augenbrauen, aber praktisch nie im Kopfhaar. Die Übertragung erfolgt hauptsächlich durch Geschlechtsverkehr, aber auch über gemeinsam benutzte Handtücher, Bettwäsche oder Kleidung. Filzläuse sind stark vom Wirt abhängig und sterben ohne Kontakt innerhalb von 12 Stunden. Ein Befall geht mit starkem Juckreiz einher, außerdem finden sich in der Unterwäsche sogenannte „Rostflecken“, die von den Exkrementen der Tiere und kleinen blutenden Hautverletzungen stammen.

Läuse führen zu häufigen Ausbrüchen, auch in Wohn- und Pflegeheimen. Neben der direkten Therapie der Patient*innen helfen entsprechende Hygienepläne auch, die Infektion von Kontaktpersonen zu verhindern. Notwendig sind vor allem begleitende hygienische Maßnahmen, betreffend Handtücher, Bettwäsche und Leibwäsche.

6.3 Flöhe

Auch Flöhe sind stark an den Parasitismus von Säugetieren angepasste, blutsaugende Insekten. Ihre starke seitliche Abflachung ermöglicht es ihnen, sich schnell im Gefieder oder der Behaarung von Tier und Mensch zu bewegen.

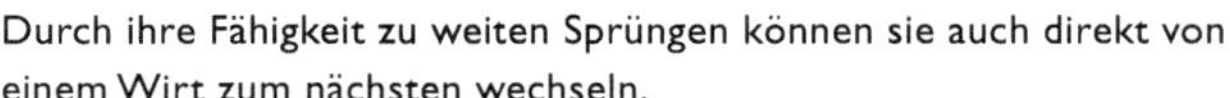

Durch ihre Fähigkeit zu weiten Sprüngen können sie auch direkt von einem Wirt zum nächsten wechseln.

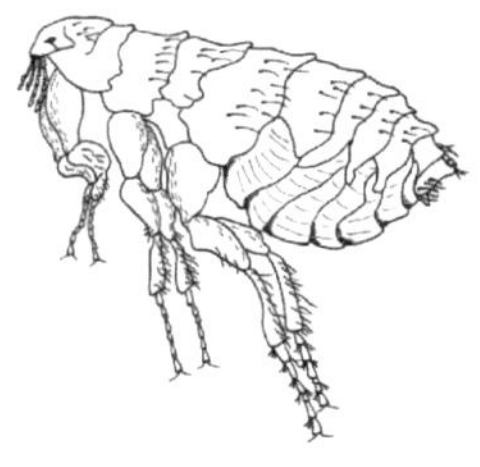

Abb. 114 Floh

Vor allem die Larven der Flöhe haben sich oft bestimmten Wirten angepasst, während erwachsene Tiere nicht so wählerisch sind. Der Menschenfloh ist aufgrund baulicher und hygienischer Gegebenheiten in Europa selten geworden, doch auch viele andere Arten (Hunde-, Katzen-, Rattenflöhe ...) können Menschen befallen, wenn ihr eigentlicher Wirt nicht zur Verfügung steht. Beim Blutsaugen wird gerinnungshemmender Speichel injiziert, der starken Juckreiz verursacht. Durch Flohbisse können verschiedene Krankheitserreger übertragen werden; am bekanntesten und gefürchtetsten ist sicher die Verbreitung von Pest-Bakterien, die früher zu großräumigen Epidemien geführt haben .

6.4 Bettwanzen

Ihre stark abgeplattete Körpergestalt erlaubt es den lichtscheuen Bettwanzen, sich während des Tages in menschlichen Behausungen unter losen Tapeten oder Leisten, in Ritzen und Spalten zu verstecken, wo sie auch ihre Eier ablegen. In der Nacht kommen sie zum Blutsaugen auf den Menschen. Auch diese Parasiten injizieren gerinnungshemmenden Speichel, der zu stark juckenden Quaddeln führt. Ein charakteristisches Merkmal einer befallenen Wohnung ist der typische, süßliche Geruch. Zur Beseitigung der Bettwanzen ist ein Kammerjäger notwendig, der mit chemischen Mitteln den Befall eliminieren kann.

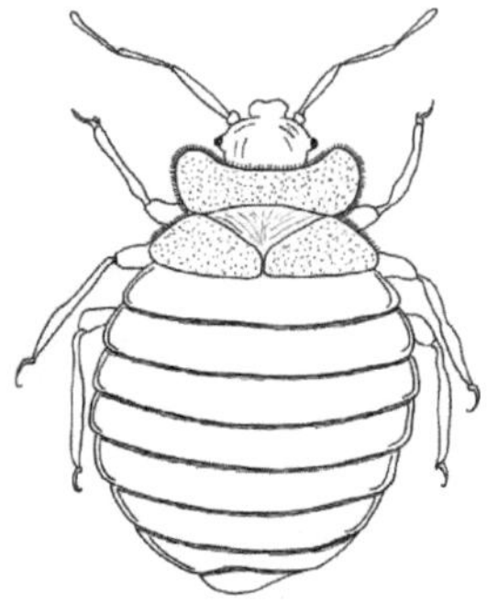

Abb. 115 Wanze

Bettwanzen leben an verschiedensten Orten in der ganzen Wohnung. Die Bekämpfung muss daher den gesamten Wohnbereich umfassen, ein Austausch des Bettes reicht nicht aus.

7 Würmer

Bei den Würmern (Helminthen) kann man verschiedene Klassen unterscheiden. Aus der Klasse der Fadenwürmer soll der Madenwurm beschrieben werden, der vielfach bei Kindern auftritt. Bei den Bandwürmern sind in unseren Breiten der Schweinebandwurm, Rinderbandwurm, Hundebandwurm und Fuchsbandwurm am häufigsten.

7.1 Madenwürmer

Der Madenwurm (Enterobius vermicularis) ist einer der häufigsten Infektionserreger mit circa 400 Millionen Betroffenen weltweit. Die Würmer sind bis zu 12 mm lang, auffallend weiß, und leben in der Schleimhaut des Dickdarms. Nach der Befruchtung sterben die Männchen ab, während die Weibchen zum Anus wandern und den Schließmuskel überwinden. In der Perianalschleimhaut legen sie ihre Eier ab, die durch ihre klebrige Außenhülle dort haften bleiben. Der durch die herumkriechenden Würmer ausgelöste heftige Juckreiz bewirkt unbewußtes Kratzen im Schlaf. Über die kontaminierten Finger und Schmierinfektionen auf Gegenstände werden die Eier weiter verbreitet und von Kontaktpersonen oral aufgenommen. Im Darm entwickeln sich die Eier dann wieder bis zu geschlechtsreifen Tieren.

Charakteristisches Symptom ist der Juckreiz rund um den Anus. Bei Kleinkindern kann der Befall auch zu Gedeihstörungen führen, doch meist ist die Infektion mit Madenwürmern eine eher harmlose Erkrankung. Bei starkem Befall sind die weißen Madenwürmer im Kot mit bloßem Auge erkennbar. Es stehen wirksame Präparate zur Verfügung, um die Würmer abzutöten, die dann einfach mit dem Stuhl ausgeschieden werden.

Bei Wurmbefall in der Familie, in Kindergärten oder Pflegeheimen sind spezielle Hygienemaßnahmen notwendig, um die Ausbreitung zu verhindern. Neben sorgfältigem Händewaschen müssen auch Unter- und Bettwäsche, Handtücher und Waschlappen bei möglichst hohen Temperaturen gewaschen werden. Madenwürmer lösen Juckreiz rund um den Anus aus und können über kontaminierte Hände leicht auf Kontaktpersonen übertragen werden. Strikte Händehygiene (häufiges Waschen, kurze Fingernägel) und aufwändige begleitende Maßnahmen sind nötig, um weitere Infektionen zu verhindern.

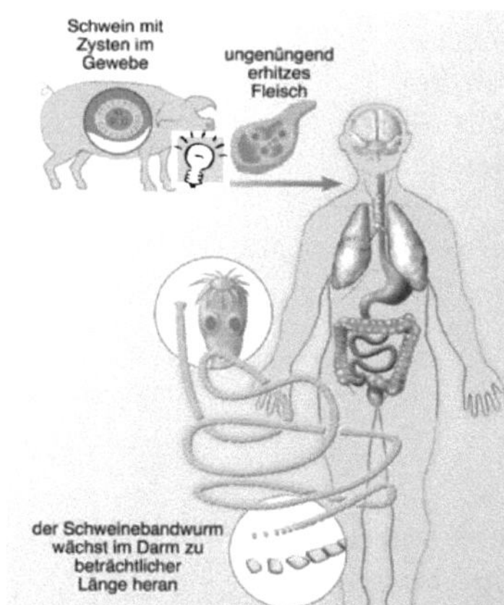

ABB. 116 INFEKTIONSZYKLUS DES SCHWEINEBANDWURMS

7.2 Schweine- und Rinderbandwurm

Im Gegensatz zum nur wenige Millimeter großen Madenwurm können die Bandwürmer viele Meter lang werden, in Extremfällen können Längen von bis zu 25m erreicht werden. Die Bandwürmer bestehen aus einem Kopf, mit dem sie sich in der Darmschleimhaut festsaugen und Körpergliedern voller Eier.

Bei infizierten Rindern oder Schweinen findet man Dauerformen des Bandwurms auch im Muskelfleisch der Tiere. Über den Verzehr von ungenügend erhitztem Fleisch wird der Wurm aufgenommen und reift im Darm des Menschen zum adulten Tier heran. Täglich werden mehrere Körperglieder voller Eier abgestoßen und mit dem Stuhl ausgeschieden. Während der Rinderbandwurm beim Menschen im Darm bleibt, können die Larven des Schweinebandwurms im Körper wandern und eine Vielzahl von Organen befallen.

Der überwiegende Zeitraum der Wurminfektion verläuft ohne Symptome, bei großer Wurmlänge können starke Hungergefühle und Gewichtsverlust vorkommen. Beim Schweinebandwurm können auch Organschäden auftreten. Mit entsprechenden Medikamenten kann der Bandwurm abgetötet werden.

Das Durcherhitzen von Fleisch vor dem Verzehr stellt eine ausreichende Maßnahme dar, um den Befall mit Schweine- oder Rinderbandwurm zu verhindern.

7.3 Hundebandwurm und Fuchsbandwurm

Diese Bandwürmer sind nur wenige Millimeter lang und besitzen neben dem Kopf mit den Saugnäpfen nur wenige Körperglieder.

Der Hundebandwurm wird über den Kot des infizierten Tieres ausgeschieden. Mögliche Zwischenwirte sind Rinder, Schafe oder Schweine, deren Fleisch dann Larven des Hundebandwurms enthält. Menschen infizieren sich durch orale Aufnahme von Bandwurmeiern. Die Larven können die Darmschleimhaut durchdringen, eine Vielzahl innerer Organe befallen, wie z.B. Leber und Lunge, und dort zur Bildung großer flüssigkeitsgefüllter Blasen voller Larven führen. Die Infektion verläuft sehr langsam und häufig vergehen mehrere Jahre, bis Symptome auftreten. Dabei hängt es von den befallenen Organen ab, mit welchen Symptomen sich die Infektion äußert. Zur Therapie ist ein chirurgisches Entfernen dieser Blasen notwendig, meist kombiniert mit Medikamenten.

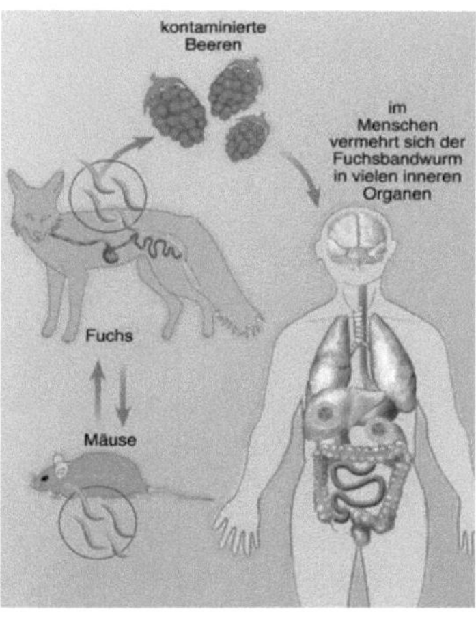

ABB. 117 INFEKTIONSZYKLUS DES FUCHSBANDWURMS

Den Fuchsbandwurm findet man in der nördlichen Hemisphäre, u.a. auch in Teilen Österreichs und Deutschlands. Dieser Bandwurm ist nur 1-3mm lang und somit mit bloßem Auge kaum sichtbar. Die infizierten Tiere scheiden Eier mit dem Kot aus und kontaminieren damit Waldbeeren, die die hauptsächliche Infektionsquelle für den Menschen darstellen.

Der Mensch infiziert sich oral durch Verzehr der kontaminierten Beeren. Ähnlich wie der Hundebandwurm durchbohrt auch der Fuchsbandwurm die Darmwand und siedelt sich in verschiedensten Organen an. Mehrere Jahre vergehen, bis die Zerstörung der Organe durch den Fuchsbandwurm so stark ist, dass Symptome auftreten. Die Therapie erfolgt wieder durch chirurgisches Entfernen des befallenen Organs zusammen mit Medikamenten. Die Infektion mit Fuchsbandwurm ist trotzdem mit einer hohen Letalität assoziiert.

Die Infektion mit Fuchsbandwurm ist eine lebensgefährliche Erkrankung, die erst mehrere Jahre nach dem Verzehr der kontaminierten Beeren auftritt. In Gebieten, in denen Fuchsbandwurm verbreitet ist, sollte vom Konsum von Waldbeeren abgesehen werden.

8 Infektiöse Proteine: Prionen

Die Klasse der infektiösen Proteine ist klein und umfasst nur das Prionenprotein (PrP).

Bei dem Prionenprotein handelt es sich eigentlich um ein körpereigenes Protein, das auf einer Vielzahl von Körperzellen vorhanden ist, v.a. auf Neuronen. Seine normale Funktion ist noch ungeklärt, doch scheint es sich um ein lebenswichtiges Protein zu handeln. Wie alle Proteine hat es eine bestimmte dreidimensionale Struktur, die Konformation.

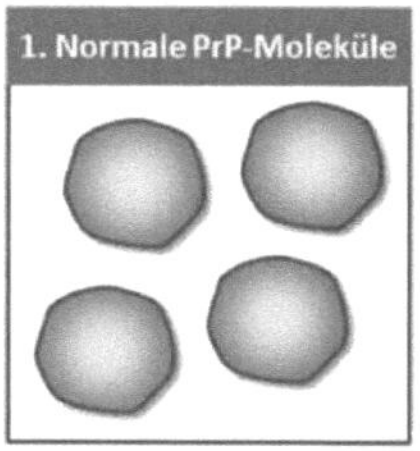

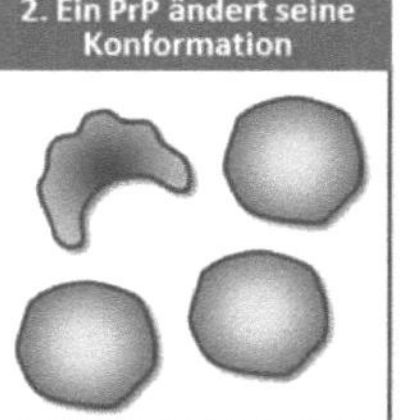

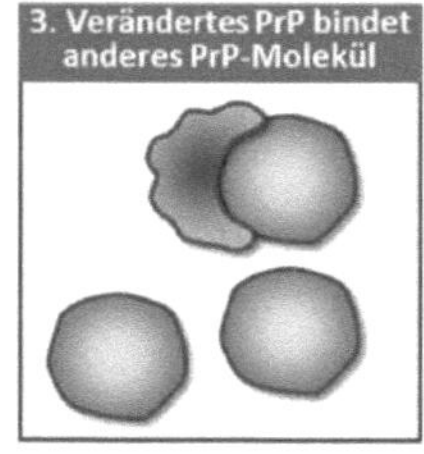

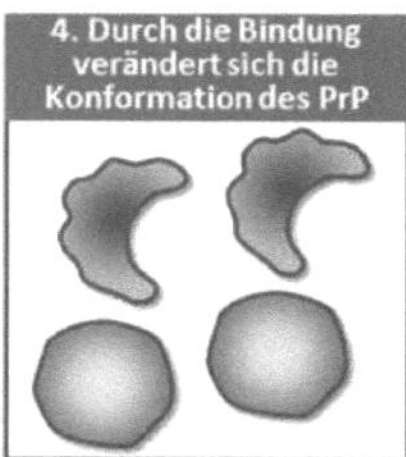

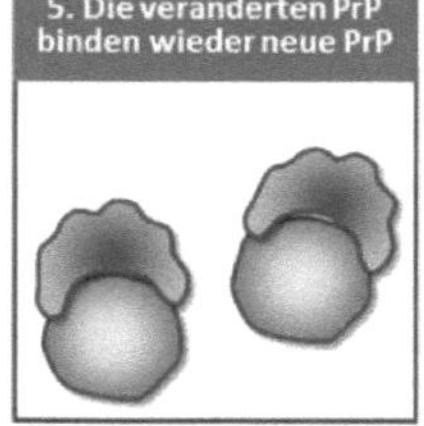

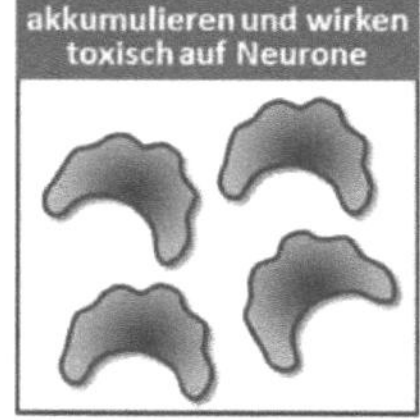

Abb. 118 Durch Veränderung der dreidimensionalen Struktur eines Prionenproteins entsteht ein toxisches Protein, welches andere Prionenproteine „anstecken“ kann

Ein PrP-Molekül kann in sehr seltenen Fällen spontan diese Konformation ändern. Mit seiner nun veränderten dreidimensionalen Struktur ist es dann sehr stabil, toxisch für die Neuronen und vor allem infektiös, denn es bindet nun an andere, normale PrP-Moleküle und bewirkt dadurch, dass diese ebenfalls ihre Konformation ändern. So kommt es langsam dazu, dass im Hirn immer mehr veränderte PrP-Moleküle vorliegen und die Neurone schädigen. Die Krankheit kann nicht nur spontan durch Umklappen der Konformation eines PrP seinen Anfang nehmen, sondern auch durch Ansteckung von außen. Kommt eine Person mit infektiösem Material in Kontakt, welches verändertes PrP enthält, so können die aufgenommenen PrP-Moleküle an die körpereigenen Prionenproteine binden und so ebenfalls deren Konformationsänderung auslösen.

Der Erreger von Prionenkrankheiten ist ein körpereigenes Protein, das seine Konformation geändert hat und dadurch infektiös ist.

Nach einigen Jahren bis Jahrzehnten sind dann so viele Neurone geschädigt, dass Symptome auftreten. Charakteristisch für diese Krankheit sind Bewegungsstörungen und zunehmende Demenz. Die Krankheit durch veränderte Prionenproteine wurde schon vor mehreren Jahrhunderten beim Schaf entdeckt und beschrieben, dort wird sie als Traberkrankheit oder Scrapie bezeichnet. Der deutsche Ausdruck kommt von den zunehmenden Bewegungsstörungen, durch die der Gang der betroffenen Tiere schwankend und trabend wird. Im Englischen kommt der Name von to scrape = kratzen, da die Tiere unter starkem Juckreiz leiden und sich an Pfosten und Wänden ständig kratzen, bis die Haut blutig ist.

Beim Rind heißt die Prionenkrankheit Rinderwahnsinn oder BSE (bovine spongiform encephalopathy). Der Ausdruck Rinderwahnsinn erinnert daran, dass die Tiere neben Bewegungsstörungen auch zunehmend Verhaltensänderungen zeigen, wie Nervosität, Ängstlichkeit oder Aggressivität, sowie eine Überempfindlichkeit gegen Lärm, Lichtreize oder Berührung. Der englische Ausdruck ist von der Pathologie des Gehirns abgeleitet: durch die Toxizität des veränderten PrP sterben zunehmend Neuronen ab und hinterlassen dann Löcher im Hirngewebe. Im Endstadium wirkt das Hirn dann regelrecht schwammartig. Beim Rind kennt man die Krankheit erst seit Mitte der Achtziger Jahre, sie wurde durch das Füttern von Schafmehl an die Rinder hervorgerufen. Für die Herstellung dieses nährstoffreichen Schafmehls waren auch Schafe verwendet worden, die an Scrapie litten. Rinder sind also ein Beispiel dafür, dass die Krankheit von einer Spezies auf eine andere übertragen werden kann.

Die Prionenkrankheit des Schafs heißt Scrapie oder Traberkrankheit, die der Rinder BSE oder Rinderwahnsinn. Über orale Aufnahme ist die Krankheit zwischen den Arten übertragbar.

Beim Menschen kennt man mehrere Prionenkrankheiten, von denen die Creutzfeldt-Jacob-Krankheit (CJK) die wichtigste ist. CJK kann zum einen spontan entstehen, mit einer Häufigkeit von einem Fall pro Million Einwohner und Jahr. Jedes Jahr gibt es in Österreich also circa 8 Patient*innen mit dieser Krankheit. Wie bei allen Prionenkrankheiten sind auch für CJK Bewegungsstörungen und Demenz typisch. Eine Heilung ist nicht möglich, die Krankheit verläuft immer tödlich. CJK kann in ganz seltenen Fällen auch familiär vererbt werden. In diesen Familien ist das Prionenprotein mutiert und kann daher sehr leicht seine Konformation ändern. Neben der spontanen bzw. familiären Entstehung kennt man auch Beispiele, in denen CJK durch ärztliche Behandlungen ausgelöst wurde. So hat man z.B. früher Wachstumshormone für kleinwüchsige Kinder aus dem Hirngewebe von Verstorbenen isoliert. In einigen wenigen Fällen war die Charge von Wachstumshormon mit Prionen kontaminiert, da unter den Verstorbenen ein CJK-Patient war, der noch nicht durch Symptome auffällig war. Ähnliches geschah bei Hornhauttransplantationen, da neben Hirngewebe auch das Auge bei CJK-Patient*innen infektiöses Material ist.

Creutzfeld-Jacob heißt die Prionenkrankheit beim Menschen. Sie kann spontan entstehen, familiär vererbt werden, durch ärztliche Behandlung ausgelöst werden, und durch Verzehr von kontaminierten Rinderprodukten.

Die vierte Möglichkeit der Entstehung von CJK hat sicher am meisten Beachtung in den Medien gefunden. Durch Verzehr von Rindfleisch, das von BSE-Rindern stammt, kann die Krankheit auf den Menschen übertragen werden und wird dort als variante CJK (vCJK) bezeichnet. In einigen Eigenschaften unterscheidet sich vCJK von der klassischen CJK, so in der Reihenfolge, in der die Symptome auftreten, im Elektroenzephalogramm (EEG) und in der Krankheitsdauer. Man kennt weltweit bereits über 200 solcher Fälle von vCJK. Da es keine Therapie und keine Impfung gibt, sind entsprechende Hygienemaßnahmen die einzige Möglichkeit, dem Risiko einer Prionenerkrankung zu begegnen.

9 **Infektiologie** und Übertragungswege

Die Infektiologie beschäftigt sich mit der Erforschung und Behandlung von Infektionskrankheiten und den sie auslösenden Mikroorganismen.

9.1 Definition einer Infektion

Unter einer Infektion versteht man die Vermehrung von Krankheitserregern (Pathogenen) in einem Wirt, die mit einer Schädigung von Gewebe und einer Aktivierung der Immunabwehr verbunden ist. Verursacher sind meistens Mikroorganismen, aber auch Würmer, Krätzmilben usw. können Infektionen auslösen. Nach dieser Definition ist also die normale Besiedelung (Kolonisation) des menschlichen Körpers keine Infektion, da es zu keiner Schädigung kommt (z.B. Haut- und Darmflora).

9.2 Symptomatische und asymptomatische Infektionen

Infektionskrankheiten können sehr unterschiedlich verlaufen. Eine Infektion, die mit dem Auftreten von spürbaren oder äußerlich wahrnehmbaren Symptomen verbunden ist, bezeichnet man als symptomatisch. Fehlen solche Symptome, verläuft die Infektion asymptomatisch („stumm"). Allerdings werden in beiden Fällen Erreger ausgeschieden und es besteht daher Ansteckungsgefahr für Kontaktpersonen. Bei Personen mit asymptomatischen Infekten ist die Gefahr der Keimübertragung auf andere sogar noch größer, da in der Regel die Infektionen nicht erkannt und damit auch keine Vorsichtsmaßnahmen getroffen werden.

Infekte können mit oder ohne Symptome verlaufen. Bei asymptomatischen Infektionen stecken sich Kontaktpersonen leichter an, da keine Vorsichtsmaßnahmen beim Umgang getroffen werden.

9.3 Inkubationszeit

Unter der Inkubationszeit versteht man die Zeit, die zwischen der Ansteckung mit einem Erreger und dem Auftreten der ersten Symptome vergeht.

Je nach Erreger sind die Inkubationszeiten sehr unterschiedlich. Rotaviren können z.B. schon nach 12 Stunden zu Durchfall führen, während Symptome durch den Fuchsbandwurm erst nach Jahren auftreten!

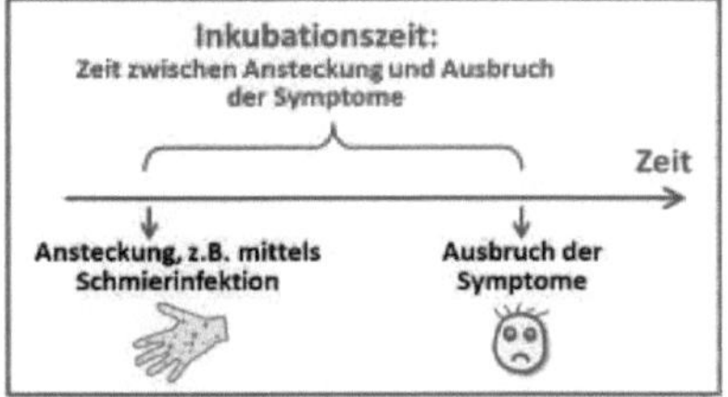

Abb. 119 Inkubationszeit zwischen Ansteckung und Symptomen

Inkubationszeit ist die Zeit zwischen Ansteckung und Auftreten der Symptome.

9.4 Minimale Infektionsdosis und Risikofaktoren

Die Minimale Infektionsdosis gibt die Anzahl von Erregern an, die mindestens nötig sind, um eine Infektion zu verursachen. Sie kann sehr variabel sein und ist abhängig:

- vom Erreger selbst: hierbei spielt die Stabilität des Keims eine Rolle, aber auch seine Übertragungswege;
- vom Immunstatus der Patient*innn: Je schwächer das Immunsystem, umso geringer ist die minimale Infektionsdosis für sie;
- von anderen (Risiko-)Faktoren.

Risikofaktoren erhöhen die Wahrscheinlichkeit für das Auftreten bestimmter Erkrankungen. Beispiele für Risikofaktoren sind vorgeschädigte Haut für das

Auftreten von Hautpilzerkrankungen oder das Rauchen für Lungenerkrankungen.

Ein geschwächtes Immunsystem ist generell ein Risikofaktor für Infektionen. Solche Risikogruppen mit reduziertem Immunstatus sind:

- Alte und Kleinkinder
- Schwangere
- Personen mit Allergien oder Autoimmunerkrankungen
- Personen mit bereits vorhandenen Erkrankungen (v.a. HIV, Krebspatienten)
- Empfänger von Transplantaten

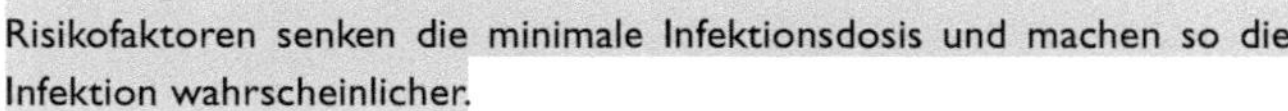

Risikofaktoren senken die minimale Infektionsdosis und machen so die Infektion wahrscheinlicher.

Aus den Risikofaktoren ergibt sich für Sie als PflegerIn eine logische Reihenfolge, in der Patient*innen von Ihnen betreut werden sollen:

- zuerst sollten Immunschwache betreut werden, um keine Keime von anderen Patient*innen auf sie zu übertragen;
- dann Personen mit „normalem“ Immunstatus, die keine Infektionen aufweisen;
- hoch infektiöse Patient*innen sollten als letztes gepflegt werden, mit anschließenden sorgfältigen Hygienemaßnahmen.

Eine infektiologisch sinnvolle Tagesplanung hilft mit zu verhindern, dass Keime von einer PatientIn zur nächsten verschleppt werden.

9.5 Endogene, exogene und nosokomiale Infektionen

Als Infektionsquelle wird der Ausgangspunkt des verursachenden Keims bezeichnet. Prinzipiell wird zwischen endogenen und exogenen Infektionen bzw. Infektionsquellen unterschieden.

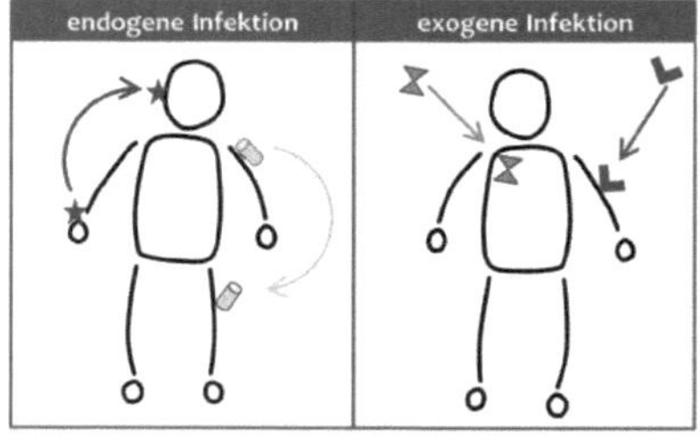

ABB. 120 ENDOGENE UND EXOGENE INFEKTIONEN

Bei endogenen Infektionen (= Autoinfektionen, „Selbstinfektionen“) stammt der Krankheitserreger von der körpereigenen Besiedelungsflora. Durch eine Verschleppung des Keims an andere Körperstellen (z.B. in Wunden, in die Blase), durch Schwächung des Immunsystems oder andere auftretende Risikofaktoren können diese normalerweise harmlosen Keime pathogen werden.

Beispiele für endogene Infektionen sind:

- Wundinfekte durch Hautkeime

- Mundsoor durch Candida
- Harnwegsinfekte durch Darmbakterien wie E.coli
- Schuppen durch Malassezia

Bei den exogenen Infektionen („Fremdinfektionen") stammen die Erreger von außerhalb des eigenen Körpers:

- aus der „Umwelt": z.B. Pilzsporen aus dem Erdboden bzw. verrottender organischer Substanz
- von kontaminierten (verunreinigten) Oberflächen, Gegenständen ...
- von Tieren
- von anderen Menschen

Von besonderer Relevanz sind die nosokomialen Infektionen. Darunter versteht man Infekte, die durch den Aufenthalt oder die Behandlung in einem Krankenhaus oder einer Pflegeeinrichtung verursacht werden (durch Personal, Besucher, andere Patient*innen, aber auch von Oberflächen, Instrumenten...). Man definiert sie dadurch, dass diese Krankheiten beim Eintritt in die Anstalt weder ausgebrochen noch in der Inkubationsphase waren (Regel: 48 h).

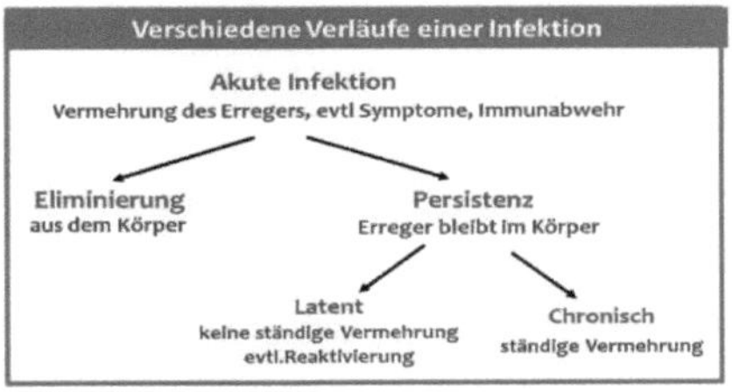

Nosokomiale Infektionen haben neben den gesundheitlichen auch erhebliche rechtliche und finanzielle Konsequenzen. Das Verschulden der Gesundheits- oder Pflegeeinrichtung muss nachgewiesen werden, da die Infektion auch endogen sein könnte, eine verlängerte Inkubationszeit vorliegen oder der Erreger durch Besucher eingeschleppt worden sein könnte.

Verschiedene Verläufe einer Infektion
Akute Infektion
Vermehrung des Erregers, evtl Symptome, Immunabwehr
Eliminierung
aus dem Körper
Persistenz
Erreger bleibt im Körper
Latent
keine ständige Vermehrung
evtl.Reaktivierung
Chronisch
ständige Vermehrung

ABB. 121 VERSCHIEDENE VERLÄUFE EINER INFEKTION

Nosokomiale Infektionen werden im Krankenhaus erworben. Das bedeutet nicht automatisch, dass Hygienemängel des Personals dafür verantwortlich sind.

9.6 Infektionsverläufe und Infektionstypen

Der Verlauf einer Infektionserkrankung ist von mehreren Faktoren abhängig (Erreger, Übertragungsweg, Immunstatus ...) und resultiert in verschiedenen Infektionstypen.

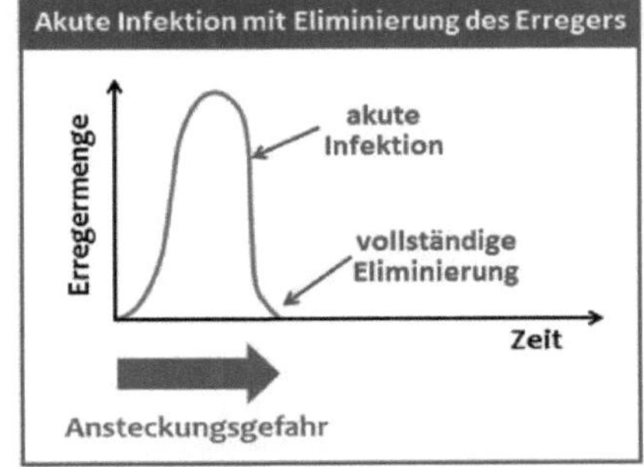

ABB. 122 INFEKTION MIT ANSCHLIESSENDER ELIMINIERUNG DES ERREGERS AUS DEM KÖRPER

Bei der akuten Infektion befällt der Krankheitserreger den Wirt und vermehrt sich im Gewebe (symptomatisch oder asymptomatisch). Die Immunabwehr beginnt mit der Bekämpfung der Pathogene und führt entweder zur völligen Eliminierung der Erreger aus dem Körper oder zur Persistenz (Erreger verbleibt im Körper).

9.6.1 Eliminierung des Erregers

Bei diesem Infektionstyp schafft es das Immunsystem, den Erreger aus dem Körper vollständig zu verdrängen, nach der Genesung sind die Keime nicht mehr im Körper nachweisbar.

9.6.2 Persistierende Infektionen

Bei der persistierend latenten Infektion verbleibt der Erreger nach der akuten Infektionsphase ohne weitere Vermehrung im Organismus; infektiöse Erreger sind nicht nachweisbar („schlafend"). Unter bestimmten Umständen kann es zu einer Reaktivierung kommen. Beispiele sind Herpes- und Varizella-Infektionen.

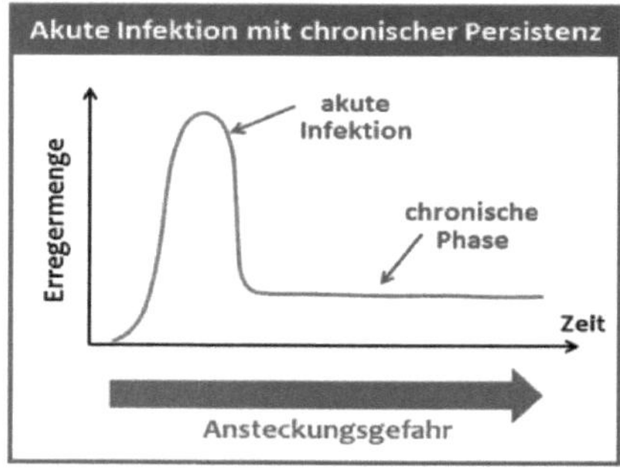

Abb. 123 Chronisch persistierende Infektion

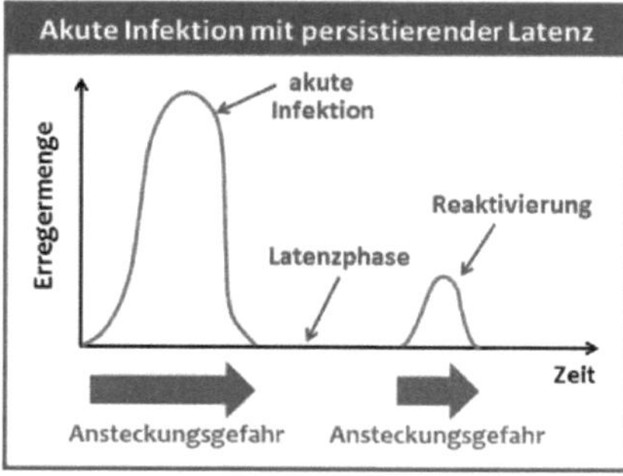

Abb. 124 Persistierende latente Infektion

Dagegen ist bei der persistierend chronischen (= chronischen) Infektion permanent eine gewisse Menge infektiöser Erreger nachweisbar; es kommt zu einer Art labilem „Gleichgewicht" zwischen der Vermehrung der Keime und der Bekämpfung durch die Immunabwehr.

9.7 Ansteckungsgefahr durch Infektionskrankheiten

Bei akuten und chronischen Infektionskrankheiten ist eine Ansteckung jederzeit möglich, bei latenten hingegen nur in den Phasen der Reaktivierung.

Unter bestimmten Bedingungen kann eine An[steckung auch durch] vollkommen gesunde Personen erfolgen:

- Keimträger, die selbst nicht erkranken: Infektion durch Kolonisationskeime, z.B. Candida oder Staphylococcus aureus.
- Während der Inkubationszeit: Eine Übertragung kann bereits vor dem Auftreten bemerkbarer Symptome erfolgen.
- Asymptomatische oder chronische Infektionen: Gewebeschäden sind (noch) nicht so stark, dass Symptome auftreten (z.B. bei HIV oder Hepatitis).
- Nach Abklingen einer Infektion: Keime können noch Tage bis Wochen später ausgeschieden werden (z.B. Rota-Viren).

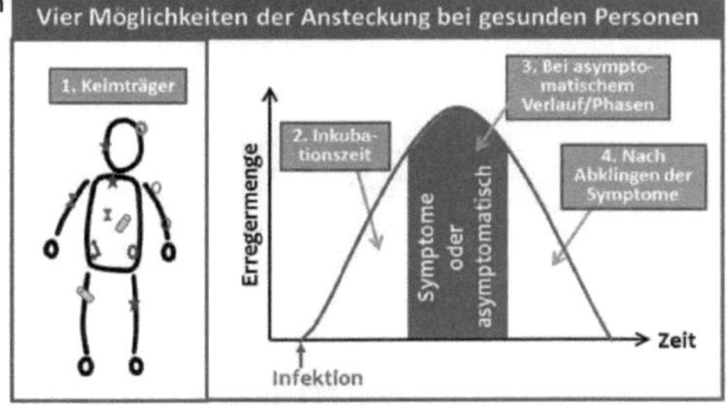

Abb. 125 Ansteckung von gesunden Personen

Diese Ansteckungsmöglichkeiten sind vor allem für Immunschwache von Bedeutung und sollten von Beschäftigten in der Pflege stets bedacht werden.

Ansteckungsgefahr besteht auch bei scheinbar gesunden Personen. Daher sollten Hygienemaßnahmen auch dann beachtet werden, wenn die PatientIn unter keiner erkennbaren Infektion leidet.

9.8 Endemie, Epidemie, Pandemie

Diese Begriffe kennzeichnen das unterschiedliche Auftreten und die Verbreitung von Infektionskrankheiten in der Bevölkerung. Der in diesem Zusammenhang stehende Begriff der „Seuche" bezeichnet das gehäufte Auftreten einer Infektionskrankheit.

Eine Endemie ist eine Infektionskrankheit, die innerhalb einer Region immer (zeitlich unbeschränkt) anzutreffen ist. Dies ist insbesondere für Reiseimpfungen von Bedeutung. Beispiele für Endemien sind Gelbfieber oder Malaria.

Eine Epidemie dagegen ist durch einen zeitlich begrenzten Ausbruch („outbreak") charakterisiert. Ein Beispiel ist die jährlich auftretende Influenza

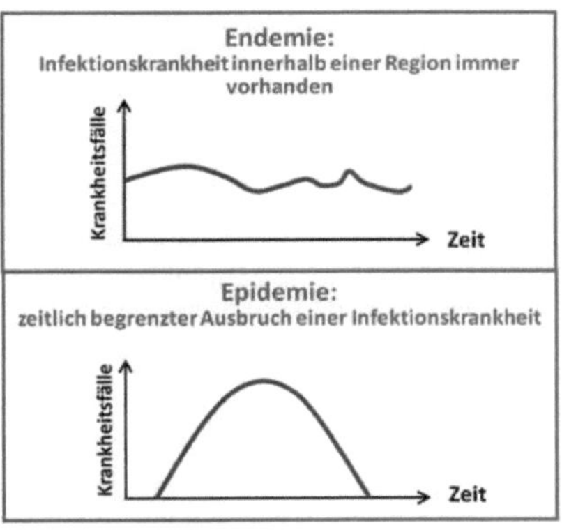

Abb. 126 Verlauf von Endemien und Epidemien

(„Grippewelle").
Unter einer Pandemie versteht man eine länder- und kontinentübergreifende oder sogar globale Epidemie. In früheren Zeiten waren Pest oder Pocken gefürchtete Pandemien. Heutzutage wird durch die hohe Mobilität (Flugverkehr) die Entstehung von Pandemien begünstigt: Das bekannteste Beispiel dafür ist die „Neue Grippe", die sich 2009 innerhalb weniger Monate weltweit ausbreitete.

Die Begriffe Endemie, Epidemie und Pandemie beschreiben das Auftreten von Infekten in der Bevölkerung.

9.9 **Übertragungswege** von Krankheitserregern

Infektionskrankheiten können auf unterschiedliche Art und Weise übertragen werden. Manche Keime haben mehrere Wege, den Wirt zu befallen (Beispiel Rotaviren: Über Mund oder Atemwege; HIV: infizierte Spritzen bei Drogenmissbrauch, Geschlechtsverkehr). Die Übertragungswege eines Erregers können maßgeblich die minimale Infektionsdosis und den Verlauf der Erkrankung beeinflussen.

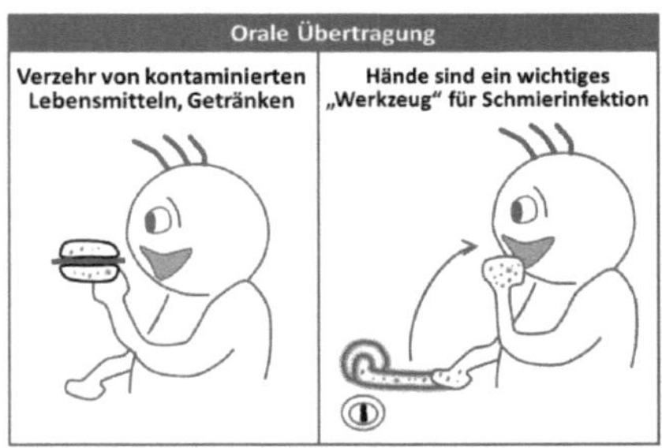

ABB. 127 ORALE ÜBERTRAGUNG VON KEIMEN

9.9.1 Orale Übertragung

Bei der oralen Übertragung wird der Erreger über den Mund aufgenommen. Das kann zum einen über kontaminierte (d.h. mit Keimen verunreinigte) Nahrung oder Getränke erfolgen. Häufig sind die Personen, die mit den Nahrungsmitteln umgehen (Verkäufer, Hersteller) die Quelle der Mikroorganismen. Beispiele für durch Nahrungsmittel / Wasser übertragene Erreger sind Salmonellen, Cholerabakterien, Rota- und Noroviren, Hepatitis A, Fuchsbandwurm ...

Die zweite Möglichkeit der oralen Übertragung sind Schmierinfektionen. Bei diesem sehr häufigen Übertragungsweg gelangen Keime durch Berührung kontaminierter Gegenstände (bzw. Flächen, Tiere, Menschen ...) auf die Hände und anschließend in Kontakt mit der Mundschleimhaut (z.B. Salmonellen, Rota- und Noroviren ...).

Die zentrale Maßnahme zur Vermeidung von Schmierinfektionen ist eine konsequente Händehygiene!

9.9.2 Aerogene Übertragung

Die aerogene Übertragung von Keimen erfolgt über die Atemwege. Die Erreger können sich dabei frei in der Luft befinden, wie es zum Beispiel bei Pilzsporen der Fall ist.

Eine andere Möglichkeit ist das Einatmen keimhaltiger Aerosole. Aerosole, d.h. kleine Wassertröpfchen, werden von jedem Menschen beim Niesen, Husten oder Sprechen freigesetzt. Ist eine Person infiziert, enthalten diese Aerosole Keime, die von den Kontaktpersonen in unmittelbarer Umgebung mit eingeatmet werden. Keimhaltige Aerosole können auch aus kontaminiertem Wasser (Perlatoren, Duschen, Springbrunnen ...) stammen. Beispiele für aerogen übertragene Keime sind Grippe, Schnupfen, Tuberkulose, aber auch Legionellen und Pseudomonaden.

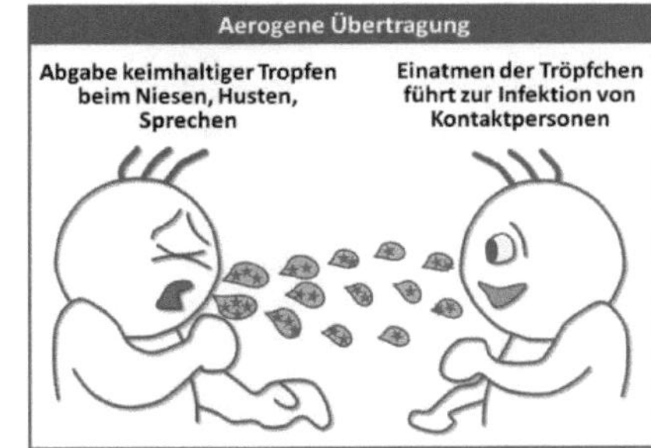

Abb. 128 Aerogene Übertragung von Keimen

Wie lange Aerosole in der Luft schweben, bevor sie zu Boden sinken, ist von ihrer Größe abhängig. Tröpfchen, die durch Niesen, Husten und Sprechen entstehen, können teilweise mehrere Stunden in der Luft verweilen. Je kleiner die Tröpfchen bzw. Keime sind, desto tiefer gelangen sie in die Atemwege.

Lüften ist eine wichtige Hygienemaßnahme gegen aerogene Übertragungen. Als Pflegepersonal müssen Sie zusätzlich einige einfache, aber wichtige Regeln beachten:

- Husten oder niesen Sie niemals in Richtung anderer Personen (v.a. Kranker), auf Lebensmittel oder Gegenstände, die von anderen wieder berührt werden.
- Am besten husten/niesen Sie in den eigenen Oberarm.
- Verwenden Sie bei Bedarf Atemmasken, um sich selbst und die Patient*innen zu schützen.

9.9.3 Perkutane Übertragung

Gesunde Haut ist praktisch undurchlässig, gesunde Schleimhaut nur gering durchlässig für Krankheitserreger. Die perkutane Übertragung erfolgt über Verletzungen der Haut. Eintrittspforten sind Nadelstiche, Tierbisse, Verbrennungen, Abschürfungen ...

Krankheiten wie Tollwut (Hunde, Füchse), Borreliose und FSME (Zecken) sind Beispiele für perkutane Infektionen mittels Tierbissen. Hepatitis B und C können perkutan durch Spritzen bei Drogenmissbrauch oder Nadelstichverletzungen im Pflegebereich übertragen werden.

9.9.4 Sexuelle Übertragung

Die Infektion erfolgt durch Geschlechtsverkehr über Schleimhäute (auch unverletzte!) im Genital- oder Analbereich. Die wichtigsten so übertragenen Krankheiten sind Syphilis (Lues), Tripper (Gonorrhoe), Herpes genitalis, Genitalwarzen (Papilloma) und die HIV-Infektion.

Geschlechtskrankheiten sind keine reine Privatsache! Fahrlässige oder vorsätzliche Infektion von Sexualpartnern kann gravierende rechtliche Konsequenzen haben. Zur Eindämmung der Verbreitung von Syphilis oder Tripper ist im GESCHLECHTSKRANKHEITENGESETZ unter anderem festgelegt:

- Die Untersuchungspflicht, wenn mit Grund angenommen werden kann, dass jemand geschlechtskrank ist.
- Die Meldepflicht, wenn eine Weiterverbreitung zu befürchten ist oder sich ein Erkrankter nicht behandeln lässt.
- Die Behandlungspflicht während der Dauer der Übertragbarkeit (siehe „Ansteckungsgefahr“) der Erkrankung.

Bei fehlender Kooperation von Erkrankten kann sogar eine Einweisung ins Krankenhaus veranlasst werden.

9.9.5 Plazentare Übertragungen

Keime können von der Schwangeren über die Plazenta auf das ungeborene Kind übertragen werden. Mögliche Folgen sind Aborte oder Totgeburten, aber auch Fehlbildungen können auftreten. Neben der Immunschwäche von Schwangeren ist eine mögliche Schädigung des Kindes der zweite Grund, warum beim Umgang mit Schwangeren eine erhöhte Notwendigkeit für sorgfältige Hygienemaßnahmen gegeben ist. Beispiele für plazentar übertragene Infekte sind Röteln, Toxoplasmose oder Varizellen.

Keime können oral, aerogen, perkutan, sexuell oder plazentar übertragen werden.

9.10 Infektketten

Die oben beschriebenen Übertragungswege bewirken, dass Keime direkt oder indirekt verschleppt werden. Die Gesamtheit der Übertragungswege, mittels derer Keime von einer Person zu einer anderen gelangen, bezeichnet man auch als Infektketten. In Abb. 127 ist eine solche Infektkette am Beispiel MRSA dargestellt, die zeigt, wie MRSA von einem Keimträger auf eine andere Patientin gelangen kann.

Infektketten beschreiben die Übertragungswege von Keimen und helfen so, Maßnahmen zur Verhinderung von Ansteckungen zu etablieren

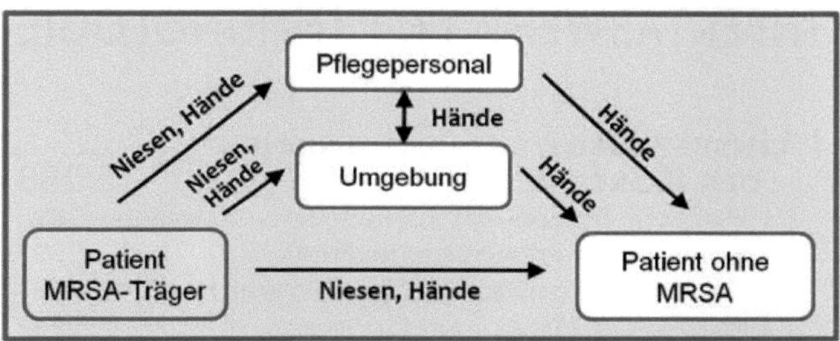

ABB. 129 INFEKTKETTE DER ÜBERTRAGUNG VON MRSA VON EINEM KEIMTRÄGER AUF EINE ANDERE PATIENT*INNEN

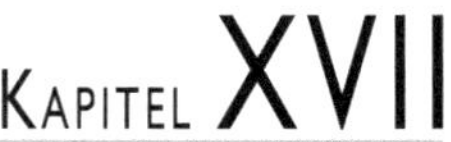

INFEKTABWEHR UND IMMUNOLOGIE

Der menschliche Körper verfügt über ein breites Spektrum von Mechanismen, um sich gegen Infektionen zu schützen. Einige dienen dazu, Infektionen vorzubeugen, andere bekämpfen bereits eingedrungene Krankheitserreger.

1 Unspez. Abwehrmechanismen des Körpers

Durch eine Reihe vorbeugender Schutzmaßnahmen wird das Eindringen von Pathogenen erschwert.

1.1 Haut und Schleimhaut als mechanische Barrieren

Eine intakte, unverletzte Haut ist für Keime undurchlässig; auch intakte Schleimhaut zeigt nur eine geringe Durchlässigkeit und bietet somit einen guten Schutz vor Infektionen. Die Haut kann deshalb als das größte Abwehrorgan des Körpers bezeichnet werden.

Schon kleine Verletzungen (z.B. trockene, raue Hände) können die Schutzwirkung der Haut beeinträchtigen und ihre Barrierefunktion herabsetzen. Aus diesem Grund ist Hautpflege eine wichtige gesundheitsfördernde Maßnahme, die prophylaktisch Infekten vorbeugt!

Hautpflege fördert eine intakte Haut ohne Mikroverletzungen und stellt somit eine Prophylaxe gegen Hautinfektionen dar.

1.2 Kolonisation mit natürlicher Flora

Die äußerliche (Haut) und innere (Schleimhäute in Mundhöhle und Darm) Besiedelung des Körpers mit Kolonisationskeimen ist in mehrfacher Hinsicht ein Schutz vor der Etablierung von Krankheitserregern. Zum Einen besteht eine direkte Konkurrenz um Raum und Nährstoffe; wo die Kolonisationsflora intakt ist, können sich Pathogene nur schwer festsetzen und dann infizieren. Zum Zweiten kann die natürliche Kolonisation auch das Wachstum von Pathogenen durch die Abgabe von Stoffwechselprodukten hemmen. So können probiotische Milchsäurebakterien durch die Freisetzung von Milchsäure das Darmmilieu leicht ansäuern und damit Pathogenen die Vermehrung erschweren.

1.3 Schleim der Atemwege und Flimmerepithel

Täglich werden Hunderte von Keimen in die Atemwege eingeatmet. Die Atemwege sind von Epithelzellen ausgekleidet, deren Oberseite von feinen Fortsätzen (Zilien) bedeckt ist. Zusätzlich liegen in dieser Epithelschicht, die auch als Flimmerepithel bezeichnet wird, spezialisierte Zellen, welche eine dünne Schleimschicht produzieren. Diese Schleimschicht bedeckt das gesamte Flimmerepithel, und eingeatmete Keime bleiben in diesem Schleim hängen. Durch synchronisierten Zilienschlag der Epithelzellen wird der Schleim mit den daran haftenden Keimen ständig nach oben transportiert und

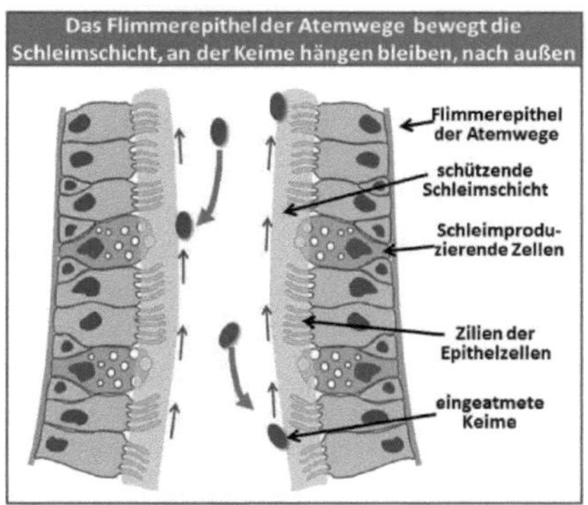

ABB. 130 FLIMMEREPITHEL IN DEN ATEMWEGEN ALS SCHUTZMECHANISMUS GEGEN INFEKTE

schließlich verschluckt (s. Abb. 127). Bei Schädigung des Flimmerepithels z.B. durch Nikotin kann der Schleim nicht mehr abtransportiert werden und muss ausgehustet werden (morgendlicher Raucherhusten). Eine solche Beeinträchtigung des Flimmerepithels begünstigt eine Infektion der Atemwege.

Ein intaktes Flimmerepithel transportiert die eingeatmeten Keime nach außen und verhindert so Atemwegsinfekte.

1.4 Magensäure, Magen- und Darmperistaltik

Neben dem Einatmen ist das Verschlucken von Keimen eine der wichtigsten Eintrittspforten. Der sehr saure pH des Magens (pH 1-2) tötet die meisten Keime ab und verhindert eine Passage in den Darm. Nur wenige Pathogene sind stabil genug, in der Magensäure zu überleben. Bei gestörter Magensäureproduktion ist das Milieu im Magen weniger sauer, daher besteht bei diesen Patient*innen eine erhöhte Gefahr für Durchfallerkrankungen.
Durch die peristaltische Kontraktion der Speiseröhren-, Magen- und Darmmuskulatur wird der aufgenommene Nahrungsbrei kontinuierlich weiterbewegt, was in der Nahrung enthaltenen Pathogenen die Festsetzung an den Schleimhäuten erschwert. Darmträgheit erhöht somit die Gefahr einer Infektion der Verdauungsorgane.

1.5 Enzyme in Tränen und Speichel

Verschiedene Enzyme in der Tränen- und Speichelflüssigkeit wirken antimikrobiell und können Keime zerstören. Auf diese Weise wird das Auge vor Luftkeimen aber auch vor Schmierinfektionen geschützt, bzw. werden in der aufgenommenen Nahrung die ersten Keime abgetötet.

2 Spezifische Abwehr durch das Immunsystem

Die Immunabwehr des Körpers ist ein äußerst komplexes System verschiedener Immunzelltypen und chemischer Botenstoffe und dient der Abwehr eingedrungener Krankheitserreger. Im Folgenden werden stark vereinfacht die zentralen Elemente des Immunsystems vorgestellt.

2.1 Antikörper und B-Zellen

Antikörper helfen bei der Beseitigung von Mikroorganismen, indem sie äußerst spezifisch an diese binden und sie dadurch zur Zerstörung „markieren". Sie werden von speziellen weißen Blutkörperchen, den B-Lymphozyten (B-Zellen) gebildet.

2.2 CD4-Zellen

CD4-Zellen gehören zur zweiten Gruppe der Lymphozyten, den T-Lymphozyten (T-Zellen). Die wichtigste Aufgabe dieser „Helfer-Zellen" ist die Stimulation von B-Zellen zur Produktion von Antikörpern (siehe Nr. 3.3) . Fallen die CD4-Zellen aus, wie es z.B. bei der HIV-Infektion der Fall ist, ist die Antikörperherstellung stark gestört.

2.3 Fresszellen = Phagozyten (Makrophagen und Granulozyten)

Fresszellen nehmen Mikroorganismen auf und „verdauen" sie. Dies funktioniert prinzipiell auch unspezifisch; die Erkennung der Pathogene wird aber sehr erleichtert, wenn die Krankheitserreger zunächst mit Antikörpern zur Zerstörung markiert wurden..

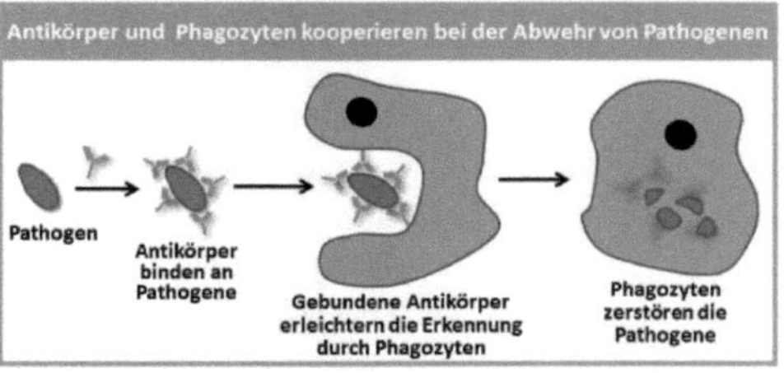

ABB. 131 ZUSAMMENARBEIT VON ANTIKÖRPERN MIT PHAGOZYTEN

2.4 Zytotoxische T-Zellen (CD8-Zellen)

Diese ebenfalls zu den T-Lymphozyten zählenden Zellen vernichten gezielt infizierte Körperzellen und spielen daher vor allem bei der Abwehr von Viruserkrankungen eine wichtige Rolle.

> Wichtige Immunwaffen sind B-Zellen, Antikörper, CD4-Zellen, CD8-Zellen und Phagozyten. Diese kooperieren miteinander bei der Abwehr von Pathogenen.

Manche Körperbereiche sind für das Immunsystem nur erschwert zugänglich. Dazu gehören das Gehirn sowie Knorpel, Knochen und Gelenke. Aus diesem Grund ist bei allen Manipulationen und Operationen in diesen Bereichen erhöhte Vorsicht geboten, um Infektionen zu vermeiden. Beispielsweise ist es wichtig, vor Gelenkspunktionen oder Spritzen in Gelenke eine besonders gründliche Hautdesinfektion durchzuführen.

3 Immunität und Impfungen

3.1 Immunität gegenüber Infektionen

Unter Immunität versteht man den Schutz des Körpers vor einem bestimmten Infektionskeim, weil gegen diesen bereits spezifische B-Zellen, Antikörper, CD4-Zellen und CD8-Zellen vorhanden sind. Dringt der Erreger dann erneut in den Körper ein, so wird der Keim von diesen Immunwaffen sehr rasch und effektiv bekämpft. Man kann Immunität deshalb auch als „Gedächtnis des Immunsystems" betrachten. Eine Immunität entsteht

- infolge einer bereits durchgemachten (symptomatischen oder asymptomatischen) Infektionskrankheit;
- durch eine künstliche Immunisierung („Impfung").

In beiden Fällen gilt, dass die Dauer der erzielten Immunität von Keim zu Keim unterschiedlich ist. Beispielweise führen bei Masern sowohl die Erkrankung als auch die Impfung zu lebenslanger Immunität. Bei anderen Erregern hingegen klingt der Impfschutz nach einigen Jahren ab, was eine erneute Impfung nötig macht. Auch eine Infektionskrankheit führt nicht automatisch zu einem lebenslangen Schutz, bei vielen Keimen sind Re-Infektionen häufig.

3.2 Impfungen

Bei Impfungen wird grundsätzlich zwischen aktiver und passiver Immunisierung unterschieden. Beide Formen haben ihre Vor- und Nachteile, die in Tab. 6 gegenübergestellt sind.

	Aktive Impfung	Passive Impfung
Impfstoff	Lebendimpfstoff: abgeschwächter Erreger Totimpfstoff: abgetöteter Erreger oder Bestandteile davon	Antikörper
Wartezeit bis zum Schutz	circa 2 Wochen	keine
Schutzdauer	mehrere Jahre	wenige Wochen
Impfung immunsupprimierter Patienten	nicht möglich	möglich
Limitierung	Mutationen können Impfung unwirksam machen	für viele Infekte reicht reiner Antikörperschutz nicht aus

TAB. 6 VERGLEICH ZWISCHEN AKTIVER UND PASSIVER IMMUNISIERUNG

Aktive und passive Impfung unterscheiden sich in wichtigen Merkmalen und haben daher unterschiedliche Anwendungen.

3.2.1 Aktive Immunisierung

Bei der aktiven Immunisierung wird der Körper mit dem Erreger oder Teilen davon konfrontiert (Injektion oder Schluckimpfung). Dadurch wird eine Infektion simuliert, was zu einer Aktivierung des Immunsystems und der Bildung spezifischer B-Zellen, Antikörper, CD4-Zellen und CD8-Zellen führt. Der so entstandene Schutz ist meist lang anhaltend (Jahre bis lebenslang). Daher wird die aktive Impfung immer dann angewandt, wenn ein langfristiger

Schutz beabsichtigt ist.

Ein Nachteil der aktiven Immunisierung ist eine Wartezeit von einigen Wochen bis zum Aufbau des Schutzes. Außerdem ist die Wirksamkeit von der Immunkompetenz des Geimpften abhängig; Bei einer bereits bestehenden Immunschwäche kann sich keine Immunität entwickeln. Mutationen des Erregers können außerdem die Impfung unwirksam machen.

Für die aktive Immunisierung können natürlich keine aktiven Krankheitserreger verwendet werden. Es gibt zwei Möglichkeiten zur aktiven Impfung:

- Lebendimpfstoffe: Der Erreger wird vor der Verabreichung nicht abgetötet, aber stark in seiner Lebens- und Vermehrungsfähigkeit abgeschwächt und kann daher keine Erkrankung verursachen. Ein Beispiel ist die Schluckimpfung gegen Rota-Viren oder gegen Polio.
- Totimpfstoffe: Diese zweite Art eines aktiven Impfstoffs besteht entweder aus abgetöteten vollständigen Erregern oder aus aufgereinigten Teilen der Pathogene.

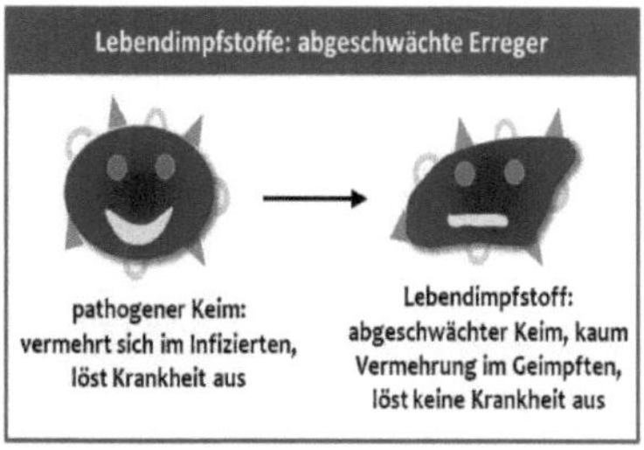

Lebendimpfstoffe: abgeschwächte Erreger

pathogener Keim: vermehrt sich im Infizierten, löst Krankheit aus

Lebendimpfstoff: abgeschwächter Keim, kaum Vermehrung im Geimpften, löst keine Krankheit aus

ABB. 132 LEBENDIMPFSTOFFE BESTEHEN AUS ABGESCHWÄCHTEN ERREGERN

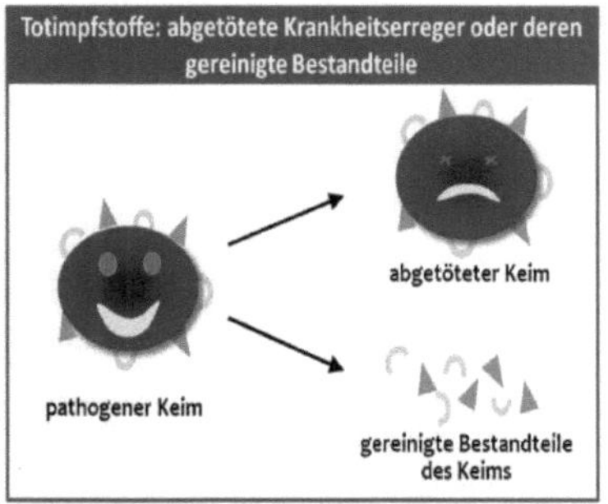

ABB. 133 TOTIMPFSTOFFE AUS VOLLSTÄNDIGEN TOTEN PATHOGENEN ODER GEREINIGTEN BESTANDTEILEN

Die aktive Immunisierung muss manchmal in mehreren Teilimpfungen verabreicht werden, um einen verlässlichen und langfristigen Schutz zu erzielen.

Ein Impfstoff zur aktiven Immunisierung kann aus abgeschwächten lebenden Erregern bestehen oder ein Totimpfstoff sein.

3.2.2 Passive Immunisierung

Bei der passiven Immunisierung wird nicht der Erreger selbst, sondern spezifische Antikörper gegen den Erreger gespritzt.

Die Vorteile einer solchen Impfung sind der sofortige Eintritt der Schutzwirkung (keine Wartezeit) und die Unabhängigkeit vom Immunstatus des Geimpften. Nachteile sind der meist nur kurzzeitige Schutz (wenige Wochen) und die Unzulänglichkeit dieser Impfung bei vielen Krankheiten, wo neben Antikörpern auch CD4-Zellen und CD8-Zellen erforderlich sind.

Daher wird diese Art der Immunisierung vor allem für immunschwache Personen sowie als „Reiseimpfung“ verwendet.

Die häufigste Art der passiven Immunisierung ist die Übertragung von mütterlichen Antikörpern auf das Kind („Leihimmunität"). Diese erfolgt über die Plazenta während des letzten Schwangerschaftsdrittels und mit der Muttermilch beim Stillen.

Eine typische Anwendung der passiven Impfung ist ein Schutz bei kurzfristigen Reisen bzw. wenn ein baldiger Kontakt mit dem Erreger befürchtet wird. Auch die Übertragung mütterlicher Antikörper auf das Kind ist eine passive Impfung.

3.3 Impfpläne und Impfschutz für Mitarbeiter im Gesundheitsbereich

Glücklicherweise gibt es mittlerweile Impfungen gegen viele vormals gefürchtete Erkrankungen. Obwohl selbstverständlich auch bei Impfungen Nebenwirkungen nicht ausgeschlossen werden können, ist das Risiko eines ernsthaften Impfschadens sehr gering und liegt deutlich unter dem Komplikationsrisiko der jeweiligen Erkrankung.

Der allgemeine Impfkalender enthält alle Empfehlungen für Schutzimpfungen vom Säuglings- bis ins Erwachsenenalter. Er wird jedes Jahr aktualisiert und ist auf der Homepage des Gesundheitsministeriums einsehbar.

Für Mitarbeiter im Gesundheits- und Pflegebereich sollten die allgemein empfohlenen routinemäßigen Schutzimpfungen selbstverständlich sein (Eigenschutz, Schutz von Patient*innen und Angehörigen); daneben sind zusätzliche Impfungen gegen Hepatitis A, Hepatitis B und Influenza erforderlich, in der Pädiatrie und für Laborpersonal auch gegen Meningokokken.

3.4 Postexpositionelle Prophylaxe (PEP)

Trotz aller Vorsichts- und Hygienemaßnahmen kann es in medizinischen und Pflegeberufen dennoch zum Kontakt mit infektiösen Keimen kommen.

In einem solchen Fall kann durch eine Reihe möglicher Maßnahmen (PEP) auch nach dem Kontakt eine Erkrankung verhindert oder zumindest deren Verlauf abgemildert werden:

- sofortige Desinfektion der Kontaktstelle
- Medikamentengabe
- passive Immunisierung zum Sofortschutz
- aktive Immunisierung zum längerfristigen Schutz

In jedem Fall sollten Sie sofort einen Arzt kontaktieren. Bei der Entscheidung, welche Maßnahmen gesetzt werden sollen, müssen mehrere Faktoren abgeschätzt werden:

- Wie hoch ist das Übertragungsrisiko (mögliche Übertragungswege, minimale Infektionsdosis, Keimmenge ...)?
- Wie lange ist der Kontakt her (Inkubationszeit)?
- Wie schwerwiegend ist die mögliche Erkrankung?
- Welche Nebenwirkungen sind für die möglichen Medikamente bekannt?
- Gibt es eine Impfung? Ist die Person geimpft? Wann?
- Besteht eine Schwangerschaft?

Oft hängen Übertragungsrisiko und PEP-Maßnahmen direkt mit der Art des Kontakts zusammen. Dies sei hier exemplarisch für HIV oder Hepatitis B, C dargestellt:

- Hautkontakt mit infektiösem Material: Sofort mit fließendem Wasser gründlich abspülen, mit einem Einmalhandtuch trocknen und viel Desinfektionsmittel mindestens 30 Sekunden einwirken lassen.
- Schleimhautkontakt mit infektiösem Material: Sofort und ausgiebig mit Wasser spülen; wenn vorhanden, schleimhautverträgliches Desinfektionsmittel.
- Verletzung mit infektiösem Material (Nadelstich, Schnittwunde): Sofort Blutung induzieren und mehrere Minuten auspressen; mit Hautdesinfektionsmittel ausschwemmen; Kontakt mit dem Arzt / der Ärztin für weitere Maßnahmen; genaue Dokumentation des Vorfalls; Untersuchung sofort und nach 3, 6, 12 Monaten.

Zusätzlich kann bei HIV die Einnahme anti-retroviraler Medikamente (innerhalb 48h!) erfolgen; bei Hepatitis B ist bis zu einer Woche nach dem Kontakt noch eine aktive und passive Impfung möglich.

Index

A

B

E

F

I

J

K

L

M

N

O

P

Q

R

S

T

U

V

Z

Videoverzeichnis

Video 1-9: Herstellung durch Helmut Tusch, Zirl

1- Eingang und Bearbeitung der Untersuchungsmaterialien im Labor: 1,42'
2 - Gramfärbung: 2,0'
3 -TBC - Färbung: 3,06'
4 -Antibiogramm: 1,16'
5 - Händehygiene: 3,14'
6 - Herstellung einer Gebrauchslösung: 1,48'
7 - Manuelle Instrumentenaufbereitung bis zur Sterilisation: 9,31'
8 - Maschinelle Instrumentenaufbereitung: 2,01'
9 - Sterilisation von Medizinprodukten: 5,59'
10 - Abfallwirtschaft von Dr. Kornelia Giersig:
Nadelabwurf: 0,47'
Korrekter Umgang mit Abfallsäcken: 2,41'
Entsorgung von Zytostatikaabfällen: 1,29'

Literaturverzeichnis (Auswahl v. ~ 100 Lit.)

A

ADAK – Arbeitsgruppe Klinische Ernährung des Bundesverbandes Deutscher Krankenhausapotheker (2003). Sondenernährung: Bakterien haben leichtes Spiel. In: Pflegezeitschrift 7:466

Anthony K.W. (2010). Permafrost. In: Spektrum der Wissenschaft. Juni 2010 S. 81-89

Arbeitskreis Krankenhaus- und Praxishygiene der AWMF (2010) OP-Kleidung und Patientenabdeckung. In: Hyg Med 35 (10) S. 367

Aschaber B. (2008). Wunde und Wundbehandlung. Abschlussarbeit zur Erlangung des Diploms für Intensivpflege am AZW, Innsbruck

Aspöck Ch., Koller W. (1998). Venenkatheter und alkoholische Antiseptika. In: Hygiene Monitor 6:II-III

Aspöck Ch., Koller W. (1999). Piercing. In: Hygiene Monitor 1:II-III

Aspöck Ch. (1999). Allgemeine Hygienemaßnahmen. In: Angewandte Hygiene in Krankenhaus und Arztpraxis. Flamm H., Rotter M. (Hrsg.) Wien, München, Bern. Wilhelm Maudrich, 4. Aufl., S. 166

Aspöck Ch. (2003). Weiterverwendung von Perfusorspritzen. In: Hygiene Monitor 7:IV

Aspöck Ch. (2011). Aufbereitung von Medizinprodukten in und für Einrichtungen des Gesundheitswesens. In: Hygiene Monitor, 3+4 S. 1-4).

Aspöck Ch. (2012). Hygienischer Stellenwert von Weihwasser in Spitalskirchen und Krankenhauskapellen. Hygiene Monitor. 03-05/2012, S. II-III

Aspöck Ch. (2015). Umsetzung der 3- und 4MRGN Nomenklatur. Hygiene Monitor. 10-12/2015, S. III-IV

Aspöck Ch. (2017). Patienten mit MRE in der Langzeitpflege. Hygiene Monitor. 07-12/2017, S. IV

Assadian O. (2000). Nagelpilzinfektionen. In: Hyg Med 25/7-8:326

Assadian O. (2015). Präoperative Haarentfernung. Hygiene Monitor. 4-6/2015, S. II-III

Assadian O., Eberlein T. (2004). Wundantiseptik: Welcher Wirkstoff ist geeignet? In: Procare 9:10-12

Assadian O., Kramer A. (2011). Durchführung der präoperativen Hautantiseptik im Rahmen der Prävention postoperativer Wundinfektionen und Auswahl der infrage kommenden Hautantiseptika. In: Hyg Med 36-6 S. 186-190

AUVA (2002). Merkblatt zu Nadelstichverletzungen. Büro für Arbeitnehmer*innenschutz und Sicherheit, Univ. Graz. http://www.uni-graz.at/trmwww/index.php?option=com_content&view=article&id=40&Itemid=27

AWMF (Arbeitsgemeinschaft der Wissenschaftlichen Medizinischen Fachgesellschaften) (2015). Händedesinfektion und Händehygiene – ... S1-Leitlinie. Hyg Med 2015;40-9, S. 369-379

AWMF (2016). Hygienemaßnahmen bei intravasalen Punktionen und intravasaler Mdikamentenapplikation. ... S-1 Leitlinie Stand 31.01.2016) Hyg Med 2016;41-9, S. 227-229

AWMF (2016). Arbeitskreis Krankenhaushygiene und Praxishygiene der AWMF. Händedesinfektion und Händehygiene – ... S2k-Leitlinie Stand 27.08.2016. In: Hyg Med 2016; 41-10, S. 254 ff

B

Bauernfeind G., und Strupeit St. (2009) Es mangelt oft an Fachsprache. In: Pflegezeitschrift. Jg. 62, Heft 6 S. 333-336

Baum von H. (2005) Arztkittel für Konsiliarärzte auf Intensivstationen. In: Hyg Med 30/11:423-424

BD Becton / Dickinson and Company (2011) Nadelstichverletzungen ... Neue EU-Rtl. 2010 zur Vermeidung von Verletzungen durch scharfe / spitze Instrumente im Krankenhaus- und Gesundheitssektor. MED/PAS/DC 11/10-158

Berliner Workshop, 19. (2015). Krankenhaushygiene interaktiv. Duodenoskope als Infektionsrisiko. Hyg Med 2015; 40-5, S. 210

Bernard L. et al. (1999). Bakterielle Kontamination der Stethoskope von Klinikärzten. (Zitiert aus: „Bacterial Contamination of Hospital Physicians Stethoskopes". Infect Control Hosp Epidemiol; 20: 626-628). In: Hyg Med 24/12:525

Bialasiewicz A. (2000) Nosokomiale Keratitis. In: Hyg Med 25/11:458-463

Bloß R. et al. (2013). Ist eine Schnelldesinfektion von mobilen elektronischen Geräten ohne Schäden möglich? Hyg Med 2013; 38-10, S. 420-426

Bockmühl D. (2011). Welche Zukunft haben antimikrobielle Produkte im Haushalt? In: Hyg Med 36 1-2

Bosse A. (2009). Intermittierender Selbstkatheterismus. Harnwegsinfekte: So lässt sich das Risiko senken. In: Die Schwester Der Pfleger. 48 Jahrg. 11/09 S. 1068-1071

Brühl P. (2003). Blasenverweilkatheter. Hyg Med 28/3:90-91

Bundesgesundheitsblatt Teil 1 (2017). Prävention von Infektionen, die von Gefäßkathetern ausgehen. Teil 1 Nichtgetunnelte zentralvenöse Katheter. Bundesgesundheitsblatt-Gesundheitsforschung-Gesundheitsschutz. ... KRINKO beim RKI. 2-2017; S. 171-206

Bundesgesundheitsblatt Teil 1 (2017). Prävention von Infektionen, die von Gefäßkathetern ausgehen. Teil 1 Nichtgetunnelte zentralvenöse Katheter. Bundesgesundheitsblatt-Gesundheitsforschung-Gesundheitsschutz. ... KRINKO beim RKI. 2-2017; S. 171-206

Bundesgesundheitsblatt-Gesundheitsforschung-Gesundheitsschutz (2017). Prävention von Infektionen, die von Gefäßkathetern ausgehen: Hinweise zur Blutkulturdiagnostik. ... KRINKO beim RKI. 2-2017; S. 216-230

Bundesministeriums für Gesundheit: „Nosokomiale Infektionen in Österreich 2013" - Mai 2015, Druck: Druck: Kopierstelle des BMG, S. 17

D

DGHK und Desinfektionsmittelkommission VAH – Konsensus (2008) Desinfektionsmittekommission im VAH: Konzentration von Flächendesinfektionsmittel. In: Hyg Med 33(10) S. 422-423

DGKH: Konsensus des DGKH Vorstandes (2010). Schmuck, Piercing und künstliche Fingernägel in Arztpraxen und anderen Einrichtungen des Gesundheitswesens. http://www.dgkh.de/informationen/nachgefragt/279

Danzinger E. (2003). Wasser – Element des Lebens. In: GÖD. 3:33

Dettenkofer M. et al. (2010). Verträglichkeit von Händedesinfektionsmitteln

(farb- und parfümfreie Mittel). In: Hyg Med 35(12) S. 480
Die infizierte Problemwunde (2009). 3. Symposium der DGHK 26.-27.6.2009. In: Hyg Med 34 (7/8) S. 305 ff
Diefenbacher S., Siegele A., Keller J. (2016). Verfahren zur Erfassung des Händehygieneverhaltens – Eine methodische Betrachtung aus verhaltenswissenschaftlicher Perspektive. Hyg Med 2016;41-6, S. 105-119

E

Eckardt Ch., Djuric-Wucherpfenning M. (1999) Rasieren des OP-Gebietes. In: Die Schwester Der Pfleger 38/4:324-325
Eggers M., Terletskaia-Ladwig E., Enders M (2009) Wie wirksam ist Händewaschen gegen Influenzaviren? In: Hyg Med 34(12) S. 492 ff
Einmalmaterial (2003). In: Hyg Med 28/1-2:5
Epidemiologisches Bulletin. Robert Koch Institut (RKI). Zu spezifischen Fragen bezüglich Rekonstitution, Zubereitung und Applikation von Antiseptika und Infusionslösungen sowie zur Hautantiseptik. 23. Mai 2017 / Nr. 20
Ernst G. (2007). Bezugsmaterial für Bettzeug und Lagerungsutensilien. In Die Schwester Der Pfleger, 46. Jhg. 06/07, S. 514-517
Ertelt G. (2005). Arbeitshandschuhe – worauf zu achten? In: Heilberufe spezial. S. 23 ff
Essl J. (2003). Gefährdetes Gut – Internationales Jahr des Süßwassers. In: Alpenverein 4:19
EURIDIKE – Europäisches Komitee für Infektionsprophylaxe (Hrsg.) (1996) Meine Hände sind sauber. Warum soll ich sie desinfizieren? Wiesbaden. mhp-Verlag
Exner V.A. et al. (2017). Präventionsbündelstudien zur Vermeidung con CA-BSI in der pädiatrischen Intensivmedizin. Hyg Med 2017;42-3, S. 55-61

F

Flächendesinfektion (2002). In: Hyg Med 27/10
Freyers vs. Royal Hospital (2010). Thompson. Health & Setaty News. Spring
Fosar G., Budorf F. (2009). CIA-Akten enthüllen schockierende Fakten. In: Matrix. Nov./Dez. 2009, S. 21-24

G

Gastmeier P., Geffers C. (2008) Nosocomial infections in Germany. What are the numbers, based on the estimates for 2006? Dtsch Med Wochenschr 133:1111

Gerber V., Kramer A., Riepe G., Strohal R., Vasel-Biergans A., Eberlein T., (2009). Praxisorientierte Empfehlung zur Behandlung kritisch kolonisierter Wunden mit Polihexanid; Stand: Januar 2009. In: Hyg Med 34 (5) S. 194-199

Gilles I. (2017). Alles neu – und besser? Aktualisierung der KRINKO-Empfehlungen. Intensiv 4/17, S. 184-189

Global 2000 (2006) Der Reaktor – gestern und heute. http://www.global2000.at/pages/JahreTschernobyl.htm (2006-5-19)

Goldhammer E., Wicher L. (2017). Hilfreiche Systeme mit Risiken. Portkatheter ... Die Schwester Der Pfleger 56. Jahrg. 2/17, S. 30-35

Gottschalck Th. (2003). Mundpflege – Untersuchung eines pflegerischen Handlungsfeldes. In: Pr-Internet 3:61-73

Grade M. (2009). Ebola Ausbruch in Uganda 2000/2001. Eine serologische Studie unter Berücksichtigung epidemiologischer und klinischer Aspekte. Dissertation zur Erlangung eines Doktors der Medizin. Hamburg. http://ediss.sub.uni-hamburg.de/volltexte/2010/4559/pdf/Grade_8.pdf

Gräml E. (2011). Schriftliche Mitteilung an den Autor und Herausgeber

Gregersen J.-P. et al. (2013). Virusinaktivierung mit vernebelter Peressigsäure. Hyg Med 2013; 38-6, S. 238-244

H

Hamprecht A. (2016). Wie kommen die gefürchteten multiresistenten Bakterien ins Krankenhaus? Hyg Med 2016; 41-9, S. 216

Handbuch SID (2006) Sensibilisieren, Informieren, Durchführen. Verlag Classic. Graz. 2. Aufl.

Handl G. (2012). Angewandte Hygiene, Infektionslehre und Mikrobiologie. Facultas Verlag, Wien

Hauer T. (2015). Schwachstellen bei der Aufbereitung von Endoskopen. Krh.-Hyg + Inf.verh. 37 Heft 6(2015): 257-283

Heeg P. (2004). Empfehlungen zur Wirkstoffauswahl für die Wundantiseptik. In: Hygiene Monitor 11:II-IV

Heeg P. (2011). Prionen-Inaktivierung – Eine besondere Herausforderung bei der Endoskop- und Instrumentenaufbereitung. In: Hyg Med 36-6 S. 263

Heeg P. (2015). Desinfektion von Wickeltischen in Einrichtungen zur Kinderbetreuung. Hyg Med 2015; 40-5, S. 205-206

Hegeholz D. (2011). Infektionen vermeiden. Hygienische Anforderungen bei unterschiedlichen Harnableitungsverfahren. In: Pflegezeitschrift. Jg. 64 Heft 1 S. 22-25

Hellwagner S. et al. (2010). Milchflaschenwärmer als Streuquelle für Burkholderia cepacia. In: Hyg Med 35(6), S. 215-217

Hirschmann H. (2016). Einfluss der Harndrainageform auf Harnkatheter-assoziierte Infektionen. Krh.-Hyg + Inf.verh. 38 Heft 5(2016):208

Hirschmann H. (2018) „For single use only" – Ist trotzdem eine Mehrfachentnahme von Arzneimitteln bzw. von zubereiteten Lösungen zulässig? Krh.-Hyg + Inf.verh. 40 Heft 1 (2018): 13-14

Hohenstein Institute (2010). Lauert Fußpilz auch im Wäschekorb? In: Hyg Med 35(4)

Hornei B., Jones A. (2005). Desinfektion von Trachealkanülen. In: Hyg Med Heft 10, S. 375-376

Hygiene (2005). In der Tabelle zum Maskentyp, Abb. 5. In: Die Schwester / Der Pfleger 44. Jhg. 12/05

Hygieneanforderungen beim Umgang mit Lebensmitteln in Krankenhäusern, Pflege und Rehabilitationseinrichtungen (2008). In: Hygiene & Medizin 2008, 33 (5) S. 201-205. Konsensus der Mitglieder der DKGHKH-Sektion „Hygiene in der ambulanten und stationären Kranken- und Altenpflege, Rehabilitation" und des DGKH-Vorsandes 18.4.2008.

I

Ista E. et al. (2017). Hygienebündel für die Insertion und Erhaltungspflege von Gefäßkathetern: Ergebnisse einer neuen Meta-Analyse. Hyg Med 2017; 42-3, S. 39-40

J

Jassoy Ch., Schwarzkopf A. (2005). Hygiene, Mikrobiologie und Ernährungslehre. Georg Thieme Verlag. Stuttgart, New York. S. 253

Jatzwauk L. (2003). Hygiene in der Physiotherapie. In: Hyg Med 28/1-2:29

K

Karner L, Aspöck C. (2011). Hygienemaßnahmen für EDV-Komponenten. In: Hygiene Monitor 7+8, S. IV

Kampf G., Dettenkofer M. (2011). Desinfektionsmaßnahmen im häuslichen Umfeld – was macht wirklich Sinn? In: Hyg Med 36-1-2

Kampf G., Kramer A. (2016). In: Krankenhaus und Praxishygiene, Kramer A. et al. Hrsg., 2016, 3. Auflage, Seite 11 ff; Elsevier GmbH, München

Kampf G., Meißner Ch. (2016). Bedeutung der Händedesinfektion beim Nachweis der Alkoholabstinenz. Hyg Med 2016;41-12, S. 189-193

Kampf A., Ostermeyer (2014). In: Krankenhaus und Praxishygiene, Kramer A. et al. Hrsg., 2016, 3. Auflage, Seite 14; Elsevier GmbH, München

Kelch A.-M., Mangelsdorf M.-L. (2009) Prävention von postoperativen Wundinfektionen durch die präoperative Haarentfernung bei erwachsenen Patienten im Akutkrankenhaus. Pflegewissenschaft. In: Intensiv 17 S. 141-148

Kelterborn K. (2009). Aktuelle Empfehlung zur chirurgischen Händedesinfektion. In: Die Schwester Der Pfleger, 48. Jahrg. 12/09, S. 1188-1191

Kh Hyg Wien (2010). Gewinnung, Lagerung und Transport von Untersuchungsmaterial für die mikrobiologische Infektionsdiagnostik. In: Hygiene Monitor, 5+5 und 7+8, Basierend auf den Informationen des Arbeitskreises für Hygiene und Gesundheitseinrichtungen des Magistrats der Stadt Wien. MA 15 - Gesundheitsdienst der Stadt Wien Überarbeitung der Richtlinie Nr. 16. Stand 15. April 2010

Knoll M., Wienke A. (2011). Untersuchung zur Verbesserung der Compliance bezüglich der hygienischen Händedesinfektion. In: Hyg Med 36-3, S. 76-79

Kober P. (1997). Desinfektion vor subkutan. Injektion. In: Hyg Med 22/4:199

Koller W. (1999). Filter in der Infusionstherapie. In: Hyg Med 24/12:529

Koller W. (2001). Fußpilze in therapeutischen Einrichtungen. In: Hygiene Monitor 7/1:1

Kramer A. (1998). Herpes labiales beim Pflegepersonal. In: Hyg Med 12:571

Kramer A. (2016). Händehygiene. Hyg Med 2016, 41-10, S. 273

Kramer A., Assadian O. (2016). In: Krankenhaus und Praxishygiene, Kramer A. et al. Hrsg., 2016, 3. Auflage, Seite 18; Elsevier GmbH, München

Krinko (2015) Prävention und Kontrolle Katheter-assoziierter Harnweginfektionen. Hyg Med 2015; 40-7/8, S. 306-314

Krinko (Kommission für Krankenhaushygiene und Infektionsprävention) (2015). Ein Jahr Erfahrung mit der neuen KRINKO-Empfehlung MRSA. Hyg Med 2015; 40-9, S. 352-359

Krinko (2016). Händehygiene in Einrichtungen des Gesundheitswesens. Bundesgesundheitsblatt – Gesundheitsforschung – Gesundheitsschutz. 9-2016, S 1189-1220

Krüger E-M. (1999). Umwelthygiene, Wasser. In: Hygiene für Pflegeberufe. Möllenhoff, H. (Hrsg). München, Stuttgart, Jena, Lübeck, Ulm: Urban & Fischer, 2. Aufl., S. 238

Kramer A., von Rheinbaden F., Wolff M-H., Hoeper H. (1998): Empfehlungen zur Hygiene in der medizinischen Fußpflege. In: Hyg Med 23/6:240ff

Kramer A. (2002). Antiseptik bei Amputationswunden. In: Hyg Med 27, Heft 7/8:320

Kramer A. et al. (2010). Infektionsprävention bei der Narkosebeatmung durch Einsatz von Atemsystemfilter (ASF). In: Hyg Med 35(12) S. 469-475

Kranabitl H. P., Bichler A. (2001) Prophylaxe der Ophtalmia neonatorum. In: Hygiene Monitor 2:II-III

Krankenhaus-Hygiene-Arbeitsgruppe-Wien (2005) Hygieneplan für vollständig implantierte Zugänge (Porth-Katheter-Systeme). In: Hygiene Monitor 11/12:II-IV

Kromp-Kolb H. (2009). Klimawandel. In: Bergauf. 02-2009, S. 26-28

Krüger E-M. (1999). Kontamination von Lebensmitteln. In: Hygiene für Pflegeberufe. Möllenhoff, H. (Hrsg). München, Stuttgart, Jena, Lübeck. Ulm: Urban & Fischer, 2. Aufl. S. 291-299

Kugler M (2009). Klima wandelt sich schneller. In: Die Presse. 24.11.2009

Kunkel M. (2009). Eine Entzündung ist nicht gleich Infektion. In: Die Schwester Der Pfleger. 48 Jahrg. 05/09. S. 446-447

L

Ladenbauer P. (1991). Sanitätsrecht. Information zum Ausbildungslehrgang zur Hygienefachkraft an der NÖ Landesakademie (Lit. beim Autor)

Langer F. (2004). Produktinfo der Fa. Schülke&Mayr, Wien. (Lit. beim Autor)

Lass-Flörl C., Hausdorfer H., Fille M. (2003). Klinischer Leitfaden: Probenentnahmen für mikrobiologische Analysen' vom Institut für Hygiene und Sozialmedizin, Innsbruck

Lass-Flörl C., Mayr A. (2017). Tiroler Hygieneprogramm 2017. Sektion für Hygiene und medizinische Mikrobiologie. Innsbruck. 20.01.2017, S. 1-9

Lazarus (2006). Feinstaubgefahren - auch am Arbeitsplatz Pflege. Newsletter 13, 25.3.2006

Lazarus (2009). Praxisempfehlung in der Wundbehandlung. In: Lazarus 24. Jhg. Nr. 18 10.5.2009

Leisebein Th. (2002). Hygiene in der Physiotherapie. http://www.uk-essen.de/Krankenhaushygiene/homepage/download/skript/physiotherapie.pdf

Loczenski B. (2005). Hände können unsichtbare Gefahren verbreiten. In: Pflegzeitschrift 7:432-434

M

Mattner F., Gastmeier P. (2005). Empfehlungen zur Prävention nosokomialer Pneumonien. In: Anästhesiol Intensivmed Schmerzther 40:79-84

Meyer B. (2011). Motivation und Kommunikation zur Verbesserung dabei der Compliance der Händehygiene. In: Hyg Med 36-6 S. 232-236

Meyer E. (2013). Risiko Endoskopie. Krankenhaushyiene up2date 8 2013, S. 217

MicroMed (2010). Fachkundelehrgang I. Unterrichtsunterlagen beim Autor

Möhler R., Stephan A. (2017). (Quelle: Cooper FPM et al., Cochrane Database Syst. Rev 2016:7:CD011115. Kommentar zu: Dauerkatheter Blase: Wann und wie wechseln? Die Schwester Der Pfleger, 56. Jahrg. 8/17, S. 94-95

Mohr Edokpolo Ch. (2011). Multiresistente Erreger in Langzeitpflegeeinrichtungen. In: Hyg Med 36-3 S. 81-84

Mohr S. (2017). Gefäßkatheter-assoziierte Infektionen: Umsetzung der neuen RKI-Empfehlungen. Zum 12. Ulmer Symposium Krankenhausinfektionen, 16.3.2017 – Trautmann M. und TatzelJ. Hyg Med 2017; 42-4, S. 68-69

N

Nagl T. (2016). Standzeit des Atemgasfilters. Schriftverkehr beim Autor; 23.7.2016

Neubacher D. (2005). Problematische Wasserkeime im häuslichen Bereich. In: Hyg Med 12:471-472

Neuberger M. (2006). Staubige Aussichten. In: auto touring. 2:55-57

Neumann M., Schuh T. (2001). Kompendium Krankenhaushygiene. Krankenhaus der Barmherzigen Brüder. Trier. 10. Aufl.

Niklas S. (2017). Infektionsverdacht: Was pflegerisch zu tun ist. Die Schwester Der Pfleger, 56. Jahrg. 2/17, S. 44-47

Nikman S. (2005). Für mehr Compliance bei der Händehygiene. In: Die Schwester Der Pfleger, 44/11:844-848

Nußbaum B. DGHK (2011). Schriftverkehr zu „Waschschüsseln". Lit. beim Autor. 2011-7-29

P

Panknin H.-T. (2005). Häufigste Infektion im Akutspital. Management Katheter assoziierter Harnwegsinfektionen in der operativen Medizin- was ist Standard. In: Procare 12:20-25

Panknin H.-T. (2008). Arbeitsbelastung und Infektionsrisiko auf Intensivstationen: Die Reduktion des Pflegepersonals und ihre Folgen. In: Hyg Med 33 (6) S. 254-255 Lt. Quelle von Hugonnet S. et al. In: Crit Care Med. 2007 Jan; 35 (1):76-81

Panknin H.-T. (2010). Armbanduhren im Krankenhaus. Sind sie wirklich ein Risikofaktor für eine vermehrte Erregerbesiedelung der Hände? In: Hyg Med 35(3) S. 92-92

Panknin H.-T. (2011). Stethoskope wirksam desinfizieren. In: Die Schwester Der Pfleger 50. Jhg. 01/11, S. 84-86 Tannen A. (2011). Katheterassoziierte Sepsis. In: Pflegezeitschrift Jg. 64, Heft 1

Panknin H.-T. (2011). Reduktion nosokomialer Infektionen durch „Bündel"-Programme. Welche Rolle spielt die Liegedauer von „Devices"? In: Hyg Med 36-6

Panknin H.-T. (2011). Antibiotikaprophylaxe bei Katheterentfernung verhindert Harnwegsinfektionen. In: Hyg Med 35(4) S. 135-136

Panknin H.-T. (2011) Einzelzimmerisolierung und Händehygiene bei MRSA. In: Hyg Med 36-3

Panknin H.-T. (2017)., PflegeIntensiv 4/17, S. 36

Panknin H.-T. (2018). Harnwegsinfektionen in der Geriatrie: Welche Personengruppen sind besonders gefährdet? Hyg-Med, 2018; 43-4, S. 90 ff

Parohl N. et al. (2016). Ein neues bag-in-box-System bei Einmaltuchspender im Feldversuch. Krh.-Hyg + Inf.verh. 38 Heft 5 (2016): 197-200

PBL (2007). http://profi-l.net/2007-03-no-problema-schluesselkom
petenz-problemloesefaehigkeit/mit-problem-based-learning-die-problemloese-faehigkeit-foerdern

Perez R., Davis St. C., Kaehn K. (2010). Wirkung verschiedener Wundspüllösungen auf MRSA-Biofilm in Wunden im Tiermodell (Schwein). In: Hyg Med 35(12) S. 464-468

Prohyg (2011). Bundesministerium für Gesundheit - III/1. Öffentlicher Gesundheitsdienst, übertragbare Erkrankungen. Wien. 2. überarbeitete Version

Panknin H.-T. (2015). Händetrocknung nach dem Händewaschen: Sind Jet-Air-Trockner eine Alternative zu Papierhandtüchern? Hyg Med, 2015; 40-3; S. 123-125

Panknin H.-T. (2017). Desinfektion von Dreiweghähnen: Was leistet eine neue antiseptische Verschlusskappe? Hyg Med2017; 42-7, S. 57-60

Panknin H.-T. (2017). Mikrobielle Flora in abgegrenzten *innenräumen: Intensivstationen, Operationsaal, internationale Raumstation ISS. Hyg Med 2017; 42-5, S. 81-83

Panknin H.-T., Trautmann M. (2018). Periphere Venenverweilkanülen: Wie häufig entstehen schwerwiegende Septikämien. In: Kinderkrankenschwester – aus Wissenschaft und Forschung. 37. Jg. Nr 1, S. 21-22

Popp W. (2006) Staubige Aussichten. In: auto touring 2:55-57

Profil Wissenschaft (2006). Schnelle Schmelze – Geowissenschaft. In: Profil 9:103

Protz K. (2010). Die Wunddokumentation ist Teil der erfolgreichen Therapie. In: Die Schwester Der Pfleger 49. Jahrg. 6/10 S. 540-545

R

Rahmstorf S. (2017). Der globale CO2-Anstieg: die Fakten und die Bauernfängertricks. https://scilogs.spektrum.de/klimalounge/der-globale-co2-anstieg-die-fakten-und-die-bauernfaengertricks/. 2017-10-22

Rothaug O., Köberich St. (2006). Aspekte der Prophylaxe beatmungs-assoziierter Pneumonien durch Mikroaspiration bei beatmeten Patienten. In: Intensivpflege 14: 56-62

Rebmann R. (2004). Tetrodotoxin. http://www.gifte.de/B-%20und%20C-Waffen/tetrodotoxin.htm Webmastergifte.de

RKI (2015). Aspekte der Hautverträglichkeit, des Hautschutzes und der Hautpflege. Hyg Med, 2015; 40-5, S. 212-214

Robert Koch-Institut (2003). Prävention Gefäßkatheter-assoziierter Infektionen. Empfehlung der Kommission für Krankenhaushygiene und Infektionsprävention b. RKI. In: Die Schwester Der Pfleger 42/6 S. 417-423

Robert Koch-Institut (2003). Infektionsprävention bei Infusionstherapie. Empfehlung der Kommission für Krankenhaushygiene und Infektions-prävention beim RKI. In: Die Schwester Der Pfleger 42/7:532-534

Rohwetter M. (2017). Wie ich als Verbraucher beinahe den Verstand verlor. DIE ZEIT, 2017-10-12, S. 23-24

Rossboth (2995). http://www.verwaltung.ktn.gv.at/cgi-bin/evoweb.dll/cms/akl/27797_DE--B%E4derhygiene_Presseartikel_Rossboth_2007.pdf

Rotter M. (2003). (Un)heilvolle Hände – Strategien der Händehygiene. In: Procare 7-8:31-33

Rüden H., Daschner F., Gastmeier P. (Hrsg.) (2000). Empfehlung zur Prävention intravaskulärer katheterassoziierter Infektionen. In: KH-Infektionen, Empfehlungen für das Hyg.-Management. Berlin Heidelberg NY Springer

Rust U. (2004). Der Sinner'sche Kreis. Basis einer erfolgreichen Reinigung und Desinfektion. In: Getränkeindustrie. 2004/11. http://fzarchiv.sachon.de/index.php?pdf=Fachzeitschriften/Getraenke-Fachzeitschriften/Getraenkeindustrie/2004/11_04/GI_11-04_Der_Sinnersche_Kreis.pdf

S

Saint S., Chenoweth Ce. (2003). Biofilms and catheter-associated Urinary tract infections. Infect Dis Clin North Am 17:411-432

Safety first/Ipse Communication. In: Intensiv 2007 15:58-5

Schiller W.-G., Weinke Th. (1997) Infektionslehre kompakt. Ullstein Mosby. 7. Aufl. Berlin/Wiesbaden

Schmidt C. M. (2009) Und ewig steigt der Feinstaubwert. In: derStandard. 13.1.2009, S. 9

Schmidt D.-K., (2017). Händehygiene first. Die Schwester Der Pfleger, 56. Jahrgang. 4/17, S. 28-31

Schneider A. (2003). Flächen- Schlussdesinfektion. In: Hyg Med 28 Heft1/2 S. 29

Schwarzkopf A. (2018). Die Reinigung und Versorgung von Wunden aus hygienischer Sicht. Krh.-Hyg + Inf.verh. 40 Heft 1 (2018): 5-9

Schoening S. (2005). Hautnah – Schutz und Pflege für die Hände. In: Die Schwester / Der Pfleger 44. Jahrg. 7/05 S. 525

Schwaiger M. (2005). Verwendung von Lammfellen auf der Neugeborenenstation. In: Hyg Med Heft 4, S. 118

Schweins M. (1993). Hygiene im chirurg. Alltag, Vorbereitung des OP-Feldes.

Schweins M., Holthausen U., Troidl H., Neugebauer E., Daschner F. (Hrsg.): In: Hygiene im chirurgischen Alltag – Traditionen, Glaubensbekenntnisse, Fakten. Berlin, New York. de Gruyter S. 162

Seel M., Hurling E. (2003). Infektionsprophylaxe. In: Die Pflege des Menschen im Alter. Hannover. Brigitte Kunz Verlag 3. Aufl.

Stiletto R., Hünerkopf M., Schnabl M., Gotzen L., Baacke M. (2001). Die kontinuierliche Herzminutenmessung als „hämodynamisches Online-Monitoring" bei polytraumtisierten Intensivpatienten: Technisch möglich - klinisch sinnvoll? In: Der Unfallchirurg. Springer. Berlin, Heidelberg. Volume 104, Number 11 / November 2001

Stöger R. et al. (2002). Nadelstichverletzungen. Risiko-Prophylaxe-Prävention. In: CliniCum. Wien. Sonderausgabe Mai 2002

Strandl S. (2011). Wasser, dass die Welt ernährt. In: derStandard. 28.1.11

Suchomel M. (2014). Das neue Expertisenverzeichnis 2.0 der ÖGHMP. Hygiene Monitor, 4-6/2014, S. II-III

T

Tabori E. (2013). Keine Chance für Keime. CNE Schwerpunkt - Hygiene im OP. Georg Thieme Verlag, Stuttgart, New York. Im OP 2013; 6:263-268

Tannen A. (2011). Katheterassoziierte Sepsis. In: Pflegezeitschrift Jg. 64, Heft 1

Teigeler B. (2016). Händedesinfektion ist Teamaufgabe. Die Schwester Der Pfleger, 55. Jahrgang. 11/16, S. 40-43

Timsit JF. Et al. (2013). Reduktion Venenkatheter-assoziierter Septikämien durch einen Transparentverband mit Chlorhexidin-Gelpad. Hyg Med 2013; 38-11, S. 498-500

Topf C. (2010). Einfach mal die Klappe halte. Warum Schweigen besser ist als Reden. 2. Aufl. Gabal Verlag, Offenbach

U

Ulmer Symposium, 11. (2015). Krankenhaushygiene praxisnah. Endoskopaufbereitung. Hyg Med 2015; 40-7/8, S. 337-338

V

VAH (2013). Überprüfung der Wirksamkeit der Kombination von einem spezifizierten Wischtuch und einem Desinfektionsmittel im praxisnahen 4 Felder-Test (Tuchtränksystem). Hyg Med 2013; 38-6, S. 252 ff

VAH – Verbund für angewandte Hygiene e.V. – Desinfektionsmittel Kommission (2014). Desinfizierbarkeit von Einmalhandschuhen. Hyg Med, 2014; 39-3, S. 92-93

VAH (2018). Aufbereitung von Ultraschallsonden mit Schleimhautkontakt. Hyg Med, 2018; 43 1-2, ab S. 22

Vanscheidt W., Bär M., May T.W., Siebert J. (2005) Beeinflussung der Wundheilung bei chronischen Beinulzera durch lokales Octenidin-dihydrochloridhaltiges Wundantiseptikum. In: Hyg Med 30/5:153-157

Vespermann A.F.H., Hoppe H.-D. (2014). Hygiene in der podologischen Praxis und die Aufbereitung von Medizinprodukten. Hyg Med 2014; 39-11, S. 454459

W

Wagenlehner F. (2016). Schriftverkehr vom 19.9.2016– beim Autor aufliegend

Warrell D.A. (Hrsg.) (1990). Infektionskrankheiten. Edition Medizin. Weinheim

Weber A. (2007). Problem-Based-Learning. h.e.p. Verlag ag. Bern. 2. Aufl.

Weber G., Flamm H. (1994). Hygienische Anforderung an Trinkwasser. In: Angewandte Hygiene in Krankenhaus und Arztpraxis. Wien: Dieter Göschl, 3. Aufl., S. 491-493

Weiss G. (2013). Die Kunst des Händewaschens. Hallo, 2/2013, S. 28

Werlberger R., Tusch H. (2002). Hygiene und Mikrobiologie für Gesundheitsberufe. Berenkamp. Innsbruck

Westermann G. (2017). CSC (Central Sterilising Club) Annual Scientific Meeting. Hyg Med 2017; 42-2, S. 84-86

Werner S. (2005). Großer Nachholbedarf. In: Pflegezeitschrift 6/2005 S. 360-366

Wildführ W. et al (2001). Hygiene: Allgemeine Hygiene, Infektionsschutz, Krankenhaus-, Lebensmittel-, Wasserhygiene, Bioallergene. http://www.medizin-student.de/upload/aug2004/HYGIENE.PDF

Wismer G., Zanette T. (2013). Handbuch Sterilisation. Mhp-Verlag GmbH Wiesbaden. 2013, 5. Auflage

Witte F. (2010). Rauch vom Orient im Okzident. In: der Standard. 12.4.2010, S. 18

Witte F. (2010). Auch Ohren brauchen Ruhepausen. In: derStandard. 12.7.2010, S. 18

Witte F. (2011). Erreger in den Flitterwochen. In: derStandard - Medstandard 24.1.2011

Anhang

Kategorien in der Richtlinie für Krankenhaushygiene und Infektionsprävention (KRINKO, 2010)

Kategorie IA	Diese Empfehlung basiert auf gut konzipierten systemati schen Reviews oder einzelnen hochwertigen randomisierten kontrollierten Studien
Kategorie IB	Diese Empfehlung basiert auf klinischen oder hochwertigen epidemiologischen Studien und strengen, plausiblen und nachvollziehbaren theoretischen Ableitungen.
Kategorie II	Diese Empfehlung basiert auf hinweisenden Studien/Unter suchungen und strengen, plausiblen und nachvollziehbaren theoretischen Ableitungen.
Kategorie III	Maßnahmen, über deren Wirksamkeit nur unzureichende oder widersprüchliche Hinweise vorliegen, deshalb ist eine Empfehlung nicht möglich.
Kategorie IV	Anforderungen, Maßnahmen und Verfahrensweisen, die durch allgemein geltende Rechtsvorschriften zu beachten sind

HICPAC/CDC-Empfehlungen

Kategorie IA: Nachdrücklich empfohlen und stark untermauert durch gut konzipierte experimentelle, klinische oder epidemiologische Studien.

Kategorie IB: Nachdrücklich empfohlen und untermauert durch einige experimentelle, klinische oder epidemiologische Studien und eine starke theoretische Grundlage.

Kategorie IC: Gefordert, weil von Bundes- und/oder staatlichen Vorschriften vorgeschrieben oder Standard.

Kategorie II: Vorgeschlagen und unterstützt durch hinweisende klinische oder epidemiologische Studien oder theoretische Überlegungen.

Keine Empfehlung: Ungelöste Thematik. Ungenügende Beweise oder keine übereinstimmende Meinung bezüglich der Wirksamkeit.

Autoren

Rainer Werlberger

ist Experte für erfolgreiche angewandte Hygiene. Seit 1976 war er vor allem im Intensiv- und Anästhesiebereich tätig, ab 2000 als Lehrperson hauptberuflich tätig bis 2020 und schult regelmäßig auch das Personal von Pflegeheimen. Als ausgebildete Hygienefachkraft hat er das Rüstzeug für seine immer wieder von Grund auf neu bearbeiteten Hygienebücher. Das permanente Literaturstudium ist auch für dieses neue Lehrbuch (2021) die Basis. Wie kann es geschafft werden, die Kluft zu überbrücken zwischen neuen Erkenntnissen und unserem Tun? Rainer Werlberger ist spezialisiert auf das Vermitteln von Umsetzungsmöglichkeiten im Praxisalltag. Begleitend zu dieser Printversion gibt es online das E-learning. Interessierte können ihr Wissen im Test überprüfen. Zusätzlich gibt es Arbeitsblätter zum Herunterladen und zahlreichste Test-Fragen im e-learning Bereich.

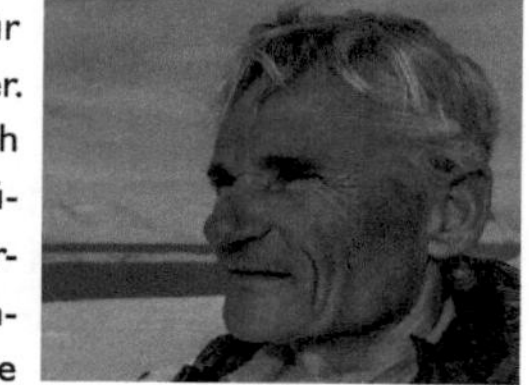

Prof. Dr. Cornelia Speth

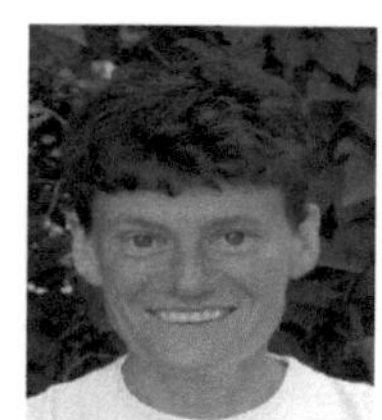

ist als Mikrobiologin seit vielen Jahren in der Forschung am Institut für Hygiene und Medizinische Mikrobiologie tätig. Sie habilitierte 2001 im Fach Hygiene und Mikrobiologie. Als Expertin in ihrem Fachgebiet gibt sie seit vielen Jahren ihr Wissen bei Lehrtätigkeit weiter. Ihre Unterrichte sind anschaulich und seit Jahren am Ausbildungszentrum West für Gesundheitsberufe, der fhg und der EURAK sehr geschätzt.

Dr. Günter Rambach

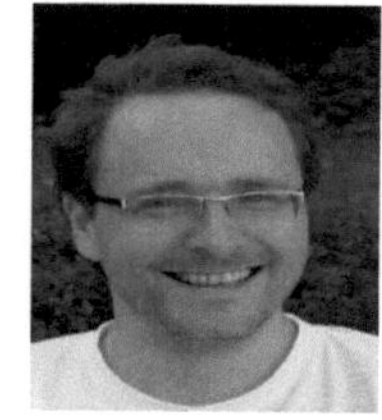

hat in Innsbruck Mikrobiologie studiert. Seine Forschungsschwerpunkte sind das Immunsystem und die Infektiologie. Abgesehen von seinem beruflichen Schwerpunkt am Hygieneinstitut in Innsbruck ist ihm die Wissensvermittlung eine Freude, was ihm die Studierenden danken. Seine Unterrichte finden seit einigen Jahren unter anderem am AZW und der EURAK in Innsbruck statt.

Dr. Kornelia Giersig,

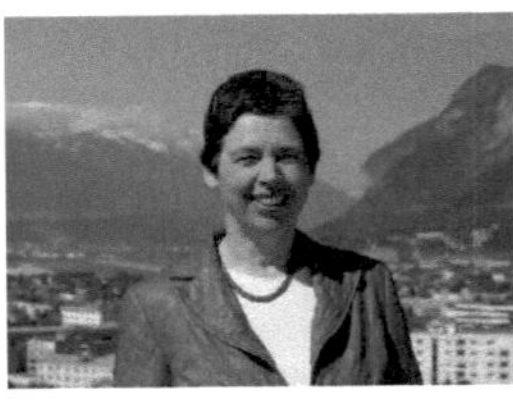

Mikrobiologin, 1994 Promotion im Schwerpunkt Umweltmikrobiologie, Universität Innsbruck. Expertin für Abfallwirtschaft in einem technischen Büro, dann Leitung eines mikrobiologisches Labors. Seit 1999 Abteilungsleiterin, Abfall- und Gefahrgutbeauftragte am LK Innsbruck. Mitarbeit an 2 Hygienelehrbüchern. Erfahrene Referentin am AZW und Hochschulen. Dipl. Lebens- und Sozialberaterin.

Stefan Zumtobel

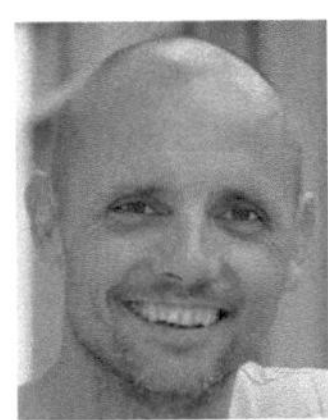

Stefan Zumtobel, geb. 1974, arbeitete über zwölf Jahre hauptberuflich als Notfallsanitäter/Flugretter im bodengebunden und nichtbodengebunden Rettungsdienst in Tirol. 2006: Diplom für den gehobenen Dienst in der Gesundheits- und Krankenpflege. Anschließend zwei Jahre Pflegetätigkeit an einer HNO-Bettenstation, danach elf Jahre an der Traumatologischen Intensivstation der Tirol Kliniken Ges.m.b.H. in Innsbruck, Univ. Kliniken. Seit 2020 absolviert er das Bachelorstudium für Pflegewissenschaft an der UMIT in Hall i. T. Begleitend dazu Unterricht an der FH Tirol für Gesundheitsberufe / Ausbildungszentrum West für Gesundheitsberufe in Innsbruck. Neben seiner Fachexpertise hat der Autor eine Ausbildung zum Diplomierten Trainer f. Athletik/Fitness und Koordination absolviert.

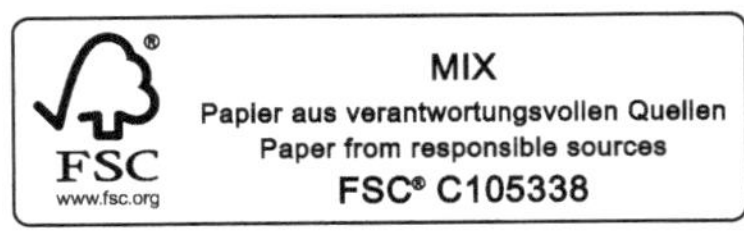

Printed by Books on Demand GmbH, Norderstedt / Germany